精油香水

新手實作課

零基礎
也OK!

天然精油調香師認證
CNP創辦人

張君怡 Sasha —— 著

精油調香師教你成功調香的步驟和訣竅，
玩出1650種精油香水

國家圖書館出版品預行編目(CIP)資料

精油香水新手實作課：精油調香師教你成功調香的步驟和訣竅，玩出
1650 種精油香水／張君怡（Sasha）著. -- 初版. -- 新北市：大樹林出版
社，2023.01
　　面；　公分.--（自然生活；58）
　　ISBN 978-626-96773-2-0（平裝）

　　1.CST：香水　2.CST：香精油

466.71　　　　　　　　　　　　　　　　　　　　111019429

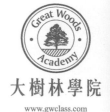

Great Woods Academy
大樹林學院
www.gwclass.com

自然生活 58

精油香水新手實作課
精油調香師教你成功調香的步驟和訣竅，玩出 1650 種精油香水

作　　　者／張君怡（Sasha）
總 編 輯／彭文富
主　　編／黃懿慧
內文排版／菩薩蠻數位文化有限公司
封面設計／木木 Lin
校　　對／賴妤榛
出 版 者／大樹林出版社
營業地址／23357 新北市中和區中山路2段530號6樓之1
通訊地址／23586 新北市中和區中正路872號6樓之2
電　　話／(02) 2222-7270　　　傳　　真／(02) 2222-1270
官　　網／www.gwclass.com
E - m a i l ／notime.chung@msa.hinet.net
Facebook／www.facebook.com/bigtreebook
發 行 人／彭文富
劃撥帳號／18746459　　　　戶名／大樹林出版社
總 經 銷／知遠文化事業有限公司
地　　　址／新北市深坑區北深路3段155巷25號5樓
電　　話／02-2664-8800　　　傳　　真／02-2664-8801
本版印刷／2023年11月

定價／台幣$780元　港幣$260　　ISBN／978-626-96773-2-0

大樹林出版社─官網

大樹林学苑─微信

課程與商品諮詢

大樹林學院 ─ LINE

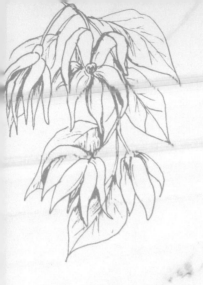

推薦

Foreword

序

Sasha 目前在 ICATS（國際香氣貿易學習中心：International Centre for Aroma Trades Studies）研讀香水課程，學程結束後會取得研究生文憑（Postgraduate Diploma）。ICATS 是一個在香氣貿易產業被認可的組織，由 IFEAT（國際精油和香氣貿易總會：International Federation of Essential Oils and Aroma Trades）給予財務上支持。

Sasha 在 2019 年 3 月開始她的研究所香水學程，目前她在單元八的學習中，再三個單元後，Sasha 將開始她的論文寫作。Sasha 是一位優秀的學生，她在每一個單元的作業上都獲得前段名次（＞70％）的優秀成績。她充分展現出對香水產業的熱情，特別對調配香水，以及香氣產品中使用到的原料（精油、原精、天然萃取物）有著濃厚的興趣。

我在閱讀這本書的英文目錄時，我覺得它是一本在調配精油香水上，非常完整、全面性的參考手冊，它不只適合精油香水的新手，對於精油香水的玩家來說，也很適合閱讀。

透過 Sasha 的精彩導讀 我也很確定這本書的內容，對於調香師和其他香氣上專業人士來說，很有收藏價值，書中實作的部分，可以幫助大家在創作精油香水時更順利，也可以學習到很多關於精油和原料的相關知識。我衷心期望所有喜愛精油香水，和從事香氣方面工作的朋友們，可以藉由這本書，開啟你的香氣探險之旅。

Peter Whipps
（BSP當地英國調香師協會前主席
& ICATS 香水課程導師）

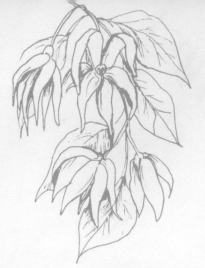

推薦
Foreword
序

戀戀香氛、漫走天涯，10 年成就的科學調香秘笈。認識 Sasha 是在 2012 年，她來到我們機構授課，原本想合作的是芳療課程，但談話中，發覺調香、香水這個領域，更展現出她個人的特色，而 Sasha 也欣然接受了這個新挑戰。

在講求科學與精準數字、高標的自我要求之下，開啟 Sasha 遠走他鄉的學習之旅，前往法國香水之都格拉斯香水學院學習。之後在英國普利茅斯大學繼續進修，完成學程後，即取得 ICAST 研究生文憑。接軌國際的知識養成過程，讓 Sasha 的教學有了更多的進步和突破。

Sasha 對於精油香水調製，堅持使用國際原裝的天然精油。主要的原因在於天然精油是由珍貴原料提煉出來的，其表現是穩定的，且不會因為效果而任意添加非天然的素材。為什麼堅持天然，Sasha 說，雖然材料昂貴，那種細膩的質感，帶來的身心健康與愉悅，這是高質感香氣才會有的表現。

這 10 年來，我們與 Sasha 合作「天然精油調香師」課程與認證考試，從初階「調香基礎」、進階「創作和諧的香氣」、高階「跳脫選原料的舒適圈」、專業「邁向專業職能」，每一階段訂有職能標準，循序漸進，結業的學員多應用在精油香水、手工皂、香氛蠟燭等個性化商品的創作領域。Sasha 說初階與進階的 54 小時課程精華，都在這本書中了！透過清楚前置作業與調香步驟，沒有任何基礎，在家也可以調配個人專屬的香氣，展現個人的品味。

天然，是後疫情時代，人們反感環境的污染、訴求大自然元素的返樸歸真；調香，是之於商業、化學氣味的倦怠，渴望邂逅或舒爽、或淡雅、或清甜、或端莊的香味，也就是 Sasha 潛藏在書中、上帝馨香的密碼。

祝福每一位讀者在此書中，與真實的自己「香」遇。

王怡芳 Yvonne Wang
（中華國際人才培訓與發展協會 理事長）

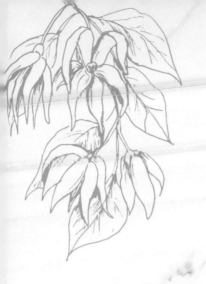

推薦

Foreword

序

香水產業在近幾年非常蓬勃，很高興看到市面上關於香水的書愈來愈多了。收到這本書的書稿時，一打開看，發現滿滿的實用知識，讓我讀著讀著，瞬間回到十年前在學校學習調香的心情——雀悅且充實。

調香是個有趣的過程，可以讓人在聞香的時候，完全專注於當下，拋開平常慣用的視覺及聽覺，只回到動物最原始的嗅覺去體會香氣。

在認識氣味時，很有趣的一件事情就是：就算不斷重複地聞同一種味道，也常常會有完全不同的感受，即便是現在，就算已經聞了薰衣草千萬遍，每次靜下心來認真嗅聞時，還是能有不同的感受，讓我有新的靈感去做出新的調香嘗試。

不過，調香這件事到底要怎麼教呢？是有方法的。因為氣味太無

法捉摸，導致在調香的時候很容易過於天馬行空了，但其實香氣要和諧，是有規律可循的，Sasha 老師在這本書裡面用了很有系統的方式，將香水的原料分門別類，又用了容易取得的精油，讓自己調香這件事可以更輕鬆方便，是我喜歡這本書的原因。

這本書很適合一邊讀，一邊拿著聞香紙，細細品味，會更直接感受到書裡的描述，也更能牢牢地將無形的香氣記在腦中。除此之外，書裡面把調香水該用到什麼工具，都詳細列出來了，這是一本讓人容易上手的好書。相信很多人多多少少都有精油，將自己原本的精油使用方式，轉換成香水的模式，既熟悉又給人新意，是一件非常有趣的事！

葉若維

（首位台籍國際香精公司調香師）

目

Contents

錄

香水的二三事 / 017

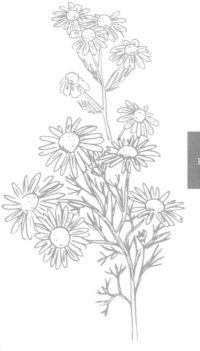

前置作業和調香步驟 / 035

3 認識精油香氣 / 73

4 40 種主要精油履歷表 / 93

簡單版香水 / 233

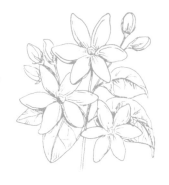

36 種創作香調 / 251

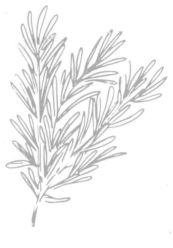

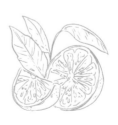

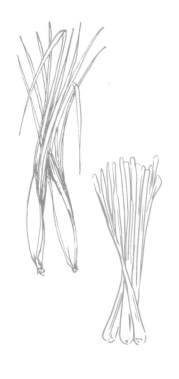

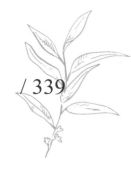

7 PART 實作氣味豐富的 18 種創意香水　/ 339

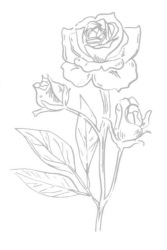

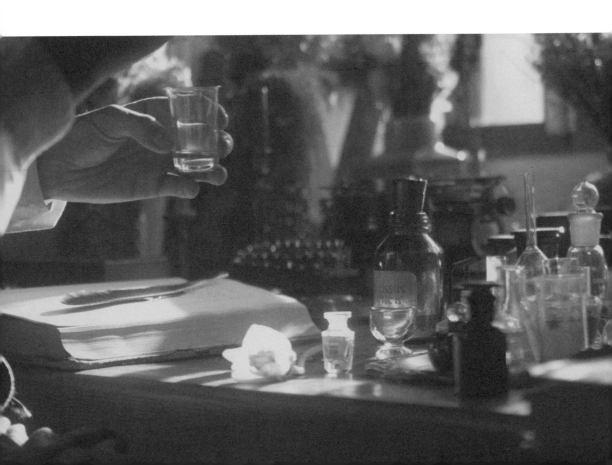

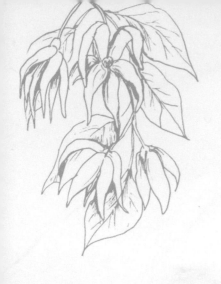

作者
Preface
序

2004 年踏入精油的世界時，我還是外商保險公司的副理。

誰也沒想到 3 年後，我會因為芳香療法而放棄高薪，一頭栽入精油香水的調配世界。

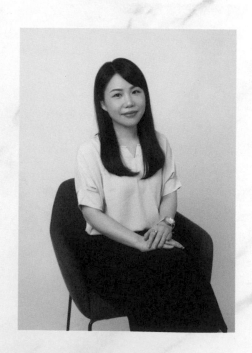

放棄高薪後，起初我來到一家小型有機店上班，就為了每天都可以接觸精油。一開始，只是興趣，喜歡聞精油、塗抹精油，後來甚至取得國際認證，擁有美國國家整體芳療協會（NAHA）高階芳療師的資格。

這都要感謝店內進口國外高品質的精油，讓我比同期學員更快完成芳香療法高階課程的龐大作業，順利通過芳香療法考試，拿到國際認證。也開啟了我的講師之路，我的第一場芳香療法分享會就是在上班的有機店裡。

2010 年，我開始在社區大學和救國團教課，也與小型機構合辦芳香療法分享會和課程。在教授課程中，我特別重視精油香氣，因此接到「臺北文化大學推廣部」的開課

邀請，開設了「天然精油調香」的系列課程——精油調香初階班、進階班、高階班，後來 2017 年更打算準備專業班課程。

當時，我的教學就是設定在「將精油調製成香水，而不是芳香療法的療效用油」。但是，臺灣市面上關於調香水的資訊還不是很多，我也想確認我的「精油調香」的概念是否可行？於是，我前往南法香水之城——格拉斯。進入格拉斯香水學院學習，有機會與我的香水啟蒙老師 Laurence 深談，我將孵之已久的想法跟老師分享，她十分肯定「用精油創作香調」的作法，讓我更有信心繼續下一步。

我回國後，馬不停蹄地加入法文密集班學習，就這樣學了一年，後來又決定到南法昂蒂布（Antibes）進修法文。短短兩個月，Laurence 老師帶我走遍法國的香水小舖、精品店聞香。可能因為我是外國人，又有在地人陪伴的關係，去 Louis Vuitton 時，還送我小香試用。這也開啟我定期嗅聞大師級香水的習慣，每次看到新的香水上市都讓我雀躍不已。我也利用此機會，在書中推薦 36 種大師香水——有商業香水、高級訂製香水

等，都很值得收藏。

接下來，與中華國際人才培訓與發展協會（簡稱 ACP 協會）的合作，是我精油調香的里程碑。

2015 年「天然精油調香系列課程」正式與 ACP 協會合作，我將一般課程轉為「職能認證」。在各階段課程結束，如有職能需要、或想自我驗收學習成果的學生們，都可以參加協會舉辦各階級考試，取得「天然精油調香師一級、二級、三級證書」。這也是為曾經跟我一樣想追夢、或轉職的朋友們，提供一個進修的選擇。

為了增進香水的專業知識，2019 年我開始於英國普利茅斯大學（University of Plymouth）下的遠距研究所課程，修業結束後，會取得 ICATS／IFEAT 研究生文憑（Postgraduate Diploma）。在這幾年，我了解更多的香水、調香知識，也讓我的個人觀點與教學有重大突破。

現在，只剩最後一哩路，就可以完成論文研究。哈利路亞！我也很榮幸地被當地的英國調香師協會（British Society of Perfumers）的前主席 Peter Whipps 邀請成為協會的學生會員（Student Member）。Peter

也是 ICATS 的導師，指導我的研究所學程。由於英國調香師協會入會資格非常嚴謹，所以成為協會的一員對我是莫大榮耀！我也有了更多機會可以參加國外相關香水講座和分享會。

本書中有很多配方實作和步驟，都是從過去調香經驗中不斷嘗試而成。你不必學我遠去英法學習，在家就可以輕鬆完成多款喜歡的香水，體驗基礎的精油香水實作課！

新手可以從簡單版香水這單元開始，從認識前中後調的三種精油組合來初步了解調香的基礎。

接下來，「創作香調」的觀念是從單體香水的調香法延伸而來，透過我自己的經驗不斷嘗試，有別於其他精油書的「前中後香調」單一精油的教學法，使精油調香這門學問更充滿冒險與可能性，而且幫助你在既定的調香邏輯中，發揮自己的創意。

想起著手這本書時，光是 36 種創作香調和 18 種創意香水，我就聞了數百遍香氣，不斷修改配方。同時還要注意，不能偏愛某一個香調或香水氣味主題。還使用 Excel 來整理各香調的配方，統計精油滴數，彷彿回到以前在市調公司做分析的感覺。

18 種創意香水中，我最愛的是創意香水「NO.5：清秀佳人」，這是一款以桂花為主香氣，帶有果香味的花香調香水。清清爽爽，不做作的香氣，水仙的花果香隱隱若現，讓香水顯得格外高雅。

如果只能再推薦兩種香水，一款我會選創意香水「NO.7：青春活力」，這是一款柑苔調香水，有檸檬香，帶點淡淡的橡木苔味，滿載清新的氣息，讓這款香氣成為致青春的香水。青年、中年、老年人都適合擁有它。

另一款，祝福香水「NO.3：平安」，它是使用三種精油調配完成的簡單版香水。晚香玉的奶香味，沒藥的微苦和輕皮革味，深得我心，讓我天天都想嗅聞它，每天都浸泡在平安的祝福中。

我也在各單元的開頭，概述本書「簡單版香水」、「創作香調」和「實作氣味豐富的香水」的整體方向，幫助讀者在閱讀各單元時，更能輕鬆活用各單元裡的資訊。

另外，每一種調香步驟，我也

加入更細節的解釋。除此之外，更附上調香步驟的流程圖讓讀者方便參照。

最後，我期望你透過 36 種香調和 18 種創意香水的切入點，激起對精油香水更多的想像空間。

這本書完成時，剛好也是「天然精油調香系列課程」的十週年，不禁讓我細數這其中的點滴：

開班已超過 100 班 1000 多位學生。

臉書粉絲團「天然精油調香師 Natural Perfumer」也有上萬粉絲，以及部落格破 10 萬點閱。

這絕對不是倚靠勢力，不是倚靠才能，乃是上帝的恩典才能有這樣的成績。我想獻給各位這首美麗的詩句：

北風啊，興起！南風啊，吹來！
吹在我的園內，使其中的香氣發出來。

（雅歌 4：16）

加入我的 FB 社團：
天然精油調香師 Natural Perfumer

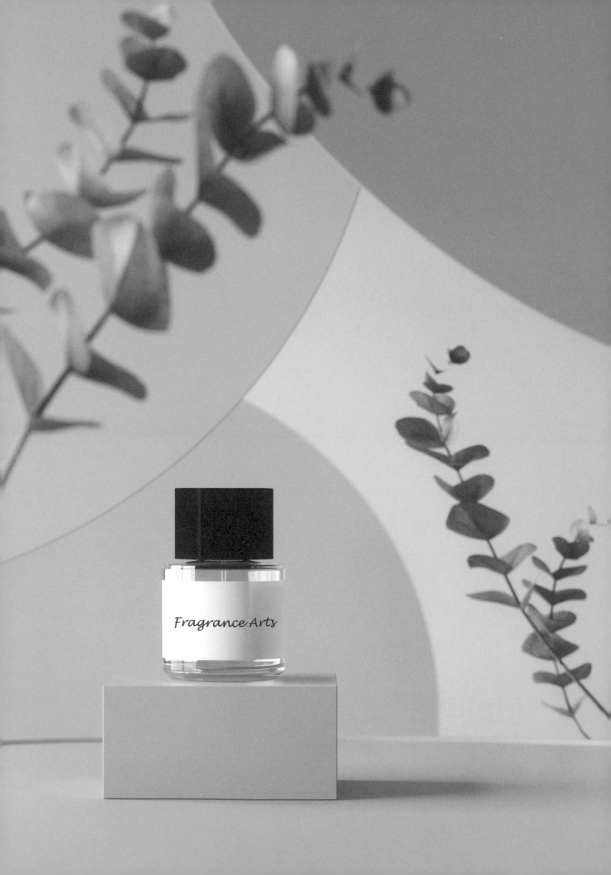

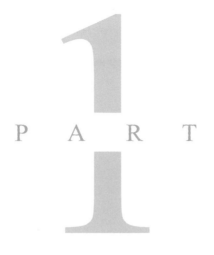

PART

香水的二三事

香水是一種語言，一種用詩意表達的語言。
它不使用單詞，它也不使用圖像，它是不可見的，
它不需要說話，但它卻給予很多。
（Venera Cosmetics, 2014）

Jacques Polge
CHANEL 香奈兒上任調香師

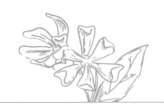

一、香水簡史

香水的歷史悠久，國內外的資料、文獻也浩如煙海，本書將專注在歷史上一些時期，重大事件上，以時間軸的方式概述。現在讓我們隨著香水的足跡回到古埃及。

公元前 4000 年

- 古埃及（位於美索不達米亞的蘇美爾文明），第一種香水是使用在宗教儀式上，燃燒各種樹脂和木材，做為人類與神之間的媒介。

公元前 3000 年

- 宗教的「香水」，傳入古埃及。埃及人不僅將香水用於神聖，也開始有藥用目的。隨後傳入希臘、羅馬、阿拉伯，接下來將進入中世紀，隨著十字軍東征，阿拉伯的蒸餾設備發明，「香水」傳入歐洲，開始使用芳香植物萃取精油。

14～17 世紀

- 相傳十四世紀，一款以酒精為基底的香水誕生，被稱為匈牙利皇后水（Hungary Water）。配方不可考，據說迷迭香是主要成分之一。

- 十五世紀，格拉斯是法國制革工業城，空氣中瀰漫著一股惡臭，這種惡臭會附著在任何皮革製品上。為了掩蓋最暢銷的皮手套上的氣味，製造商向它們噴灑香水。隨後格拉斯從皮革業發展成為法國香水業的中心。

- 十七世紀，人們瘋狂地迷戀香水，香水也被上流社會當作日常衛生的主要替代品，也是特權的象徵。

19 世紀

- 西元 1806 年貝吉里斯提出有機化學（Organic Chemistry）的概念。

- 十九世紀後期，合成芳香化合物（Synthetic Aroma Chemicals）的誕生，出現僅靠天然原料無法達到的香水香氣。

20 世紀

- 現代香水始於二十世紀初。

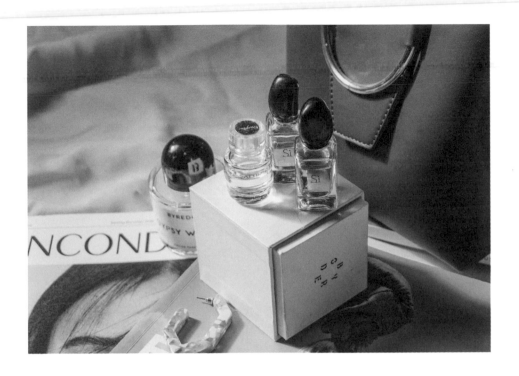

- 西元 1921 年，香奈兒（Coco CHANEL）推出了世界上最著名的香水，香奈兒 5 號香水（CHANEL NO.5）。
- 西元 1925 年，嬌蘭（Guerlain）推出了同樣著名的香水，一千零一夜（Shalimar）。
- CHANEL NO.5 是第一款應用現代化學原理製成的一款含有合成成分的香水。
- 陸續眾多設計師品牌誕生，如 Saint Laurent、Christian Dior 和 Estée Lauder 等，這些品牌至今仍主導時尚市場。

21 世紀

- 一些天然或合成的原料，受到「國際日用香料香精協會（International Fragrance Association，簡稱 IFRA）」嚴格限制或完全禁止使用，使香水業發生巨大的轉變。
- 獨立調香師（Independent Perfumer）紛紛出爐，調香師年齡有年輕化的趨勢。
- 小眾香水（Niche Perfume）蒸蒸日上，在現今市場上占有一席之地。

二、香水原料的種類

　　剛接觸芳香療法選購精油時，看著市面上琳瑯滿目的精油品牌和精油種類，我卻不知買哪一種，也不知道哪個品牌的精油是好的、純的、天然的。隨著使用精油的日子增加，不斷嘗試、嗅聞、比較，才開始有一些頭緒。

　　這幾年臺灣市場關於調製香水的資訊愈來愈豐富，不同系統的課程和認證，如火如荼興起，初學精油調香的你，在選購調香原料時，遇到的問題似乎比我之前更有難度。

　　要買「對」調香原料，首先我們要來認識調香原料的屬性。一般來說，原料的屬性分為「天然」和「合成」二種，當你有了這個概念，在選購或使用調香的原料時，可以依據你的需求或成本考量來挑選。

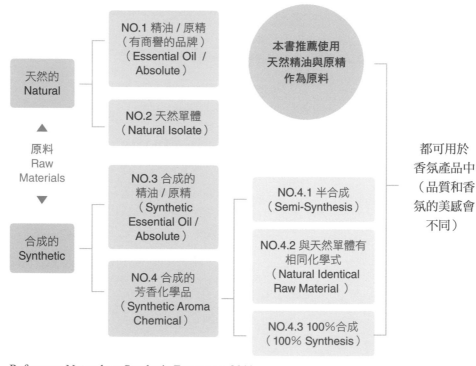

Reference: Natural vs. Synthetic Fragrance, 2011

什麼是「天然」芳香原料？

精油／原精（Essential Oil／Absolute）NO.1

　　一般來說，國際標準化組織 ISO（9235：1997，芳香天然原料詞彙）定義的天然芳香原料，是從植物的花、葉片、根部等部位，以蒸餾、壓榨、溶劑萃取出來的產物，不能加入其他精油或物質來改變或加強氣味，稱為精油（Essential Oil）或原精（Absolute）。

天然單體（Natrual Isolate）NO.2

　　除了精油和原精，還有一種是從精油中分離出來的物質，稱為天然單體（Natural Isolate）。例如：從波旁天竺葵精油中，分離出來的牻牛兒醇（Geraniol）。

什麼是「合成」芳香原料？

合成的精油／原精（Synthetic Essential Oil／Absolute）NO.3

　　這塊分類滿困難，主要有兩個原因：

1. 即使這支精油是合成的，廠商不一定會標註為「合成」。這也就是目前市場上品質很亂的原因之一。

2. 消費者光靠嗅聞，有時無法得知這款精油是否為「原汁原味」，對初學者來說更有難度。這類精油的「製造」方式，可分為三種方式：

- 由多種精油組合成為一種精油。
- 在劣等品質的精油中加入加強氣味（可能是加入 NO.3、NO.4.1、NO.4.2 或 NO.4.3 的原料）。
- 完全是化學原料創造出來的（可能來自 NO.4.1、NO.4.2 或 NO.4.3 的原料）。

　　最終這款精油聞起來可能和你想買的天然精油很相似。在選購精油時，我們建議選購有商譽的品牌。

合成的芳香化學品（Synthetic Aroma Chemical）NO.4

　　合成的芳香化學品可分為三種，敘述如下：

■ NO.4.1 半合成（Semi-Synthesis）

　　這類的原料，它們的「起始點」是從天然原料中，分離出來的成分，經由改變化學結構，而出來的產物。

　　舉例：沉香醇（Linalool）是由 α-松油萜（α-Pinene）改變化學結構，出來的產物之一。而 α-松油萜

（α-Pinene） 是 存 在 松 節 油（Turpentine Oil）中的主要成分之一。松節油（Turpentine Oil）是一種重要的工業原料。

這類的沉香醇廠商不會標示為半合成，通常會直接寫沉香醇（Linalool）。如依據 ISO 的規定，經過改變化學結構出來的原料，不能歸為「天然」。因此它們歸入合成這大類。

■ 與天然單體有相同化學式（Natural Indentical Raw Materials）NO.4.2

這類的原料，它們的「起始點」通常是石油（Petroleum），在實驗室裡合成出具有與天然單體相同的化學結構。

舉例：合成沉香醇（Linalool Synthesis），與從花梨木精油中分離出來的沉香醇（Natural Linalool），

化學式相同，但它不是從植物中提取出來的。

對消費者來說，不容易區分 NO.2、NO.4.1、NO.4.2 的差異，有些廠商會標示出它們是天然還是合成，有些不會標示。如你有這方面的疑問，可以在購買前詢問清楚。

■ 100％合成（100% Synthesis） NO.4.3

這類的原料，它們是在實驗室裡創造出來的合成化學品，沒有相對應的天然芳香原料。

舉例：二氫茉莉酮酸甲酯（Methyl dihydrojasmonate），聞起來是柔和的花香，相似茉莉花味。

下列章節，我將書中 40 種主要精油整理成一覽表，方便你閱讀；同時我也將每種精油含量高的化學分子選出，整理成 40 種常見的單體一覽表。你可以參考看看。

三、40 種主要精油一覽表

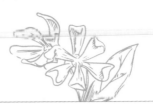

編號	中文	英文	拉丁學名
1	鷹爪豆原精	Broom Absolute	*Spartium junceum*
2	羅馬洋甘菊	Roman Chamomile	*Anthemis nobilis / Chamaemelum nobile*
3	永久花	Immortelle	*Helichrysum italicum*
4	黃檸檬	Yellow Lemon	*Citrus limonum*
5	甜橙	Sweet Orange	*Citrus sinensis*
6	苦橙	Bitter Orange	*Citrus aurantium*
7	紅桔	Red Mandarin	*Citrus reticulata*
8	粉紅葡萄柚	Pink Grapefruit	*Citrus paradisi*
9	佛手柑	Bergamot	*Citrus bergamia*
10	苦橙葉	Petitgrain	*Citrus aurantium bigarade*
11	胡椒薄荷	Peppermint	*Mentha piperita*
12	桉油醇迷迭香	Rosemary CT Cineole	*Rosmarinus officinalis Cineole*
13	快樂鼠尾草	Clary Sage	*Salvia sclarea*
14	真正薰衣草	True Lavender	*Lavandula angustifolia*
15	紫羅蘭葉原精	Violet Leaf Absolute	*Viola odorata*
16	大馬士革玫瑰原精	Damask Rose Absolute	*Rosa damascena*
17	阿拉伯茉莉原精	Jasmine Sambac Absolute	*Jasminum sambac*
18	橙花	Neroli	*Citrus aurantium*

編號	中文	英文	拉丁學名
19	晚香玉原精	Tuberose Absolute	*Polianthes tuberosa*
20	桂花原精	Osmanthus Absolute	*Osmanthus fragrans*
21	完全依蘭	Ylang Ylang Complete	*Cananga odorata*
22	銀合歡原精	Mimosa Absolute	*Acacia dealbata*
23	芫荽籽	Coriander	*Coriandrum sativum*
24	杜松漿果	Juniper Berry	*Juniperus communis*
25	膠冷杉	Balsam Fir	*Abies balsamea*
26	歐洲赤松	Scots Pine	*Pinus sylvestris*
27	大西洋雪松	Atlas Cedar Wood	*Cedrus atlantica*
28	維吉尼亞雪松	Virginia Cedar	*Juniperus virginiana*
29	東印度檀香	Sandalwood	*Santalum album*
30	阿米香樹	Amyris	*Amyris balsamifera*
31	花梨木	Rosewood	*Aniba rosaeodora*
32	癒創木	Guaiac Wood	*Bulnesia sarmientoi*
33	橡木苔原精	Oakmoss Absolute	*Evernia prunastri*
34	廣藿香	Patchouli	*Pogostemon cablin*
35	岩蘭草	Vetiver	*Vetiveria zizanioides*
36	阿拉伯乳香	Frankincense	*Boswellia carterii*
37	沒藥	Myrrh	*Commiphora myrrha*
38	古巴香脂	Copaiba Balm	*Copaifera officinalis*
39	安息香原精	Benzoin Absolute	*Styrax tonkinensis*
40	黃葵	Ambrette Seed	*Hibiscus abelmoschus / Abelmoschus moschatus*

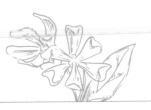

四、40 種補充精油一覽表

編號	中文	英文	拉丁學名
41	萬壽菊	Tagetes	*Tagetes glandulifera*
42	金盞菊	Calendula	*Calendula officinalis*
43	萊姆	Lime	*Citrus aurantifolia*
44	綠檸檬	Green Lemon	*Citrus limonum*
45	血橙	Blood Orange	*Citrus sinensis*
46	綠苦橙	Bitter Orange, Green	*Citrus aurantium*
47	綠桔	Green Mandarin	*Citrus reticulata*
48	日本柚子	Yuzu	*Citrus junos*
49	綠薄荷	Spearmint	*Mentha spicata*
50	穗花薰衣草	Spike Lavender	*Lavandula latifolia*
51	甜馬鬱蘭	Sweet Marjoram	*Origanum majorana*
52	瑪黛茶原精	Mate Absolute	*Ilex paraguayensis*
53	格陵蘭喇叭茶	Labrador Tea	*Rhododendron groenlandicum*
54	醒目薰衣草	Lavandin	*Lavandula hybrida*
55	鳶尾草原精	Iris Absolute	*Iris pallida*
56	奧圖玫瑰	Rose Otto	*Rosa damascena*
57	摩洛哥玫瑰原精	May Rose Absolute	*Rosa centifolia*
58	波旁天竺葵	Geranium Bourbon	*Pelargonium graveolens*
59	大花茉莉原精	Jasmine India Absolute	*Jasminum grandiflorum*

編號	中文	英文	拉丁學名
60	白玉蘭原精	Magnolia Blossoms Absolute	*Michelia alba*
61	緬梔原精	Frangipani Absolute	*Plumeria alba*
62	水仙原精	Narcissus Absolute	*Narcissus poeticus*
63	粉紅胡椒	Pink Pepper	*Schinus molle*
64	熏陸香	Mastic	*Pistacia lentiscus*
65	西伯利亞冷杉	Siberian Fir	*Abies sibirica*
66	歐洲冷杉	Silver Fir	*Abies alba*
67	絲柏	Cypress	*Cupressus sempervirens*
68	澳洲檀香	Australian Sandalwood	*Santalum spicatum*
69	巴西檀木	Cabreuva	*Myrocarpus fastigiatus*
70	芳樟	Ho Wood	*Cinnamomum camphora Sieb. rar. linaloolifera*
71	墨西哥沉香	Linaloe Berry	*Bursera delpechiana*
72	刺檜木	Cade Wood	*Juniperus oxycedrus*
73	雪松苔原精	Cedarmoss Absolute	*Pseudevernia furfuracea*
74	乾草原精	Hay Absolute	*Hierochlea alpina*
75	莎草	Cypriol	*Cyperus scariosus*
76	歐白芷根	Angelica Root	*Angelica archangelica*
77	欖香脂	Elemi	*Canarium luzonicum*
78	紅沒藥	Opoponax	*Commiphora erythraea var. glabrescens*
79	香草酊劑	Vanilla Extract	*Vanilla planifolia*
80	零陵香豆原精	Tonka Bean Absolute	*Dipteryx odorata*

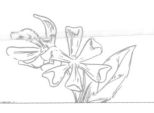

五、40 種常見單體一覽表

編號	化學成分名稱（單體）	中文名稱	精油來源（以本書 40 種主要精油為主）
1	1,8-cineole	1,8-桉油醇	桉油醇迷迭香 癒創木
2	α-Copaene	α-古巴烯	古巴香脂
3	α&β-Ionones	α&β-紫羅蘭酮	紫羅蘭葉原精 桂花原精
4	α-Pinene	α-松油萜 （又稱蒎烯）	桉油醇迷迭香 橙花 杜松漿果 歐洲赤松 阿拉伯乳香
5	β-Pinene	β-松油萜 （又稱蒎烯）	黃檸檬 佛手柑 橙花 膠冷杉 歐洲赤松
6	α-Terpineol	α-萜品醇 （又稱松油醇）	苦橙葉 膠冷杉 花梨木
7	γ-Terpinene	γ-萜品烯 （又稱松油烯）	黃檸檬 紅桔 佛手柑 芫荽籽
8	Ambrettolide	黃葵內酯	黃葵籽
9	Benzyl acetate	乙酸苄酯	阿拉伯茉莉原精 完全依蘭
10	Benzyl alcohol	苯甲醇	紫羅蘭葉原精 阿拉伯茉莉原精

編號	化學成分名稱（單體）	中文名稱	精油來源（以本書 40 種主要精油為主）
11	Benzyl benzoate	苯甲酸苄酯（又稱苯甲酸苯甲酯）	晚香玉原精 完全依蘭 安息香原精
12	Bulnesol	布藜醇	癒創木
13	Cedrene	雪松烯	大西洋雪松 維吉尼亞雪松
14	Cedrol	雪松醇	大西洋雪松 維吉尼亞雪松
15	Cis-jasmone	素馨酮	阿拉伯茉莉原精
16	Citral	檸檬醛	黃檸檬
17	Citronellol	香茅醇	大馬士革玫瑰原精
18	Elemene	欖香烯	沒藥
19	Ethyl everninate	扁枝衣酸乙酯	橡木苔原精
20	Eugenol	丁香酚	大馬士革玫瑰原精
21	Farnesol	金合歡醇	橙花 黃葵
22	Geraniol	牻牛兒醇	大馬士革玫瑰原精 桂花原精 芫荽籽
23	Geranyl acetate	乙酸牻牛兒酯	完全依蘭 芫荽籽
24	Indole	吲哚	阿拉伯茉莉原精 晚香玉原精
25	Isobutyl angelate	歐白芷酸異丁酯	羅馬洋甘菊
26	Italidione	義大利酮	永久花

編號	化學成分名稱 （單體）	中文名稱	精油來源 （以本書 40 種主要精油為主）
27	Limonene	檸檬烯	黃檸檬 甜橙 苦橙 紅桔 粉紅葡萄柚 佛手柑 橙花 歐洲赤松 阿拉伯乳香 古巴香脂
28	Linalool	沉香醇	鷹爪豆原精 紅桔 佛手柑 苦橙葉 快樂鼠尾草 真正薰衣草 阿拉伯茉莉原精 橙花 桂花原精 完全依蘭 芫荽籽 花梨木
29	Linalyl acetate	乙酸沉香酯	佛手柑 苦橙葉 快樂鼠尾草 真正薰衣草 橙花 芫荽籽
30	Menthol	薄荷醇（又稱薄荷腦）	胡椒薄荷
31	Methyl benzoate	苯甲酸甲酯	晚香玉原精 完全依蘭
32	Methyl anthranilate	鄰氨基苯甲酸甲酯	紅桔 阿拉伯茉莉原精 晚香玉原精

編號	化學成分名稱 （單體）	中文名稱	精油來源 （以本書 40 種主要精油為主）
33	Methyl salicylate	水楊酸甲酯	紫羅蘭葉原精 晚香玉原精
34	Nerol	橙花醇	橙花
35	Neryl acetate	乙酸橙花酯	永久花 苦橙葉 橙花
36	Patchoulol	廣藿香醇	廣藿香
37	Phenylethyl alcohol （PEA）	苯乙醇	鷹爪豆原精 大馬士革玫瑰原精 銀合歡原精
38	Santalol	檀香醇	東印度檀香
39	Valerianol	纈草醇	阿米香樹
40	Vetiverol	岩蘭草醇	岩蘭草

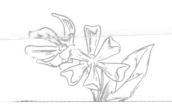

六、相關進修學習

我為了增進香水的專業知識，2019 年開始我的研究所學程，這是登記在英國普利茅斯大學（University of Plymouth）之下的課程，單位是國際芳香貿易研究中心（International Centre for Aroma Trades Studies；簡稱 ICATS），課程由當地英國調香師協會（British Society of Perfumers）執行，受國際精油和香氣貿易總會（International Federation of Essential Oils and Aroma Trades；簡稱 IFEAT）認可。

這是遠距學習，需自己規畫閱讀時間，跟指導老師討論，共有十一個單元，每一單元都有作業需要完成，要繳交的作業已多到數不清了。這個課程需要完成論文，拿到的是 ICATS ／ IFEAT 研究生文憑（Postgraduate Diploma）。

會選擇此課程，其中一個原因是我對英國教育體系比較熟悉，寫作業會比較得心應手。然而，想像和現實總是有一段距離，龐大的閱讀，和難下手書寫的作業，讓我很傷腦筋！

這段學習與我以前在英國念研究所時，要寫的作業數量不相上下，但我「認真」的程度可是多了好幾倍。可能是人隨著年紀增長，更懂得珍惜，這樣說好像太老派了；應該說是，我找到了我所喜歡的事物，寫作業的同時，有種回到學生時代的「年輕感」，也幻想著自己回到了英國，來一杯 Tea with milk without sugar！

最重要的是，我學到好多我之前所不知道的香水、調香知識，幫助我在教學上的進步和突破。我也利用此機會，依據我所學習的和接觸過的相關資訊，在書中推薦國外學習調香的管道，希望對想出國深造的你有所幫助。

隨著香水愈受歡迎的程度。國內外有很多學習的管道，下列資訊是依據我所學習的和接觸過的相關資訊做分享。也因各機構或課程的資訊眾多，詳細課程資訊仍要以各機構官方網站為主。

國家	機構或課程名稱	課程屬性	課程內容	期間	備註
美國	Aftlier Perfumes	進修課程	教學手冊	一階	課程種類眾多，請參考官網資訊。
			線上課程（原實體授課）	二階、三階	
	https://www.aftelier.com				
法國	Grasses Institue of Perfumery（GIP）	學歷課程	International technical degree in fragrance creation and sensory evaluation	18 個月	
		進修課程	線上課程	一階：15 小時 二階：15 小時	
			暑期課程	初階：10 天	
				進階：10 天	
				高階：5 天	
	https://www.grasse-perfumery.com				
	Institut supérieur international du parfum（ISIPCA）	學歷課程	碩士課程（證書：Master Degree）	2 年	
		進修課程	線上課程	一階：7 天（21 小時）	
			暑期課程	5～10 天	
	https://www.isipca-school.com				

國家	機構或課程名稱	課程屬性	課程內容	期間	備註
英國	International Centre for Aroma Trades Studies（ICATS）	學歷課程	碩士課程 （證書：Postgraduate Diploma by ICATS/IFEAT）	遠距學習（需繳交作業和論文）	課程資訊眾多，請參考官網資訊。
		學分課程	多種學習項目 修滿 60 學分可申請證書 （by ICATS/IFEAT Certificate）	遠距學習（需繳交作業）	
	https://www.icatsaromaeducation.com				
臺灣	天然精油調香藝術系列課程	進修課程	北中南皆有開課 課程結業證書發放： 臺北：華岡興業基金會 臺中：文化大學推廣教育部 高雄：文化大學推廣教育部	初階班：24 小時 進階班：30 小時 高階班：36 小時 專業班：48 小時	
		認證考試	認證考試機構：ACP 協會 www.acp.org.tw 完成進階班可參加一級考試，完成高階班可參加二級考試，完成專業班可參加三級考試。	CNP 天然精油調香師證書 （一級、二級、三級）	

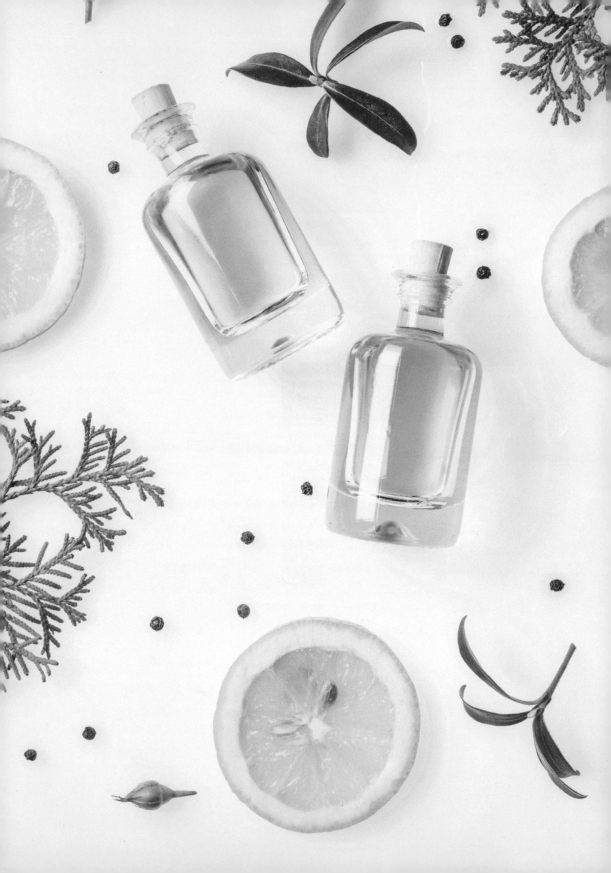

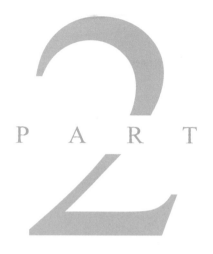

PART

2

前置作業和調香步驟

他發現音樂與香水訴說著共同的語言，

他渴望能以寫樂曲般的，

利用音符和和弦來製作香水配方。

（VOGUE, 2019）

Olivier Polge

CHANEL 香奈兒首席調香師

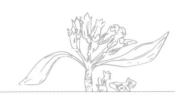

一、事前準備

在正式進入本書調香步驟前，準備工作不可少。我將它們分為外在環境和內在心境來說明：

1. 外在環境

如果你長時間嗅聞原料，有些人會有出現暈香的情況，因此特別提醒大家，請在通風良好的地方進行調香。

2. 內在心境

■ 耐心

在修改香氣中，你會需要很多耐心，等待各原料的融合。

■ 不怕失敗

在調配香氣中，有時你會需要重做（重頭來過）。這不代表失敗，是我們向更好邁進。

■ 記得休息

一款香水的完成，需要時間醞釀而成；「休息是為了走更長遠的路」這句話用在調香上，再適合不過了。

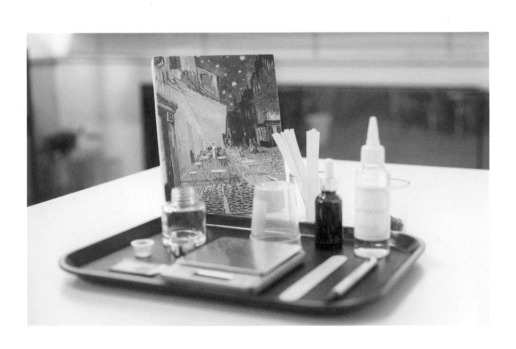

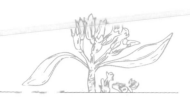

二‧調香工具

| 基本工具 |

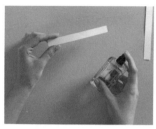

‧聞香紙

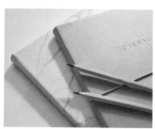

‧筆記本、筆。

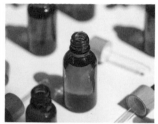

‧純精油或原精

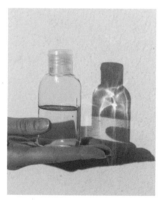

‧香水酒精
（去味版）
或 90％～
99.5％無
水精油

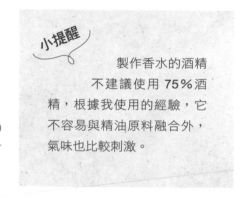

小提醒

製作香水的酒精
不建議使用 75％酒
精，根據我使用的經驗，它
不容易與精油原料融合外，
氣味也比較刺激。

| 簡單版香水的工具 |

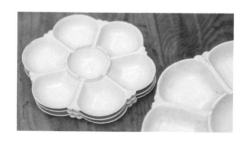

測試香氣的水彩盤或玻璃瓶

‧一個四格以上的陶瓷水彩盤或
5ml 的精油玻璃分裝瓶

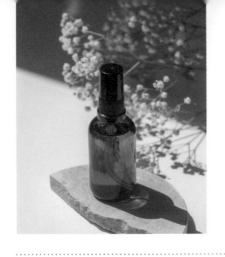

5ml 香水瓶

- 製作簡單香水,測試香氣時,可能會需要重做,請準備大約 10 個 5ml 的香水瓶。
- 香水瓶瓶身部分,請選用玻璃材質。
- 可以是透明或深色瓶子。
- 香水瓶可以是噴瓶或滾珠瓶。

| 36 種創作香調的工具 |

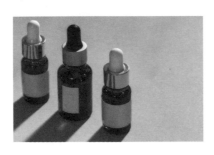

5ml 滴管瓶

- 製作香調,測試香氣時,可能會需要重做,請準備大約 40 個 5ml 的滴管瓶。
- 滴管瓶瓶身部分,請選用玻璃材質。
- 可以是透明或深色的瓶子。

| 18 種創意香水的工具 |

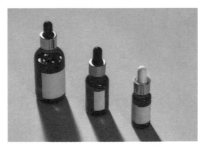

已調配好的 36 瓶創作香調

(上一欄的完成品,參考第 264 頁)

- 10 瓶前調香調
- 11 瓶中調香調
- 15 瓶後調香調

25ml 香水瓶

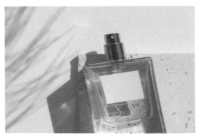

- 製作創意香水,測試香氣時,可能會需要重做,請準備大約 30 個 25ml 的香水瓶。
- 香水瓶瓶身部分,請選用玻璃材質。
- 可以是透明或深色瓶子。
- 香水瓶可以是噴瓶或滾珠瓶。

三、這樣用香水才安全

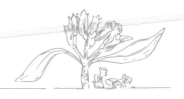

本書的每一瓶香水都使用多達十二種精油，配方是以香水為主，非芳香療法療效，不建議將配方用於身體症狀使用。若使用香水時有任何不適，應尋求合法專業醫師處理，避免延誤就醫的最佳時機。

使用香水之前，請先詳讀以下說明以策安全：

■ 禁止使用香水的族群

1. 懷孕中的孕婦
2. 幼童
3. 低／高血壓、蠶豆症、癲癇患者。

■ 不建議使用的族群

如有需要使用香水，請先諮詢你的主治醫生，得到醫生許可後再使用。

1. 正在預備懷孕的婦女
2. 重大疾病患者

■ 香水可能造成這些危險

1. 皮膚上有傷口時，避免使用香水。
   因為香水中含有純精油和香水酒精，會刺激傷口，造成疼痛。

2. 不可大面積使用！
   請按照正常噴香水的方式使用，噴在脖子、手腕即可，或是將香水噴在空氣中，人再從空氣中走過，身上只會留下淡淡的芳香氣味。

3. 含柑橘類精油的香水，注意光敏性問題。
   噴完這類精油香水，請避免陽光直接曝曬皮膚，最好避開早上陽光最強烈的時間（如還是有此顧慮，暫不建議使用）。

4. 絕對不可口服！
   香水中含有純精油和香水酒精，口服香水會造成口腔和喉嚨灼傷和生命危險。

■ 安全事故

教課這幾年，也遇到許多牽涉安全的事件，以下幾個例子也寫出來讓大家參考：

事件 1——懷孕中使用香水

曾有女學生懷孕初期參加課程，在課程開始前我們會公布注意事項，她聽完後，主動告知目前懷

孕一個月，我們解釋課堂中會聞大量的香氣，而每個人身體狀況不同，我們擔心她身體不適。還好她理解我們的顧慮，也接受不繼續上課。

事後她告知我，她在孕期第二個月時經歷強烈的孕吐，她本身是精油愛好者，孕程中她只能嗅聞單純的氣味（單一支精油）。

當時我們的堅持是對的，也恭喜她順利產下女寶寶。

事件 2——在香水中加入基底油使用

曾有年長者參加課程，在課堂中我們有特別強調，調配出來的香氣裡面有酒精，只能噴在手腕、脖子，當香水使用。

這位學生可能太喜歡自己調配出來的香水，她在家中「突發其想」，在此香水中加入基底油，因為她想要按摩腿部。當時她覺得自己不會對酒精過敏。

塗抹後皮膚馬上出現一塊紅腫，癢癢的，還好不太嚴重，馬上用清水沖洗，就不癢了，紅腫也慢慢消失，真是有驚無險！

事件 3——低血糖或月經期間聞香

曾有學生從工作中趕來上課，課堂中她聞了很多香氣後，開始感覺暈暈的，我請她先在教室外面坐著休息，後來得知她還沒有吃午餐，剛好那天她的經期也來，身體出現不舒服的症狀。這時請她趕快吃點東西，並暫停嗅聞香氣，她的身體也慢慢比較舒服了！

調香時要在空氣流通的空間進行，吃飽後再進行聞香和調香，才不會因血糖過低，身體產生不適感。

記得中間也要休息，很多學生來到課程中，因太興奮，而捨不得休息，在休息時間仍會繼續嗅聞香氣。長時間不間斷嗅聞，嗅覺會疲乏，後面修改氣味時可能會「失去方向」。這樣就不好了。

四、稀釋精油、計算香水與香調濃度

（一）稀釋精油

香水的稀釋方式，本書採用芳香療法的方式，讓讀者閱讀起來比較容易了解。我們先來認識幾個你一定要知道的基礎知識。

Q1：香水的媒介物是什麼？

A1：在芳香療法中，稀釋精油時會使用基底油（植物油）來作為稀釋的媒介物；精油香水則會使用香水酒精或無水酒精來當作稀釋的媒介物（基底材料）。根據酒精與精油的稀釋比例，製成不同濃度的香水。

Q2：容器中（香水瓶、香調瓶、或精油瓶）代表的總滴數？

A2：在芳香療法中，大多視 1 毫升（ml）精油為 20 滴。我們以這概念，套用在使用的容器中，以 5ml 的香水瓶為例，整瓶我們視為 100 滴。

計算公式

5ml 瓶子×（1ml＝20 滴）＝100 滴

Q3：如何將精油稀釋為 1%？

A3：一個簡單的公式，就是在 5ml 的精油瓶中，加入 1 滴精油，再將酒精加入精油瓶（5ml）中，出來的濃度就是 1%。如在 5ml 的精油瓶中，加入 2 滴精油，再將酒精加入精油瓶中，出來的濃度就是 2%。

計算公式

$$\frac{1 \text{ 滴純精油}}{1 \text{ 滴純精油} + 99 \text{ 滴酒精} = 100 \text{ 滴}} = 1\% \text{濃度}$$

（99 滴酒精是接近 5ml 酒精的容量）

酒精是接近 5ml 的容量，如要以滴數表示，參考 A2 的解釋來看，酒精我們會視為 99 滴，也就是 100（總容器的滴數）減 1（精油使用的滴數）＝99（滴）。

一般來說，我們加入酒精時，不會一滴一滴加入，而是會直接將酒精加到滿瓶，這會幫你省力很多。滿瓶是指不超過精油瓶中「脖子」。（以下的範例都是一樣的作法）

Q4：如何將精油稀釋為 10%？

A4：就是在 5ml 的精油瓶中，加入 10 滴精油後，再將酒精加入精油瓶（5ml）中，出來的濃度就是 10%。

計算公式

$$\frac{10 \ \text{滴純精油}}{10 \ \text{滴純精油} + 90 \ \text{滴酒精} = 100 \ \text{滴}} = 10\%濃度$$

（90 滴酒精是接近 5ml 酒精的容量）

（二）香調的濃度計算

Q：本書的 36 種創作香調，使用 5ml 滴管瓶，每瓶香調瓶的濃度是 10%，我們會需要幾滴原料？

首先，先計算出容器中的總滴數，參考 A2 的解釋，5ml 滴管瓶的容器，我們將它視為 100 滴。這 100 滴中包含原料和酒精。

計算公式

$$\frac{? \ \text{滴精油}}{100 \ \text{滴總滴數}} = 10\%濃度$$

（包含原料＋酒精）

A：當濃度是 10% 時，答案是：$100 \times 10\% = 10$（滴精油），也就是說，每種香調瓶中使用的原料滴數為 10 滴精油。

註：如要知道酒精的滴數，則是 100（總容器的滴數）減 10（精油使用的滴數）＝ 90（滴），90 滴

廠商已稀釋過的精油或原精		
前調	中調	後調
鷹爪豆原精 90%	紫羅蘭葉原精 75%	癒創木精油 75%
	鳶尾草原精 75%	乾草原精 75%
	晚香玉原精 80%	零陵香豆原精 30%
	緬梔原精 80%	
	桂花原精 80%	
	水仙原精 80%	
	銀合歡原精 66%	

酒精是接近 5ml 酒精的容量。最後，將酒精直接加入香調瓶中，直到滿瓶，請注意不超過香調瓶「脖子」。

當原料全部是 100％純精油或原精，每一瓶香調瓶中都使用 10 滴時，每一瓶的濃度是 10％。不過，有些精油或原精，因價格過高或質地黏稠等原因，我們取得時，廠商已稀釋在酒精中。為了不要複雜化，使用這類原料時，仍將它們視為 100％計算。以這情況為例：整瓶香調瓶 10％濃度則為大約值。

我將本書中使用到廠商已用酒精稀釋的精油或原精整理如左，如你買到的這些原料是 100％濃度，在創作香調時，滴數部分可以依據你的喜好做調整。

（三）香水的濃度計算

對於香水的新手來說，計算香水的濃度是很基礎的必備知識，我們就從以下三個例子來學習吧！

範例一：本書中的 18 種創意香水，使用的是 25ml 噴瓶，每瓶設定的濃度不超過 10％（是介於淡香水的濃度），我們會需要幾滴原料（純精油）？

計算公式

25ml 香水瓶（25×20 = 500 滴）× 香水的濃度不超過 10％（0.1）= 50 滴原料

拆解步驟

❶ 1ml＝20 滴

❷ 先算出容器的總滴數──25ml 香水瓶，換算成滴數是 500 滴。

❸ 香水的濃度不超過 10％等於 10 除以 100＝0.1

❹ 500 滴×0.1＝50 滴原料

❺ 最後，將酒精直接加入香水瓶中，不超過香水瓶「脖子」。

A：每種香水使用的純精油滴數不超過 50 滴。

範例二：以香水「NO.5 清秀佳人」為例，25ml 香水瓶中加入 43 滴原料，此款香水的濃度是多少？

計算公式

43 滴 ÷500 滴 = 8.6％

拆解步驟

❶ 1ml＝20 滴

❷ 先算出容器的總滴數──25ml 香水瓶，換算成滴數是 500 滴。

❸ 43 滴 ÷500 滴＝8.6％濃度

❹ 最後，將酒精加入香水瓶中，不超過香水瓶「脖子」部分。

A：此款香水的濃度是 8.6％，種類是淡香水。

範例三：「七種祝福的香水」使用的是 5ml 香水瓶，每瓶設定的濃度 5～10％（介於古龍水到淡香水的濃度），會需要幾滴原料？

計算公式

> 5ml 香水瓶（5×20＝100 滴）×香水的濃度不超過 5～10％＝5～10 滴

拆解步驟

❶ 1ml＝20 滴

❷ 先算出容器的總滴數——5ml 香水瓶，換算成滴數是 500 滴。

❸ 香水的濃度不超過 5～10％等於 5～10 除以 100＝0.05～0.1

❹ 100 滴×0.05～0.1＝5～10 滴原料。

❺ 最後，將酒精加入香水瓶中，不超過香水瓶「脖子」部分。

A：每種香水使用的原料滴數 5～10 滴。

小提醒

　　因有些精油或原精品項，因價格過高或質地黏稠等原因，我們取得時，廠商已稀釋在酒精中。為了不要複雜化，使用到這類的原料時，它們的一滴，我們仍將它們視為正常的 100％濃度去計算。（如：整瓶香水 43 滴，8.6％濃度則為大約值）

　　參考 The Different Company（TDC）品牌的分享，TDC 是國際知名調香大師 Jean Claude Ellena 與同為國際知名調香師的女兒 Celine Ellena 於 2000 年所共同創立的品牌。

　　TDC 打破了傳統，因為 Jean Claude Ellena 認為香水的品質，非單純的用香水濃度種類去區分出來，香水的品質應是決定自原料的等級，和調香師精湛的調香技術等因素。因而香水瓶上不會看到 Eau de Parfum（香水）或 Eau De Toilette（淡香水）之類的標示。

　　這也提醒我，香水氣味的呈現要更甚於香水濃度的分類。深知消費者仍有這方面的需求，我在本書 Part 7 的「18 種創意香水」中都有標示出「香水濃度種類」。提醒大家，如原料取得時，廠商已稀釋在酒精中，「香水濃度」則為大約值。

五、調香水的基本七步驟

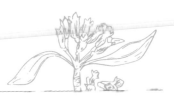

在這本書中，我將由淺入深，教你新手也能輕易上手的簡單版香水，只要選出三種精油，就能製作你喜歡的香氣。如果想要香氣更加有層次、豐富性，當你學習完 Part 6 創作香調的概念後，你就可以運用那 36 種香調來創作出更多火花，書中也示範了如何用 36 種香調來實作氣味豐富的 18 種創意香水。

看到右圖，你可以了解調香的基本七大步驟：

1. 設定香水氣味主題
2. 挑選原料
3. 測試香氣
4. 修改香氣
5. 將酒精加入香水瓶中
6. 命名——賦予香水生命
7. 等待——熟化香氣

簡單版香水和氣味豐富的創意香水，差別在於前者只用了三種「精油」，後者則是用了三種「香調」。這裡的香調，指的是 Part 6 的 36 種創作香調，前調有 10 種香調、中調有 11 種香調、後調 15 種香調。每一種香調都由四種精油組成。

精油香水最有趣的地方在於第二步驟「測試香氣」和第四步驟「修改香氣」，你可以透過不同的滴數，創造出多變的氣味，在過程中，你將會突破以往的調香概念，透過一次次的修改香氣，出現挫折或更接近成功之路。然後你就會逐漸累積自己的調香心得。

調香水七步驟

1. 設定香水氣味主題

2. 挑選原料

3. 測試香氣
氣味有 3 個可能性

4. 修改香氣
氣味有 3 個修改方向

5. 將酒精加入香水瓶中

6. 命名——
賦予香水生命

7. 等待——
熟化香氣

六、10 類香水氣味主題的必備原料

調香的第一步驟就是要選定你的香水氣味主題，如果你想製作花香調的簡單版香水，在此香水配方中要選擇一支「必備原料」，那就必須從下頁表格的第一欄中，挑選中調 NO.7 花香香氣家族的其中一種精油作為主香氣，像是大馬士革玫瑰原精、阿拉伯茉莉原精、橙花、晚香玉原精、桂花原精、完全依蘭、銀合歡原精⋯⋯。選好中調之後，再從前調和後調中各選一種精油來搭配。假如你以大馬士革玫瑰原精為主香氣，你可以參考 Part 3〈四、80 種精油的前中後調位置〉（第 90-91 頁）來嘗試不同的香氣組合。

在書中談到的 80 種精油，有些精油不作為香水主題的必備原料，例如：

主要精油

胡椒薄荷、桉油醇迷迭香、快樂鼠尾草、芫荽籽、古巴香脂、黃葵。

補充精油

綠薄荷、甜馬鬱蘭、瑪黛茶原精、格陵蘭喇叭茶、熏陸香、粉紅胡椒、墨西哥沉香、乾草原精、欖香脂。

接下來，我們就來看看如何調製簡單版香水吧！

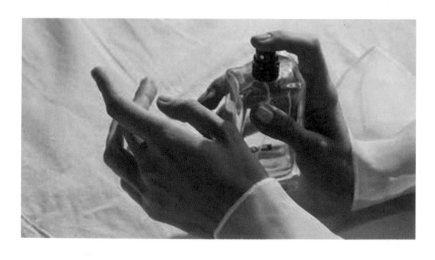

	第一類 花香調	第二類 東方調	第三類 柑苔調		第四類 柑橘調	第五類 馥奇調		第六類 美食調	第七類 果香調
	中調	後調	前調	後調	前調	中調	後調	後調	前調
	NO.7 花香香氣家族	NO.12 香脂香氣家族	NO.2 柑橘香氣家族	NO.11 鄉野香氣家族	NO.2 柑橘香氣家族	NO.4 草本香氣家族	NO.11 鄉野香氣家族	NO.12 香脂香氣家族	NO.1 果香香氣家族
主要精油	大馬士革玫瑰原精 阿拉伯茉莉原精 橙花 晚香玉原精 桂花原精 完全依蘭 銀合歡原精	阿拉伯乳香	黃檸檬 甜橙 苦橙 紅桔 粉紅葡萄柚 佛手柑 這兩種香氣家族要一起使用才會成為柑苔調	橡木苔原精	黃檸檬 甜橙 苦橙 紅桔 粉紅葡萄柚 佛手柑	真正薰衣草 這兩種香氣家族要一起使用才會成為馥奇調	橡木苔原精	安息香原精	鷹爪豆原精 羅馬洋甘菊 永久花
補充精油	奧圖玫瑰 摩洛哥玫瑰原精 波旁天竺葵 大花茉莉原精 白玉蘭原精 緬梔原精 水仙原精 鳶尾草原精		萊姆 綠檸檬 血橙 綠苦橙 綠桔 日本柚子	雪松苔原精	萊姆 綠檸檬 血橙 綠苦橙 綠桔 日本柚子	醒目薰衣草 穗花薰衣草	雪松苔原精	香草酊劑 零陵香豆原精	萬壽菊 金盞菊

	第八類 木質調	第九類 綠意調			第十類 皮革調		
	後調	前調	中調	後調	中調	後調	
主要精油	NO.10 **木香氣家族** 大西洋雪松 維吉尼亞雪松 東印度檀香 阿米香樹 花梨木 癒創木	NO.2 **柑橘香氣家族** 苦橙葉	NO.6 **綠香氣家族** 紫羅蘭葉原精	NO.9 **松杉柏香氣家族** 膠冷杉 歐洲赤松	NO.8 **辛香香氣家族** 杜松漿果	NO.11 **鄉野香氣家族** 廣藿香 岩蘭草	NO.12 **香脂香氣家族** 沒藥
	NO.11 **鄉野香氣家族** 廣藿香 岩蘭草				NO.11 香氣家族成員（4 種精油）一定要與 NO.8 香氣家族（杜松漿果）一起使用才會成為皮革調。 NO.8 和 NO.12 香氣家族成員單獨使用，就可以成為皮革調。		
補充精油	NO.10 **木香氣家族** 澳洲檀香 巴西檀木 芳樟 刺檜木			NO.9 **松杉柏香氣家族** 歐洲冷杉 西伯利亞冷杉 絲柏		NO.11 **鄉野香氣家族** 沙草 歐白芷根	NO.12 **香脂香氣家族** 紅沒藥

七、簡單版香水七步驟

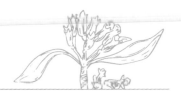

Part 5 的簡單版香水是新手可初次嘗試的方法，簡單版香水的七步驟與「創作香調」、「實作氣味豐富的香水」單元中的七步驟，大致相同，因配方中，只使用到三種精油，會簡單許多。請將工具（參考第 37 頁）準備好，準備進入簡單版香水七步驟。

簡單版香水七步驟

①　設定香水氣味主題 ▶ 參考 10 類香水氣味主題

②　挑選原料 ▶ 從「必備原料」中挑選 1 種精油當作主香氣。然後再挑選能凸顯主香氣的 2 種精油。**前中後調精油各 1 種 請參考第 46-48 頁〈10 類香水氣味主題的必備原料〉**

③　測試香氣
氣味有 3 個可能性 ▶ 3 種精油各 1 滴，滴入已有 10 滴酒精的水彩盤中。
如果你不喜歡香水氣味，請回到「步驟2」重新挑選原料。
如果你也想更改此香水氣味主題設定，請回到「步驟1」。

④　修改香氣
氣味有 3 個修改方向 ▶ 在水彩盤中，增加前中後調精油滴數，目標是讓主香氣的氣味突出一些，總滴數上限是 10 滴。將確認好的精油滴數加入香水瓶中。

⑤　將酒精加入香水瓶中 ▶ 酒精不要超過香水瓶「脖子」部分。

**⑥　命名 ——
賦予香水生命** ▶ 為這款香水瓶取名。

**⑦　等待 ——
熟化香氣** ▶ 靜置 7 天，待香氣熟化後使用。

範例 Part 5：7 種祝福香水

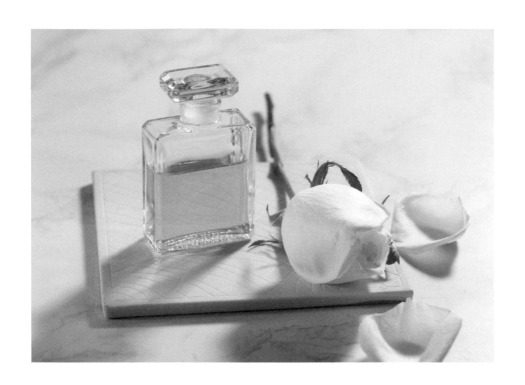

設定香水氣味主題

先設定好此款香水的氣味主題，氣味主題會影響這支香水的主要香氣。

首先，你可以想想自己有什麼特別喜歡的精油嗎？

看看前幾頁的表格〈10 種香水氣味主題的必備原料〉（第 47-48 頁）或許能激發你的一點靈感。如果你特別喜歡檸檬的香氣，你可以選擇柑橘調或柑苔調。

再來，你可以想想你想給人的感覺，如果你想散發高級奢華的迷人香氣，花香調的香水會很適合你；如果你想散發甜美誘惑的少女香氣，美食調香水是你不可錯過的選項。

可以參考下頁的<u>十類香調的香氣情境圖</u>，思考你想選擇哪一種香調來當作氣味主題？

設定好「香水氣味主題」後，就可以接著第二步驟了。

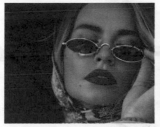

第 1 類｜花香調
- 高級奢華的迷人香氣

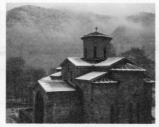

第 2 類｜東方調
- 神秘氛圍的馥郁香氣

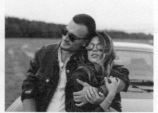

第 3 類｜柑苔調
- 剛柔並濟的動人香氣

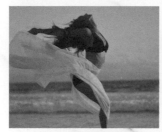

第 4 類｜柑橘調
- 歡樂活潑的輕盈香氣

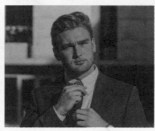

第 5 類｜馥奇調
- 氣味出眾的質感香氣

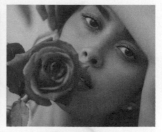

第 6 類｜美食調
- 甜美誘惑的少女香氣

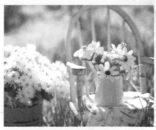

第 7 類｜果香調
- 溫和討喜的清新香氣

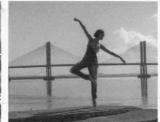

第 8 類｜木質調
- 優雅樸實的沉穩香氣

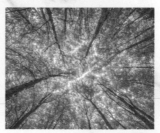

第 9 類｜綠意調
- 自然鮮明的舒心香氣

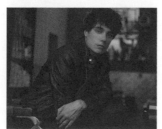

第 10 類｜皮革調
- 兼具時尚的深度香氣

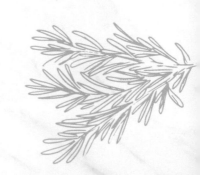

挑選原料

從香水主題中挑選必備原料當作主香氣，以及選擇兩種精油來搭配。

如果你設定的香水氣味主題是「花香調」。那你從表格〈10 類香水主題的必備原料〉中可以看到，NO.7 花香香氣家族就是必備原料——大馬士革玫瑰原精、阿拉伯茉莉原精、橙花、晚香玉原精、**桂花原精**、完全依蘭、銀合歡原精；補充精油為奧圖玫瑰、摩洛哥玫瑰原精、波旁天竺葵、大花茉莉原精、白玉蘭原精、緬梔原精、水仙原精、鳶尾草原精。

你可以選擇一種精油來作為你的主香氣，這些精油都屬於「中調」。所以，你還要再挑選出「前調」和「後調」。目標為可以凸顯你所選的「必備原料」。

如果你的主香氣選擇了**桂花原精**。你可以用以下兩種方法來挑選另外兩種精油。

1. 查詢精油履歷表

如果你希望製作的香水不會失敗，可以前往 Part 4〈20.桂花原精〉的履歷表中，找到〈桂花原精適合搭配的精油〉（第 160 頁）來挑選前調和後調精油。

根據這個方法，我挑了甜橙當作前調，古巴香脂當作後調，來搭配主香氣——中調桂花原精。這個配方就是 Part 5 會談到的祝福香水 NO.2：喜樂（Joy）。

2. 查詢精油的前中後香調

如果你想天馬行空的玩香水，參考 Part 3〈三、80 種精油的前中後調位置〉（第 90-91 頁）的表格，任一挑選前調和後調各一種精油。

第二個方法對於初學者來說失

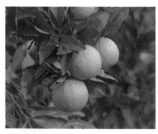 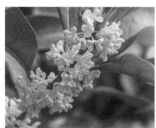 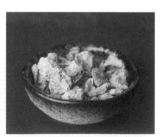

前調｜甜橙　　　　　中調｜桂花　　　　　後調｜古巴香脂

敗率比較高，但也很有創造力，建議可以先依循第一個方法，建立自信之後，再多方嘗試看看！

　　香氣好不好聞是很主觀的事情，如果剛好手邊剛好有表格（第 90-91 頁）中的精油，你挑選了胡椒薄荷當作前調，後調用廣藿香精油，或許也能嘗試出屬於你的獨特香氣。

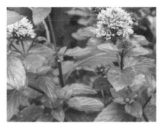 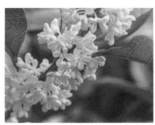 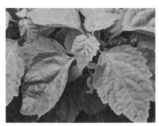

前調｜胡椒薄荷　　　　中調｜桂花原精　　　　後調｜廣藿香

步驟 3

測試香氣

針對你選出的三種精油，各使用 1 滴，嗅聞第一次的香氣。

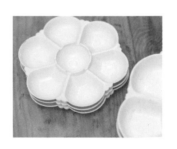

1. 請拿出至少四格的陶瓷水彩盤，或使用 5ml 的精油玻璃分裝瓶。
2. 在陶瓷水彩盤中某一格或一個精油玻璃分裝瓶中，先滴入 10 滴酒精。
・加入 10 滴酒精，是幫助你在觀察氣味時，讓精油不會揮發太快，或被聞香紙吸光。
3. 針對你所選出的三種精油，各使用 1 滴，滴在陶瓷水彩盤中已加入酒精的那格。

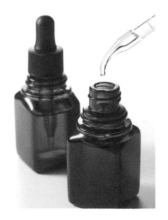

香調	精油名稱	精油濃度	滴數
前調	甜橙	100%	1
中調（主香氣）	桂花原精	80%	1
後調	古巴香脂	100%	1

· 每加 1 滴原料時，使用聞香紙均勻攪拌，再拿一張新的聞香紙嗅聞香氣。
　或者滴在 5ml 的精油玻璃分裝瓶中，拴緊瓶蓋，搖晃均勻後，使用聞香紙沾取，然後嗅聞，並觀察氣味。

· 觀察氣味變化時，建議將氣味變化都記錄下來。

4. 你在嗅聞氣味時，會發展出三種可能性

· 可能性 1：大約聞到主香氣的氣味，另兩種精油的氣味適中。

· 可能性 2：主香氣的氣味很明顯，另兩種精油的氣味完全聞不到。

· 可能性 3：不太確定。

　以上方表格「祝福香水 NO.2：喜樂（Joy）」為例，在三種精油各 1 滴下嗅聞，氣味比較偏向「可能性 2」，主香氣的氣味很明顯（桂花原精），另兩種精油（甜橙、古巴香脂）的氣味較薄弱。

步驟 4

修改香氣

由於一開始只取用三種精油各 1 滴，主香氣有時會明顯跳出來，有時很薄弱，需要進行香氣修改，好讓主香氣可以清楚呈現出來。

1. 香氣修改（上述步驟❸可能性的下一步）

· 在進行香氣修改時，每次以增加 1 滴或 2 滴為限，這樣比較容易知道是那種精油的氣味影響了整個香氣。

可能性 1	可能性 2	可能性 3

修改香氣的方向

先增加主香氣的滴數，讓主氣味能在第一時間被明顯聞到。	先增加另二種精油的滴數，但要隨時注意，是否有影響到主香氣的氣味。	同可能性 1 的作法

繼續以「祝福香水 NO.2：喜樂（Joy）」為例，屬於「可能性 2」，所以先增加 1 滴甜橙精油，然後確認桂花原精的氣味是否變得柔順一些？我發現加入 1 滴甜橙精油後，桂花的花香味略減；於是決定再加入 1 滴桂花原精，就完成香水。這款香水總滴數 5 滴，是古龍水濃度。（5 滴精油在 5ml 酒精中，原料占比 5%）

· 「簡單版香水」進行香氣修改時，只需要讓桂花原精氣味，比另兩種精油的氣味，稍微突出即可。

4. 可以進行一至兩次香氣修改，或更多次沒有問題。**精油總滴數至多 10 滴。**

5. 簡單版香水的總滴數設定在 5 至 10 滴，香水瓶 5ml，香水種類介於古龍水到淡香水。因此在陶瓷水彩盤或精油玻璃分裝瓶中測試的總滴數，需在這滴數範圍內。

· 如果你進行得很順利，恭喜自己挑選三種精油的眼光非常好。

6. 你可能會在中間的過程或達到最高滴數 10 滴時，氣味不是你喜歡或想要的，請回到「步驟❷：挑選原料」的第 1 點，重新選出三種精油。如你也想更改此香水氣味主題設定，請回到「步驟❶：設定香水氣味主題」，重新再來一次。

7. 滴數在 5 到 10 滴範圍間，氣味是你喜歡或想要的，你也不再變動精油滴數時，請將精油滴數加入香水瓶中。

香調	精油名稱	精油濃度	滴數
前調	甜橙	100%	1＋1
中調	桂花原精	80%	1＋1
後調	古巴香脂	100%	1
香水總滴數			5
香水濃度為大約值			<u>5%</u>

步驟5

**將酒精加入香水
瓶中**　　　　　酒精不要超過香水瓶「脖子」部分，如超過，
蓋上瓶蓋時，原料和酒精會溢出瓶身。

步驟6

賦予香水生命　　　請為各香水瓶取名，使用編號也可以，象徵性
的賦予香調瓶生命力。這步驟是調香水收尾時的儀
式感。舉例：祝福香水 NO.2：喜樂（Joy）。

步驟7

熟化香氣　　　　　將完成的簡單版香水，靜置七天後，待香氣熟
化後再使用。

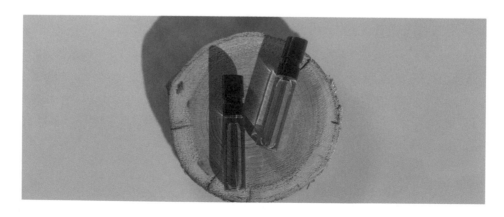

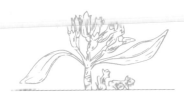

八、創作香調七步驟

創作香調七步驟

1 設定香調氣味主題
▶
挑選 1 種精油，當作主香氣。
（參考 Part 4：40 種主要精油履歷表
或 Part 2：10 類香水氣味主題的必備原料）

2 挑選原料
▶
另選 3 種精油（與主香氣相同的香氣家族）
或
另選 3 種精油（與主香氣不同的香氣家族）

小提醒：你所選的精油原料必需是相同的調性。如：都是前
調，或中調，或後調。（請參考 Part 3「認識精油的香氣揮
發度」，第 87 頁）

3 測試香氣
▶
針對你選出的 4 種精油各取 1 滴，
滴入已有 10 滴酒精的水彩盤中。

嗅聞起始滴數

可能性 1	可能性 2	可能性 3
大約聞到主香氣的氣味，另 3 種精油的氣味適中。	主香氣的氣味很明顯，另 3 種精油的氣味完全聞不到。	不太確定

修改方向 1	修改方向 2	修改方向 3
先增加主香氣的滴數，讓它的氣味能在第一時間被聞到。	先增加另 3 支精油的滴數，要隨時注意，主香氣的氣味是否有被影響。	先增加主香氣的滴數，讓它的氣味能在第一時間被聞到。

4 修改香氣

如果你不喜歡香調氣味，請回到「步驟 2」重新挑選精油。如果你也想更改此香調氣味主題設定，請回到「步驟 1」。

主香氣太弱：先從「主香氣」增加滴數
主香氣太強：先從「某幾種精油」增加滴數

在水彩盤中，增加精油滴數，總滴數是 10 滴，
將確認好的精油滴數加入香調瓶中。

5 將酒精加入香調瓶中
▶
酒精不要超過香調瓶「脖子」部分。

6 命名 —— 賦予香水生命
▶
為這款香水瓶取名。

7 等待 —— 熟化香氣
▶
靜置 7 天，待香氣熟化後使用。

範例 Part 6：36 種創意香水

本書中的一款氣味豐富的香水由十二種精油氣味組合，分別來自三種香調。創作香調也就是要製作香調瓶，是本書的核心重點，帶領你輕鬆運用香調瓶，完成香氣更細膩、層次更豐富的香水。

製作香調瓶和簡單版香水只需三種精油不同，而是挑選四種精油，以其中一種作為主香氣，所挑選的四種精油必需是相同香氣調性。

從香調的製作方法中，你也可以學到兩種凸顯主香氣的路徑——精油組合來自同一香氣家族，或是不同香氣家族。

這對於新手來說，本單元是很好的練習，透過實作練習，紀錄你覺得和諧的香氣組合，漸漸能夠判斷何種香氣適合互相搭配。接下來，我們就來看看製作「香調瓶」的七步驟，本書的 Part 6 也為你示範了 36 種創作香調，初學者可以先按書練習。

步驟 1

設定香調的主香氣

請先設定此款香調的主香氣，如果不知道從何開始，可以將 Part 4「40 種主要精油履歷表」喜歡的精油品項都寫下來。像是你可以用甜橙（方向一）或胡椒薄荷（方向二）作為主香氣，請參考次頁。

· 先不用去想這些香調與其他香調搭配時是否好聞，只要專注在你想做的香調上即可。完成一種香調後，再進行下一種香調。

步驟 2

挑選原料

1. 依據你所設定的香調主香氣，來挑選原料。
2. 每一種香調都由四種精油組成。
3. 每一種香調原料選自兩種方向。

方向 1：選擇相同香氣家族的精油

甜橙＋苦橙＋血橙＋綠苦橙。主香氣是甜橙，這是「前調香調：NO.3 甜橙香調」（第 270 頁）。

方向 2：選擇不同香氣家族的精油

胡椒薄荷＋甜橙＋葡萄柚＋金盞菊。主香氣是胡椒薄荷，這是「前調香調：NO.8 胡椒薄荷香調」。（第 280 頁）

· 你所選的精油原料必需是相同香味調性，例如都是前調。請參考 Part 3「三、80 種精油的前中後調位置」（第 90-91 頁）來判斷香氣調性。

方向 1 相同香氣家族	方向 2 不同香氣家族
甜橙為主香氣	胡椒薄荷為主香氣
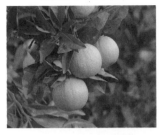	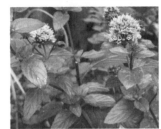
＋苦橙	＋甜橙
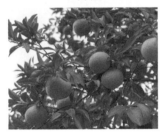	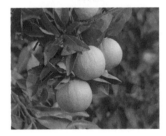
＋血橙	＋葡萄柚
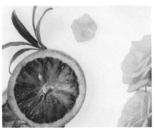	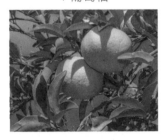
＋綠苦橙	＋金盞菊
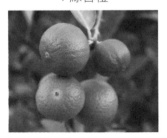	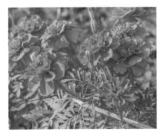

測試香氣

針對你選出的四種精油，各使用 1 滴，嗅聞第一次的香氣。

1. 請拿出至少四格的陶瓷水彩盤，或使用 5ml 的精油玻璃分裝瓶。

2. 在陶瓷水彩盤中某一格或一個精油玻璃分裝瓶中，先滴入 10 滴酒精。

· 加入 10 滴酒精，是幫助你在觀察氣味時，讓精油不會揮發太快，或被聞香紙吸光。

3. 針對你選出的四種精油，各使用 1 滴（起始滴數），滴在陶瓷水彩盤中已加入酒精的那格。

· 每加 1 滴原料時，使用聞香紙均勻攪拌，再拿一張新的聞香紙嗅聞香氣。

或者滴在 5ml 的精油玻璃分裝瓶中，拴緊瓶蓋，搖晃均勻後，使用聞香紙沾取，然後嗅聞，並觀察氣味。

· 觀察氣味變化時，建議將氣味變化都記錄下來。

4. 你在嗅聞氣味時，會發展出三種可能性

· **可能性 1**：大約聞到主香氣的氣味，另三種精油的氣味適中。

· **可能性 2**：主香氣的氣味很明顯，另三種精油的氣味完全聞不到。

· **可能性 3**：不太確定。

以「前調香調：NO.8 胡椒薄荷香調」為例，在「起始滴數」下嗅聞，氣味比較偏向「可能性 2」，主香氣的氣味很明顯（胡椒薄荷），另三種精油（甜橙、葡萄柚、金盞菊）的氣味比較薄弱。

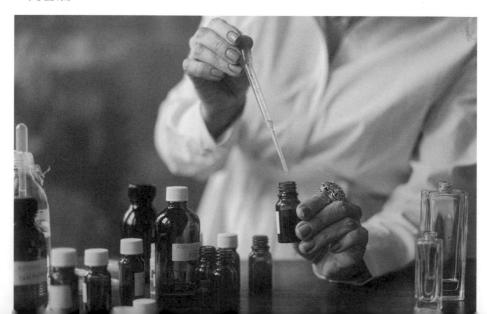

香氣記錄如下

主香氣	精油名稱	精油濃度	起始滴數
V	胡椒薄荷	100％	1
	甜橙	100％	1
	粉紅葡萄柚	100％	1
	金盞菊	100％	1

香氣記錄

起始滴數：四種精油各 1 滴時，薄荷氣味所向無敵，在柑橘修飾下氣味溫和許多，金盞菊有增加氣味的甜度。

後續調整氣味時，將著重在調整薄荷氣味的強度，不多不少剛剛好，進入 Part 7「實作氣味豐富的 18 種創意香水」單元，比較容易與其他香調組合。

步驟 4

修改香氣

由於一開始只取用四種精油各 1 滴，主香氣有時會明顯跳出來，有時很薄弱，需要進行香氣修改，好讓主香氣可以清楚呈現出來。

1. 修改方向（上述步驟❸可能性 2 的下一步）

・修改香氣時，每次以增加 1 滴或 2 滴為限，這樣比較容易知道是那支精油的氣味影響了整個香氣。

可能性 1	可能性 2	可能性 3
香氣的修改方向		
先增加主香氣的滴數，讓主氣味能在第一時間被明顯聞到。	先增加另三種精油的滴數，但要隨時注意，是否有影響到主香氣的氣味。	同可能性 1 的作法

2. 一個香調，共有四次修改香氣的機會。精油總滴數是 10 滴。

繼續以「前調香調：NO.8 胡椒薄荷香調」為例，屬於「可能性2」，所以先增加另外三種精油，在第一、二次添加甜橙、粉紅葡萄柚、金盞菊，修改香氣著重在薄荷氣味的強度，要調整成剛剛好，請參考下列香氣紀錄：

香氣記錄

★增加滴數（1）：甜橙和粉紅葡萄柚各＋1 滴
· 柑橘氣味賦予薄荷溫度，清涼感仍在，柑橘果皮味有種相似綠葉的氣味。

★增加滴數（2）：粉紅葡萄柚和金盞菊各＋1 滴

· 薄荷氣味變得更討喜，金盞菊味帶出相似皮革的氣味。

★增加滴數（3）：胡椒薄荷＋1 滴
· 氣味上很像薄荷糖果。

★增加滴數（4）：甜橙＋1 滴
· 薄荷氣味剛剛好。

香氣修改

主香氣	精油名稱	精油濃度	起始滴數	增加滴數（1）	增加滴數（2）	增加滴數（3）	增加滴數（4）	總滴數
V	胡椒薄荷	100%	1			+1		2
	甜橙	100%	1	+1			+1	3
	粉紅葡萄柚	100%	1	+1	+1			3
	金盞菊	100%	1		+1			2
	總滴數							10

- 如果你進行的很順利，恭喜自己挑選四種精油的眼光非常好。創作香調的目標，是為了要讓香調中的主香氣清楚呈現出來，可以有副香氣。因這不是調配香水，不需要太著重在你想要的香氣轉變。

3. 你有可能會在中間的過程或達到最後滴數 10 滴時，氣味不是你喜歡或想要的，請回到「步驟❷：挑選原料」的第 3 點，重新選出四種精油。如你也想更改此香調的主香氣設定，請回到「步驟❶：設定香調的主香氣」。

4. 最後滴數達到 10 滴時，氣味是你喜歡或想要的，你也不再變動精油滴數時，請將精油滴數加入香調瓶中。

- 本書有「36 種創作香調」示範，每一種香調，我一共進行四次的修改，每次修改的氣味變化，我都將它們拆解說明。你可以先聞精油，記錄下你對香氣的感受，最後再參考我的筆記。

步驟 5

將酒精加入香調瓶中

酒精不要超過香調瓶「脖子」部分，如超過，蓋上瓶蓋時，原料和酒精會溢出瓶身。

步驟 6

賦予香調瓶生命

請為各香調瓶取名，使用編號也可以，象徵性的賦予香調瓶生命力。舉例：前調香調 NO.8 胡椒薄荷香調、中調香調 NO.11 杜松漿果香調、後調香調 NO.9 廣藿香香調。

步驟 7

熟化香氣

將完成的各香調瓶，靜置七天後，待香氣熟化後再使用。

九、實作氣味豐富的創意香水七步驟

創意香水七步驟

① 設定香水氣味主題 ▶ 參考 Part 7：四、10 類香水氣味主題

② 挑選原料 ▶ 從「必備香調」中挑選 1 瓶香調，當作主香調，然後再挑選能凸顯主香調的 2 瓶香調，前中後香調各 1 瓶
（請參考 Part 7：四、10 類香水氣味主題）

③ 測試香氣
氣味有 3 個可能性 ▶ 前中後香調各 1 滴，滴入水彩盤中。
如果你不喜歡香水氣味，請回到「步驟 2」重新挑選香調。
如果你也想更改此香水氣味主題設定，請回到「步驟 1」。

④ 修改香氣
氣味有 3 個修改方向 ▶ 在香水瓶中，按照後→中→前調的順序將香調中的精油加入香水瓶中，每款香調中精油滴數是 10 滴。
此時總滴數是 30 滴。
如果香氣不足，你可以增加精油，總滴數上限為 50 滴。
「第一次增加滴數」：從「必備香調」開始修改。
「第二次增加滴數」：選擇某幾種精油來加強香氣。
修改香氣的過程中，可能需暫停或放置 1～3 天，
甚至重來回到步驟 1 或步驟 2。

⑤ 將酒精加入香水瓶中 ▶ 酒精不要超過香水瓶「脖子」部分。

⑥ 命名——賦予香水生命 ▶ 為這款香水瓶取名。

⑦ 等待——熟化香氣 ▶ 靜置 7 天，待香氣熟化後使用。

範例 Part 7：18 種創意香水

設定香水氣味主題

　　實作氣味豐富的香水，和簡單版的第一步驟都一樣，不管你的香水選用了多少種精油，都要先設定香水的氣味主題，這部分可以參考 Part 7〈四、10 類香水氣味主題〉章節，了解十類香調的香氣特色。也可以參考十類香調的香氣情境圖（第 51 頁）來挑選你想要給人的感覺。

　　這裡，我設定的香水氣味主題是「木質調」，屬於優雅樸實的沉穩香氣。接下來，依據你所設定的香水氣味主題來挑選香調。

挑選香調

請參考 Part 6「36 種創作香調」，從 36 種香調瓶中選出三種香調，挑選「前調香調」、「中調香調」、「後調香調」各一瓶。

木質調的必備香調
後調 NO.3 大西洋雪松香調
後調 NO.4 維吉尼亞雪松香調
後調 NO.5 東印度檀香香調
後調 NO.6 花梨木香調
後調 NO.7 癒創木香調
後調 NO.9 廣藿香香調
後調 NO.10 岩蘭草香調

1. 要符合「香水氣味主題」就必須納入一種「必備香調」

・參考 Part 7〈第八類：木質調香水氣味主題〉

　　例如：「木質調」的「必備香調」都是後調香調（第 401 頁）。

2. 再來，挑選另外兩種香調。

　　後調我選「NO.7 癒創木香調」，還要再挑選出「前調香調」和「中調香調」。目標是讓其他兩種香調凸顯「必備香調」。你可以先記錄你想要的組合，有很多組也沒關係。

紀錄	木質調香水的香調組合
前調 NO.8 胡椒薄荷香調	凸顯主香調
中調 NO.9 桂花原精香調	凸顯主香調
後調 NO.7 癒創木香調	必備香調

　　目標是在測試香氣的過程中，能聞到癒創木香調的味道；如果另外兩種香調香味蓋過必備香調，就要更換香調。你可以先根據對香氣的喜好，從 36 種創意香調中選擇前、中調。或是同時參考第 401 頁「第八類：木質調香水氣味主題」的必備香調。而我挑選出的香調組合為：前調 NO.8 胡椒薄荷香調＋中調 NO.9 桂花原精香調＋後調 NO.7 癒創木香調。

步驟 3

測試香氣

測試你挑選出香調組合是否符合「香水氣味主題」。

1. 在陶瓷水彩盤中某一格或 5ml 的精油玻璃分裝瓶中，先滴入 10 滴酒精。

・加入 10 滴酒精，是幫助你在觀察氣味時，讓精油不會揮發太快，或被聞香紙吸光。

2. 針對你所選出的三種香調，各使用 1 滴。

　　請滴在陶瓷水彩盤中已加入酒精的那格。或者滴在 5ml 的精油玻璃分裝瓶中，拴緊瓶蓋，搖晃均勻後，使用聞香紙沾取，然後嗅聞，並觀察氣味。

・如氣味太淡，你無法聞出氣味，可以自行調整為各 2 滴或各 3 滴（請注意 3 瓶香調使用的滴數要相同）。

・如你有很多組合，請慢慢嗅聞，最後選出一組，最符合你所設定的「香水氣味主題」的氣味。

3. 你在嗅聞氣味時，會發展出三種可能性。

・可能性 1：很符合你所設定的香水氣味主題。
　　下一步→進行「步驟❹：修改香氣」。

- 可能性 2：有點接近你所設定的香水氣味主題，你覺得有機會在「增加精油滴數」後，氣味符合你所設定的香水氣味主題。

  下一步→進行「步驟❹：修改香氣」，要做做看才會知道結果。

- 可能性 3：也是最壞的結果，很明顯這氣味不是你所設定的香水氣味主題。

  下一步→回到「步驟❷：挑選香調」或「步驟❶：設定香水氣味主題」。

4. 測試香氣就是縮短「想像」和「實際」的距離。

- 「想像」就是你寫下來的多種香調組合。
- 「實際」就是依據你寫下來的香調組合，將三種香調瓶各使用 1 滴，滴在陶瓷水彩盤中的同一格的氣味。
- 「距離」就是你所聞到的氣味，是否符合你所設定的香水氣味主題。

香水配方表

香調瓶編號	精油名稱	精油濃度	起始滴數
前調 NO.8	胡椒薄荷	100%	2
	甜橙	100%	3
	粉紅葡萄柚	100%	3
	金盞菊	100%	2
中調 NO.9	桂花原精	80%	4
	水仙原精	80%	2
	橙花	100%	3
	銀合歡原精	66%	1
後調 NO.7	癒創木	75%	4
	維吉尼亞雪松	100%	2
	阿米香樹	100%	3
	廣藿香	100%	1

5. 將挑選到的香調組合中的精油寫到「香水配方表」中。

例如我挑選出的香調組合：前調 NO.8 胡椒薄荷香調＋中調 NO.9 桂花原精香調＋後調 NO.7 癒創木香調，就是 Part 7 創意香水的「NO.14 酷帥輕奢」（第 406 頁）。如果你想要自己創作香水，可以去 Part 6 找出三種香調的各自精油和滴數，抄寫在筆記本上。

・請將 25ml 香水空瓶準備好。

6. 依照香水配方表，將精油或原精滴入香水瓶中。

每一種香調是 10 滴，有三種香調，總滴數 30 滴，這是「起始滴數」。

7. 就像蓋房子的順序，先從香水配方的後調開始

先將後調原料的滴數加入瓶中，再進入中調，最後將前調的原料加入 25ml 香水瓶中。

・如你有興趣，建議在每加入一種精油原料時，都使用聞香紙沾取香氣，觀察香氣的變化並記錄下來，這會大幅提升你對香氣的敏感度。

・每次嗅聞，請蓋上瓶蓋，搖晃均勻後，使用聞香紙嗅聞。

8. 不需再做任何調整

30 滴精油加入香水瓶中後，如你覺得符合理想香氣，請先將香水瓶放置一至三天後，如不再變動滴數，那你可以進行「步驟❺：將酒精加入瓶中。再進行步驟❻：賦予香水生命」。例如：〈NO.18 獨領風潮〉（第 422 頁）。

步驟 **4**

修改香氣（在香水瓶中）

如果將香水瓶放置三天後，你還想調整上一步驟的香水，就會進入香氣修改的步驟。沒有一次就成功的香水，香水在不斷修改後就會越接近你的理想香氣，這就是調香好玩之處。

1. 香氣修改至多兩次

每一種香水，我一共進行兩次的修改，以「增加滴數（1）」、和「增加滴數（2）」表示。

・進行「增加滴數（1）」，通常從「必備香調」開始修改。

- 進行「增加滴數（2）」，建議從「另外兩種香調」來加強香氣。
- 香水總滴數不超過 50 滴。
- 因為「香水的氣味是活的」，如以數字來限制氣味會太死板。當你在修改氣味的過程中，來到某一階段，已是你很喜歡的氣味，但未滿 50 滴，只到 40 滴，也沒關係，就將香氣停在「此點」。只需重新計算香水濃度即可。

2.「增加滴數（1）」之後

　　如果氣味接近你設定的香水氣味主題，可直接進入「步驟❺：將酒精加入香水瓶中」。

　　如果你不太確定，你可以先進入「第 4 點：暫停、放置或重來」。

- 放置後如很滿意，香水即完成，你可以進行「步驟❺：將酒精加入香水瓶中」。
- 放置後如不滿意，你也可以先進入「增加滴數（2）」。
- 放置後如不滿意，你也可以回到「步驟❷：挑選香調」，重新選出香調組合。甚至你也可以回到「步驟❶：設定香水氣味主題」，重新再來一次。

3.「增加滴數（2）」之後

　　如果氣味接近你設定的香水氣味主題，可直接進入「步驟❺：將酒精加入香水瓶中」。

　　如果你不太確定，你可以先進入「第 4 點：暫停、放置、或重來」。

- 放置後如很滿意，香水即完成，你可以進行「步驟❺：將酒精加入香水瓶中」。
- 放置後如不滿意，你也可以回到「步驟❷：挑選香調」，重新選出香調組合。甚至你也可以回到「步驟❶：設定香水氣味主題」，重新再來一次。

　　以馥奇調香水的〈NO.9 英倫紳士〉為例（見次頁表格），加入前中後香調各 10 滴精油，並將香水瓶放置三天後，修改了兩次香氣：

- 「增加滴數（1）」：加大一倍「必備香調」的精油滴數，這邊是先增加「中調 NO.1」香調的滴數，還未完成香水。
- 「增加滴數（2）」：針對三種精油的氣味做加強，讓香氣更接近馥奇調的氣息。
- 放置三天後，不再變動滴數，進入「步驟❺：將酒精加入香水瓶中」。

香調瓶編號	精油名稱	精油濃度	起始滴數	增加滴數（1）	增加滴數（2）	總滴數	香調小計
前調 NO.9	桉油醇迷迭香	100%	3	-	-	3	
	黃檸檬	100%	4	-	-	4	
	快樂鼠尾草	100%	2	-	-	2	
	馬鬱蘭	100%	1	-	-	1	
	小計						10
中調 NO.1	真正薰衣草	100%	3	+3	+3	9	
	紫羅蘭葉原精	75%	2	+2	-	4	
	芫荽籽	100%	3	+3	-	6	
	大馬士革玫瑰原精	100%	2	+2	-	4	
	小計						23
後調 NO.8	橡木苔原精	1%	5	-	-	5	
	癒創木	75%	2	-	+1	3	
	刺檜木	100%	2	-	+1	3	
	莎草	100%	1	-	-	1	
	小計						12
香水總滴數：						45	
香水濃度為大約值：						9%	

在步驟❸的第 3 點，我們用香調瓶測試香氣組合是否得宜，到了步驟❸第 7 點正式製作香水，這時要依序將各香調中精油的滴數加入香水瓶，起始滴數是 30 滴。不能拿三種香調瓶各取 10 滴，這樣會很難計算香水濃度。

4. 暫停、放置或重來

在修改香氣的過程中，你可能會需要「暫停」、「放置」或「重來」這三個動作。

- 「暫停」是提醒自己要休息。特別是當你處於不知道如何修改時，有很大的幫助。將你進行的香水「放置」一至三天，再繼續修改香氣。
- 「放置」是因為各原料需要時間融合。可以幫助你，知道下一步如何修香。也可以幫助你，重新找回靈感。通常為一至三天，接下來你的香水可能會有三種可能性：
  可能性 1：很滿意，就完成香水。
  可能性 2：或只需要一些小修改，就繼續你未完成的階段。
  可能性 3：或你的香水可能會需要重做。
- 「重來」是重新尋找適合的香調組合。不代表失敗，而是我們期待呈現更好聞的香氣。把它當作是培養我們耐心的練習。

步驟 5

將酒精加入香水瓶中　　　酒精不要超過香水瓶「脖子」部分，如超過，蓋上瓶蓋時，原料和酒精會溢出瓶身。

步驟 6

賦予香水生命　　　請為香水取名，象徵性的賦予香水生命力。舉例：香水 NO.9 英倫紳士、香水 NO.14 酷帥輕奢、香水 NO.18 獨領風潮。

步驟 7

熟化香氣　　　請將完成的香水，靜置七天後，待香氣熟化後再使用。

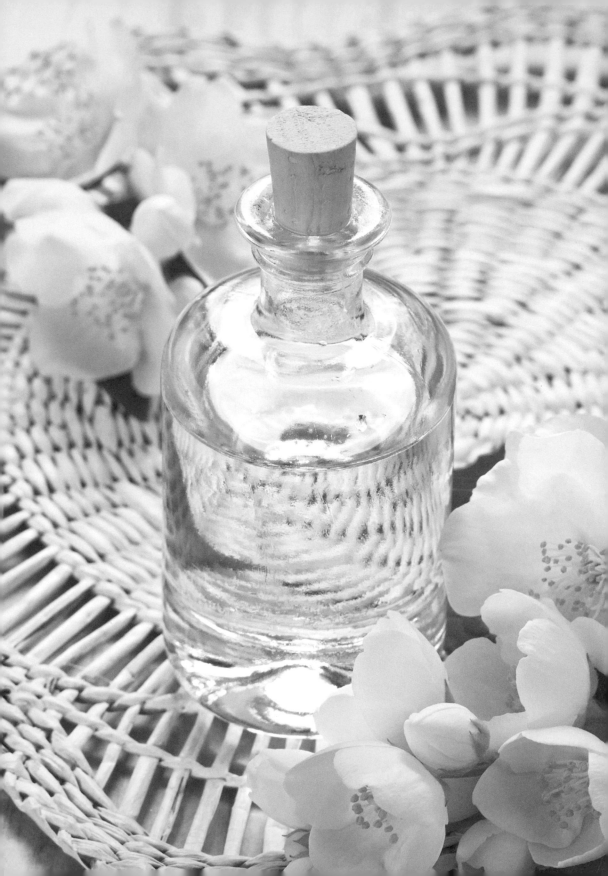

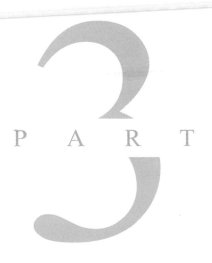

PART

3

認識精油香氣

他熱愛探索世界，
一季又一季走遍天涯海角，
尋覓獨特又優質的天然原材料。
在尋香旅途上，
他找到非同凡響的供應商，
他們注重人與自然和諧共處，
為品牌提供上等的原料。
（GUERLAIN.COM）

Thierry Wasser
GUERLAIN 首席調香師

一、13 類精油香氣家族

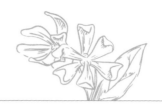

本書中有「40 種主要精油」（第 23-24 頁）和「40 種補充精油」（第 25-26 頁）；「40 種主要精油」主要使用在「創作香調」、「實作氣味豐富的香水」，和「簡單版香水」；「40 種補充精油」是為了要讓各香調的氣味「更上一層樓」，我有時候也會使用到這些補充精油。

40 種精油依照香氣家族分 13 類，這 13 類依據原料的香氣調性區分為：1 至 5 屬於前調；6 至 8 屬於中調；9 至 13 屬於後調，13 類精油香氣家族分別為：

13 類精油香氣家族

1. 果香香氣家族 Fruity Aroma Family	2. 柑橘香氣家族 Citrus Aroma Family
3. 薄荷香氣家族 Minty Aroma Family	4. 草本香氣家族 Herbaceous Aroma Family
5. 藥香香氣家族 Medicated Aroma Family	6. 綠香香氣家族 Green Aroma Family
7. 花香香氣家族 Floral Aroma Family	8. 辛香香氣家族 Spicy Aroma Family
9. 松杉柏香氣家族 Coniferous Aroma Family	10. 木香香氣家族 Woody Aroma Family
11. 鄉野香氣家族 Agrestic Aroma Family	12. 香脂香氣家族 Balsamic Aroma Family
13. 動物性香氣家族 Animalic Aroma Family	

依據我的教學經驗，藥香香氣家族的 15 種精油，在生理治療上有顯著的功效，卻因氣味強烈，不適合用於精油調香，因此未納入本書內容。

每一種香氣家族都有獨特的特色，下列章節中有針對各香氣家族的香氣介紹。我也將市面上常見的精油整理出來，將它們歸入適合的香氣家族中。同時我也將精油們區分成三類——適合用於製作香水（本書品項）和適合生理治療（但不適用於香水），以及不易取得的精油。本書就不再對藥香香氣家族做細節說明。

我曾在尋找精油時，遇到缺貨或手邊剛好沒有這支精油，這時手邊的工作就會因而停擺。為避免這情況可能發生在你身上，我提供一個解決的好方式：我將每一種主要精油，推薦一種相似氣味的夥伴，

當你急需某一種「主要精油」，或你急需某一種「補充精油」時，就有了替代方案可以考慮。

每種精油的獨特香氣是無法互相取代的，這只是遇到缺貨時的解決方案之一；如你可以等待，當然還是去使用心中第一首選精油品項。這些替代的精油我將它們歸入「40 種補充精油一覽表」。

閱讀完 Part 2〈七、簡單版香水七步驟〉，你已知道在製作「簡單版香水」，要先設定「香水氣味主題」，再依據設定的氣味主題，挑選「十類香水氣味主題」的「必備原料」（第 47-48 頁）。接下來，我將在各香氣家族中一一介紹不能遺漏的重要資訊，幫助你更了解哪些精油屬於同一家族？除此之外，你也可以更貼近香水大師們在調配香水（如：果香調、花香調）時，選擇原料的邏輯思維。

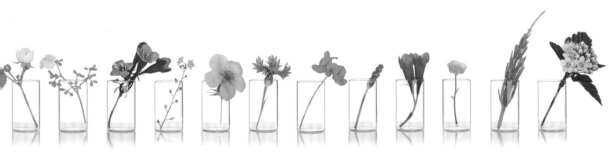

果香香氣家族
Fruity Aroma Family

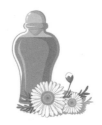

香氣特色
果香香氣家族的原料，以香精居多，通常分為： 1.果肉為硬的水果，例如：梨、蘋果、鳳梨等。 2.果肉為軟的水果，例如：草莓、桃子、杏子、李子、覆盆子等。
因為以上水果沒有精油，為了不放棄果香香氣家族，我將帶有蜂蜜和菊花氣味的精油，歸在此香氣家族中，可以幫助我們在 Part 5「簡單版香水」，如想調配「果香調香水氣味主題」時，有「必備原料」可以派上用場。 也可以幫助我們在 Part 6「創作香調」，有機會創作出一到兩款有果香味的香調（為必備香調）；進而在 Part 7「實作氣味豐富的創意香水」時，可以嘗試打造出「果香調氣味主題的香水」。

市面上常見的精油

萬壽菊、永久花、金盞菊、野洋甘菊、蜂蜜原精、鷹爪豆原精、羅馬洋甘菊、德國洋甘菊、黑醋栗原精、摩洛哥藍艾菊

適合用於製作香水（本書品項）	適合生理治療（但不適用於香水）
鷹爪豆原精（相似香氣：銀合歡原精） 羅馬洋甘菊（相似香氣：萬壽菊） 永久花（相似香氣：金盞菊）	野洋甘菊、德國洋甘菊、摩洛哥藍艾菊
	不易取得精油
	蜂蜜原精、黑醋栗原精

調配簡單版香水時：
此家族成員是調配「第七類：果香調」香水氣味主題的「必備原料」。

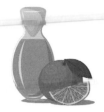

NO.2 柑橘香氣家族
Citrus Aroma Family

香氣特色

柑橘杳氣家族的原料，通常與柑橘類的水果有關，例如：橙、檸檬、葡萄柚。有些非柑橘的植物，在氣味上有著明顯的檸檬氣味，本書也將它們歸在此香氣家族中。

市面上常見的精油

我將市面上常見柑橘香氣家族中的精油，細分種類，你會更清楚精油的氣味走向：

柑橘類的水果：檸檬（黃、綠）、萊姆、甜橙、血橙、苦橙、綠苦橙、桔（紅、綠）、粉紅葡萄柚、日本柚子、佛手柑。

非柑橘的植物但有著檸檬的氣味：香茅、山雞椒、香蜂草、檸檬香茅、檸檬馬鞭草。

精油從柑橘葉片萃取：桔葉、苦橙葉、佛手柑葉、檸檬葉。

適合用於製作香水（本書品項）	適合生理治療（但不適用於香水）
檸檬（相似香氣：萊姆、綠檸檬） 甜橙（相似香氣：血橙） 苦橙（相似香氣：綠苦橙） 紅桔（相似香氣：綠桔） 粉紅葡萄柚（相似香氣：日本柚子） 佛手柑（相似香氣：綠苦橙、檸檬） 苦橙葉（相似香氣：橙花）	香茅、檸檬香茅
進階品項（未列入本書）	不易取得精油
山雞椒、香蜂草、檸檬馬鞭草	桔葉、佛手柑葉、檸檬葉

調配簡單版香水時：
此家族成員（除苦橙葉）是調配「第四類：柑橘調」香水氣味主題的「必備原料」，也是調配「第三類：柑苔調」香水氣味主題的「必備原料」之一。
苦橙葉是調配「第九類：綠意調」香水氣味主題的「必備原料」

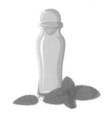

NO.3 薄荷香氣家族
Minty Aroma Family

香氣特色	
薄荷香氣家族的原料，顧名思義就是帶有薄荷氣味，具清新、清涼的香氣。	
市面上常見的精油	
綠薄荷、胡椒薄荷、冬季香薄荷	
適合用於製作香水（本書品項）	適合生理治療（但不適用於香水）
胡椒薄荷（相似香氣：綠薄荷）	冬季香薄荷
調配簡單版香水時： 胡椒薄荷和綠薄荷沒有特定在哪類香水氣味主題中做必備原料。	

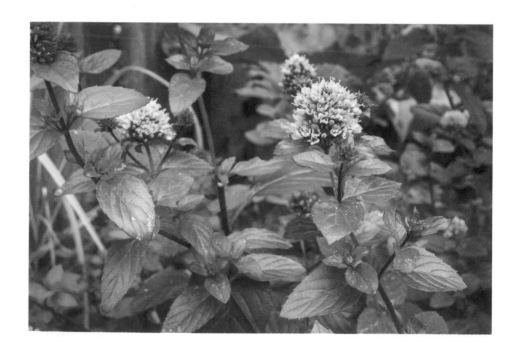

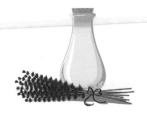

NO.4 草本香氣家族
Herbaceous Aroma Family

香氣特色
草本香氣家族的原料多被使用在烹飪料理中，氣味上具有可識別性的芳香草本元素。類似茶香氣的原料，也常被歸在此香氣家族中。

市面上常見的精油

我將市面上常見草本香氣家族中的精油，細分種類，你會更清楚精油的氣味走向：

迷迭香精油家族：桉油醇迷迭香、馬鞭草酮迷迭香、樟腦迷迭香。

馬鬱蘭精油家族：甜馬鬱蘭、野馬鬱蘭。

鼠尾草精油家族：鼠尾草、快樂鼠尾草。

薰衣草精油家族：穗花薰衣草、真正薰衣草、醒目薰衣草、頭狀薰衣草。

百里香精油家族：沉香醇百里香、百里酚百里香、側柏醇百里香。

羅勒精油家族：甜羅勒，熱帶羅勒、神聖羅勒。

其他：蒔蘿、艾草、龍艾、貞潔樹、蛇麻草、牛膝草、高地牛膝草、西洋蓍草、瑪黛茶原精、格陵蘭喇叭茶。

適合用於製作香水（本書品項）	適合生理治療（但不適用於香水）
桉油醇迷迭香（相似香氣：穗花薰衣草、甜馬鬱蘭） 快樂鼠尾草（相似香氣：瑪黛茶原精、格陵蘭喇叭茶） 真正薰衣草（相似香氣：醒目薰衣草）	馬鞭草酮迷迭香、樟腦迷迭香、野馬鬱蘭、鼠尾草、頭狀薰衣草、沉香醇百里香、百里酚百里香、側柏醇百里香、甜羅勒、熱帶羅勒、神聖羅勒、蒔蘿、艾草、龍艾、牛膝草、高地牛膝草、西洋蓍草
	不易取得的精油
	貞潔樹、蛇麻草

調配簡單版香水時：

桉油醇迷迭香、甜馬鬱蘭、快樂鼠尾草、瑪黛茶原精、格陵蘭喇叭茶，沒有特定在哪類香水氣味主題中做必備原料。

穗花薰衣草、真正薰衣草和醒目薰衣草是調配「第五類：馥奇調」香水氣味主題的「必備原料」之一。

NO.5 藥香香氣家族
Medicated Aroma Family

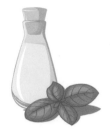

香氣特色

藥香香氣家族的原料，常令人聯想到藥膏或偏向芳香療法中療癒的氣味，它們在生理治療上有顯著的療效，但因氣味獨特，比較少用於調製香水，本書也未將藥香香氣家族的精油們納入介紹和實作。

市面上常見的精油

我將市面上常見藥香香氣家族的精油，細分種類，你會更清楚精油的氣味走向：

尤加利精油家族：澳洲尤加利、藍膠尤加利、薄荷尤加利、史密斯尤加利、史泰格尤加利、多苞葉尤加利、檸檬尤加利。

白千層精油家族：白千層、綠花白千層。

其他：月桂、茶樹、桉油樟（羅文莎葉）、香桃木、松紅梅、卡奴卡。

適合用於製作香水（本書品項）	適合生理治療（但不適用於香水）
無	澳洲尤加利、藍膠尤加利、薄荷尤加利、史密斯尤加利、史泰格尤加利、多苞葉尤加利、檸檬尤加利、白千層、綠花白千層、月桂、茶樹、桉油樟（羅文莎葉）、香桃木、松紅梅、卡奴卡

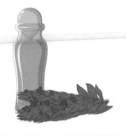

NO.6 綠香香氣家族
Green Aroma Family

香氣特色
綠香的定義為新鮮壓碎的綠葉或新鮮割草的氣味，可以為香水增添大自然的清新感，與「松杉柏香氣家族」有些不同。精油中帶有新鮮小黃瓜味的紫羅蘭葉原精，也被歸在此香氣家族中。

市面上常見的精油	
紫蘇、薑草、歐芹、白松香、熏陸香、玫瑰草、紫羅蘭葉原精。	
適合用於製作香水（本書品項）	適合生理治療（但不適用於香水）
紫羅蘭葉原精（相似香氣：桂花原精、鳶尾草原精） 熏陸香（列為杜松漿果的比較香氣）	薑草、歐芹
進階品項（未列入本書）	不易取得的精油
白松香、玫瑰草	紫蘇

調配簡單版香水時：
紫羅蘭葉原精是調配「第九類：綠意調」香水氣味主題的「必備原料」之一。
熏陸香沒有特定在哪類香水氣味主題中做必備原料。

NO.7 花香香氣家族
Floral Aroma Family

香氣特色
花香香氣家族是香水領域珍貴的原料，每種花的氣味獨特又昂貴，深受多數人的愛戴。

市面上常見的精油
我將市面上常見花香香氣家族的精油，細分種類，你會更清楚精油的氣味走向： 玫瑰精油／原精家族：大馬士革玫瑰原精、奧圖玫瑰、摩洛哥玫瑰原精。 茉莉原精家族：阿拉伯茉莉原精、大花茉莉原精。 玉蘭花原精家族：白玉蘭原精、黃玉蘭原精。 白花精油／原精家族：橙花、晚香玉原精。 其他：完全依蘭、緬梔原精、桂花原精、水仙原精、波旁天竺葵、銀合歡原精、鳶尾草原精、粉紅蓮花原精。（註：有些調香師會將波旁天竺葵歸入綠香香氣家族）

適合用於製作香水（本書品項）	適合生理治療（但不適用於香水）
大馬士革玫瑰原精（相似香氣：奧圖玫瑰、摩洛哥玫瑰原精、波旁天竺葵） 阿拉伯茉莉原精（相似香氣：大花茉莉原精） 橙花精油（相以香氣：白玉蘭原精、緬梔原精） 晚香玉原精（相似香氣：阿拉伯茉莉原精） 桂花原精（相似香氣：水仙原精） 完全依蘭（相似香氣：阿拉伯茉莉原精） 銀合歡原精（相似香氣：鷹爪豆原精） 鳶尾草原精（列為紫羅蘭葉原精的比較香氣）	無
珍貴精油	
黃玉蘭原精、粉紅蓮花原精	

調配簡單版香水時：
此家族成員是調配「第一類：花香調」香水氣味主題的「必備原料」。

NO.8 辛香香氣家族
Spicy Aroma Family

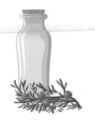

香氣特色
辛香香氣家族的原料具有強烈的氣味特徵，辨識度特別高，香氣相當的濃郁和溫暖。調配香水時，通常以非常低的滴數，就可以清楚聞到它們的氣味。

市面上常見的精油
我將市面上常見辛香香氣家族的精油，細分種類，你會更清楚精油的氣味走向：

芫荽精油家族：芫荽籽、芫荽葉片。
肉桂精油家族：錫蘭肉桂皮、中國肉桂。
豆蔻精油家族：豆蔻、肉豆蔻。
胡椒精油家族：黑胡椒、粉紅胡椒（加洲胡椒）。
丁香精油家族：丁香葉、丁香花苞。
其他：薑、薑黃、甜茴香、洋茴香、小茴香、藏茴香、八角茴香、杜松漿果。

適合用於製作香水（本書品項）	適合生理治療（但不適用於香水）
芫荽籽（相似香氣：花梨木） 杜松漿果（相似香氣：熏陸香、粉紅胡椒）	芫荽葉片、中國肉桂、肉豆蔻、丁香葉、丁香花苞、甜茴香、洋茴香、小茴香、藏茴香、八角茴香
進階品項（未列入本書）	
錫蘭肉桂、薑、薑黃、黑胡椒、豆蔻	

調配簡單版香水時：
芫荽籽、粉紅胡椒，沒有特定在哪類香水氣味主題中做必備原料。
杜松漿果是調配「第十類：皮革調」香水氣味主題的「必備原料」之一。

NO.9 松杉柏香氣家族
Coniferous Aroma Family

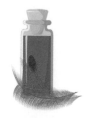

香氣特色
松杉柏香氣家族的原料，它們的氣味通常比較尖銳，帶有青脆的針葉樹香氣，讓人聯想到大自然、森林浴、大樹林等場景。

市面上常見的精油

我將市面上常見松杉柏香氣家族的精油，細分種類，你會更清楚精油的氣味走向：

松精油家族：歐洲赤松、道格拉斯杉。
杉精油家族：膠冷杉、黑雲杉、歐洲冷杉、西伯利亞冷杉。
柏精油家族：絲柏、側柏。

適合用於製作香水（本書品項）	適合生理治療（但不適用於香水）
膠冷杉（相似香氣：歐洲冷杉、西伯利亞冷杉） 歐洲赤松（相似香氣：絲柏）	黑雲杉、側柏
進階品項（未列入本書）	
道格拉斯杉	

調配簡單版香水時：
膠冷杉、歐洲赤松、歐洲冷杉、西伯利亞冷杉、絲柏是調配「第九類：綠意調」香水氣味主題的「必備原料」。

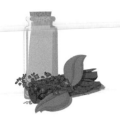

NO.10 木香香氣家族
Woody Aroma Family

香氣特色
木香香氣家族是香水領域重要的原料之一，它們有深沉且迷人的樹木香氣，為香水提供很好的支撐力，也幫助延長氣味，同時有良好的定香功能。

市面上常見的精油
我將市面上常見木香香氣家族的精油，細分種類，你會更清楚精油的氣味走向： 檀香精油家族：東印度檀香、澳洲檀香。 其他：檜木、樟樹、芳樟、花梨木、癒創木、刺檜木、阿米香樹、巴西檀木、墨西哥沉香、大西洋雪松、維吉尼亞雪松。

適合用於製作香水（本書品項）	適合生理治療（但不適用於香水）
大西洋雪松（相似香氣：歐洲赤松） 維吉尼亞雪松（相似香氣：癒創木） 東印度檀香（相似香氣：澳洲檀香） 阿米香樹（相似香氣：巴西檀木） 花梨木（相似香氣：芳樟、墨西哥沉香） 癒創木（相似香氣：刺檜木）	檜木、樟樹

調配簡單版香水時： 此家族成員是調配「第八類：木質調」香水氣味主題的「必備原料」。 墨西哥沉香沒有特定在哪類香水氣味主題中做必備原料。

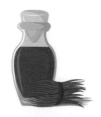

NO.11 鄉野香氣家族
Agrestic Aroma Family

香氣特色

鄉野香氣家族的原料，帶有鄉村氣息，像是戶外的大地、森林的土地、泥土的氣味、大草原的氣息等。

我將橡木苔原精也歸在此香氣家族中，因為它的土地味、泥土味、乾燥感，滿有鄉村氣息。有些調香師會歸入「苔蘚香氣家族」。

小提醒：橡木苔原精是從以溶劑萃取橡樹的樹幹和樹枝上的地衣（Lichen，是一群由真菌和藻類共生而成的複合生物體）。

市面上常見的精油

我將市面上常見鄉野香氣家族的精油，細分種類，你會更清楚精油的氣味走向：
苔原精家族：橡木苔原精、雪松苔原精。
海味原精家族：墨角藻原精。
其他：莎草、廣藿香，岩蘭草、乾草原精、胡蘿蔔籽、歐白芷根。

適合用於製作香水（本書品項）	適合生理治療（但不適用於香水）
橡木苔原精（相似香氣：雪松苔原精） 廣藿香（相似香氣：乾草原精） 岩蘭草（相似香氣：莎草） 歐白芷根（列為黃葵的比較香氣）	無
進階品項（未列入本書）	不易取得的精油
胡蘿蔔籽	墨角藻原精

調配簡單版香水時：
橡木苔原精和雪松苔原精是調配「第三類：柑苔調」、「第五類：馥奇調」香水氣味主題的「必備原料」之一。
廣藿香、岩蘭草、莎草、歐白芷根，任一種精油與辛香香氣家族中的杜松漿果一起使用，是調配「第十類：皮革調」香水氣味主題的「必備原料」。
廣藿香、岩蘭草也是調配「第八類：木質調」香水氣味主題的「必備原料」。
乾草原精沒有特定在哪類香水氣味主題中做必備原料。

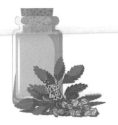

NO.12 香脂香氣家族
Balsamic Aroma Family

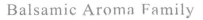

香氣特色
香脂香氣家族的原料有著多元的氣味走向，柔和、甜美、溫暖、有些微帶花香，有些有香料感，有些相似皮件的氣味，都具有延長香水氣味和定香的功能。

市面上常見的精油
沒藥、紅沒藥、欖香脂、蘇合香、岩玫瑰、古巴香脂、香草酊劑、秘魯香脂、阿拉伯乳香、安息香原精、零陵香豆原精。

適合用於製作香水（本書品項）	適合生理治療（但不適用於香水）
阿拉伯乳香（相似香氣：欖香脂） 沒藥（相似香氣：紅沒藥） 古巴香脂（相似香氣：巴西檀木） 安息香原精（相似香氣：香草酊劑、零陵香豆原精）	無
進階品項（未列入本書）	
秘魯香脂、蘇合香、岩玫瑰	

調配簡單版香水時：
阿拉伯乳香是調配「第二類：東方調」香水氣味主題的「必備原料」。
沒藥、紅沒藥是調配「第十類：皮革調」香水氣味主題的「必備原料」之一。
安息香原精、香草酊劑、零陵香豆原精是調配「第六類：美食調」香水氣味主題的「必備原料」。
古巴香脂、欖香脂沒有特定在哪類香水氣味主題中做必備原料。

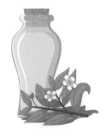

NO.13 動物性香氣家族
Animalic Aroma Family

香氣特色
早期用於香水的動物性香氣家族原料，主要來自果子狸（Civet）、海狸（Castoreum）和麝鹿（Musk Deer）等動物的腺體。這些天然動物性原料已被列為保護，現今被實驗室開發出的合成替代品所取代。 為了不放棄動物性香氣家族，我將眾多精油中最相似動物麝香的天然原料：黃葵，歸在此香氣家族中。

市面上常見的精油	
黃葵	
適合用於製作香水（本書品項）	**適合生理治療（但不適用於香水）**
黃葵（相似香氣：快樂鼠尾草、歐白芷根）	無
調配簡單版香水時： 黃葵沒有特定在哪類香水氣味主題中做必備原料。	

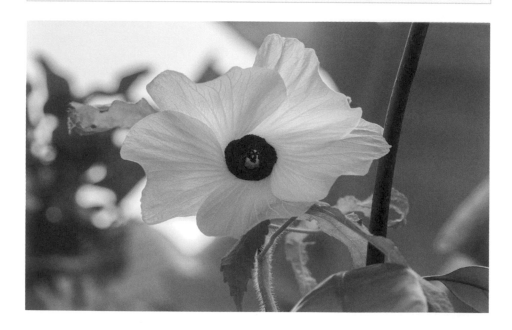

二、認識精油的香氣揮發度

在認識「十二類香氣家族」後（扣除藥香香氣家族），我們要更進一步將原料（精油、原精）依香氣揮發度分為前調、中調和後調。三種香調的特色如下：

前調（Top Note）

歸在前調的原料們，氣味較為清新上揚，揮發速度也最快。例如：柑橘類、薄荷、迷迭香等精油。

中調（Middle Note）

歸在中調的原料們，氣味介於輕盈和沉穩之間，揮發速度比前調原料慢一些。例如：花類精油。

後調（Base Note）

歸在後調的原料們，氣味較為穩重厚實，揮發速度最慢。例如：檀香、岩蘭草、廣藿香、安息香原精。

小提醒

氣味是很主觀的，本書所做的分類是依據我個人經驗，也是為了後面「創作香調」單元所設計的。如你有不同的想法，歡迎你依據自己的需求做一些小調整。

書中有 40 種主要精油和 40 種補充精油，共 80 種精油。次頁的〈80 種精油的前中後調位置〉表格，是依香氣家族和香氣揮發度分類，是你調香時的好工具，我們在 Part 6「36 種創作香調」會需要依據精油所屬的香氣調性，製作出「前調香調」、「中調香調」、和「後調香調」。如調香時可以隨時翻閱第 90、91 頁，會幫助你輕省很多。

三、80 種精油的前中後調位置

　　本書有 40 種主要精油和 40 種補充精油，這裡將這 80 種精油，依據「12 類精油香氣家族」和「精油香氣揮發度」分門別類。

- 橘色字為本書中的 40 種主要精油品項
- 其餘為補充品項
- 香氣揮發度：快——→慢

前調		中調		後調	
本書精油	補充精油	本書精油	補充精油	本書精油	補充精油
NO.1 果香香氣家族 鷹爪豆原精 羅馬洋甘菊 永久花	萬壽菊 金盞菊	NO.4 草本香氣家族 真正薰衣草	醒目薰衣草	NO.9 松杉柏香氣家族 膠冷杉 歐洲赤松	歐洲冷杉 西伯利亞冷杉 絲柏
NO.2 柑橘香氣家族 黃檸檬 甜橙 苦橙 紅桔 粉紅葡萄柚 佛手柑 苦橙葉	萊姆 綠檸檬 血橙 綠苦橙 綠桔 日本柚子	NO.6 綠香香氣家族 紫蘿蘭葉原精	熏陸香	NO.10 木香香氣家族 大西洋雪松 維吉尼亞雪松 東印度檀香 阿米香樹 花梨木 癒創木	澳洲檀香 巴西檀木 芳樟 墨西哥沉香 刺檜木

前調		中調		後調	
本書精油	補充精油	本書精油	補充精油	本書精油	補充精油
NO.3 薄荷香氣家族 胡椒薄荷	綠薄荷	NO.7 花香香氣家族 大馬士革玫瑰原精 阿拉伯茉莉原精 橙花 晚香玉原精 桂花原精 完全依蘭 銀合歡原精	奧圖玫瑰 摩洛哥玫瑰原精 波旁天竺葵 大花茉莉原精 白玉蘭原精 緬梔原精 水仙原精 鳶尾草原精	NO.11 鄉野香氣家族 橡木苔原精 廣藿香 岩蘭草	雪松苔原精 乾草原精 莎草 歐白芷根
NO.4 草本香氣家族 桉油醇迷迭香 快樂鼠尾草	甜馬鬱蘭 穗花薰衣草 瑪黛茶原精 格陵蘭喇叭茶	NO.8 辛香香氣家族 芫荽籽 杜松漿果	粉紅胡椒	NO.12 香脂香氣家族 阿拉伯乳香 沒藥 古巴香脂 安息香原精	欖香脂 紅沒藥 香草酊劑 零陵香豆原精
				NO.13 動物性香氣家族 黃葵	

· 草本香氣家族中「真正薰衣草」列為中調，因為它的香氣揮發度，沒有桉油醇迷迭香和快樂鼠尾草來得快。

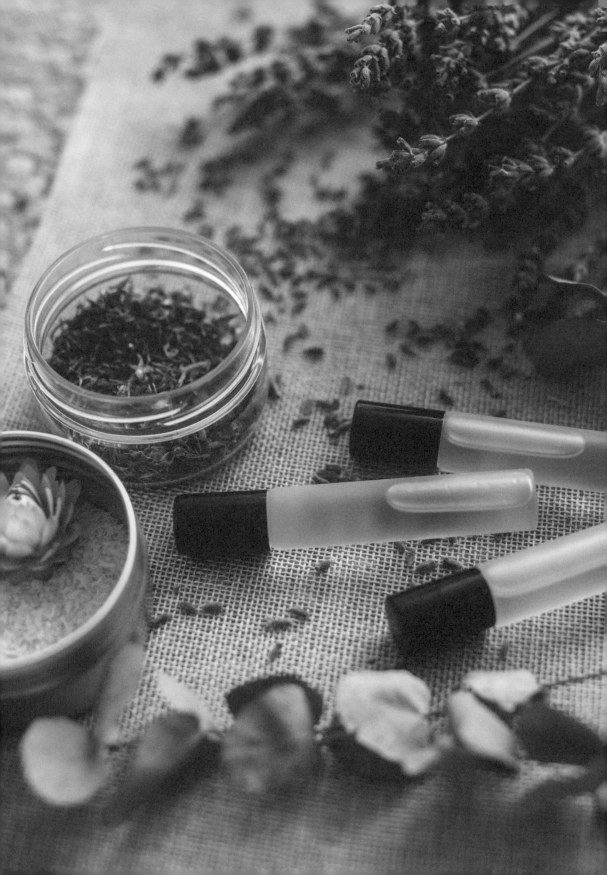

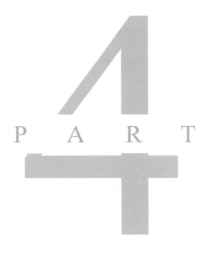

PART 4

40 種主要精油履歷表

香水和攝影幾乎是同一種藝術。

氣味有圖像，照片也有氣味，

氣味和圖像總是在我腦中交流。

（The Perfume Society, 2015）

Mathilde Laurent

Cartier 首席調香師

40 種主要精油履歷表

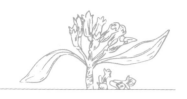

這十幾年的教學現場中,最常被學生問到:「是否可以只用三種精油來調配香水?」

當然可以!一般來說,調配一種香水,配方由原料的三種香氣調性(前調、中調、後調)架構而成。如前調、中調、後調各選一種精油,就是三種精油,這種方式所調配出來的香水,我稱它為「簡單版香水」(參考第 234 頁),很適合初學者練習。

在挑選原料(精油)上,通常也是初學者花費較多時間的部分,本單元「40 種主要精油履歷表」,我針對每一種精油,推薦「適合搭配的精油」,也已將它們歸納至所屬的香氣調性中。當你想調配簡單版香水,苦思前調、中調、或後調原料時,可以參考表格。

本單元針對四十種主要精油,除了介紹它們的基本資料外,還有香氣敘述、香氣形容、相似香氣、香氣比較,和適合互相搭配的精油們。這些資料幫助你在閱讀本單元內文時更得心應手。

接下來,你將認識每一種精油

的基本資料,分別為:

01. 精油英文名稱
02. 拉丁學名
03. 科別
04. 萃取部分
05. 萃取方式
06. 生產地
07. 主要成分

除了基本資料外,還有下列豐富的資訊:

08. 香氣敘述:針對原料(精油、原精)的特色,和氣味的獨特性做介紹。如某種精油特別適合搭配哪些精油們,我也會在此段落特別描述出來。

09. 香氣形容:幫助你記憶這支精油的氣味特徵。

10. 相似香氣:你是否跟我一樣,有時候聞到一種精油,腦海中想著它的氣味跟某某精油相似。這部分是我根據經驗,列出氣味相似的精油。

11. 香氣比較:是將相似香氣的精油,深入討論它們的各自特色或氣味上的關聯性。這部分會以補充精油為主,主要精油為輔。遇到精

油缺貨時，選用相似香氣的精油代替，也不失為一種好方法。

　　12.適合搭配的精油：這是你在調配簡單版香水，苦思前調、中調、後調，有哪些精油可以搭配的參考資料。如果你忘記了，可以回顧本單元前言部分。

　　現在，準備好我們的耐心來認識這四十種精油。如你是初學者，相信你會找到很多你喜歡的精油；如你對精油很熟悉，你可以從調配香水的觀點來認識它們，進入後續的章節中，你很快就可以大顯身手，調配出各種香調和你喜歡的氣味主題香水。

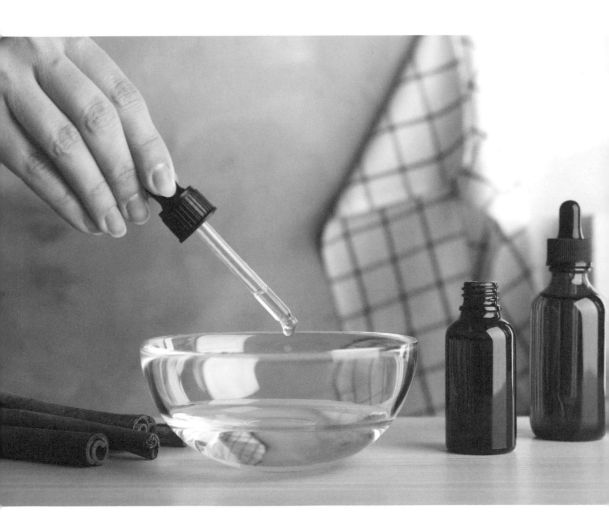

果香香氣家族

編號	中文	英文	拉丁學名
1	鷹爪豆原精	Broom Absolute	*Spartium junceum*
2	羅馬洋甘菊	Roman Chamomile	*Anthemis nobilis / Chamaemelum nobile*
3	永久花	Immortelle	*Helichrysum italicum*

①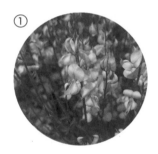

②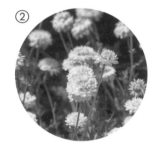

③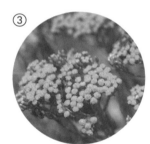

01 鷹爪豆原精

　　鷹爪豆原精的氣味相當豐富，有濃郁蜂蜜味，花香和甜味也在其中，還有一絲絲綠意的清新感，深受調香師們喜愛。這金黃色的花朵香氣，被形容是空氣中迷漫著水果和白花的結合，也是高級香水中會使用的原料之一。因產量稀少，是一支稀少且珍貴的原料。

　　豆科植物比較少見，本書中另有介紹兩種精油，分別是中調的銀合歡原精和後調的零陵香豆原精，都是我鍾愛的原料。柔和、溫順是它們的特色，潤飾、修飾香氣中「尖銳的角」是它們的強項。

　　根據我的經驗，它們像是「協助者」，協助香調中其他香氣強大，勝過自己為大，增加香氣的層次感，讓氣味更脫穎而出。特別是鷹爪豆那相似蝴蝶形狀的花朵，像是讓香氣飛翔舞動。（請參考 Part 6「前調 NO.1 羅馬洋甘菊香調」、「前調 NO.6 佛手柑香調」）

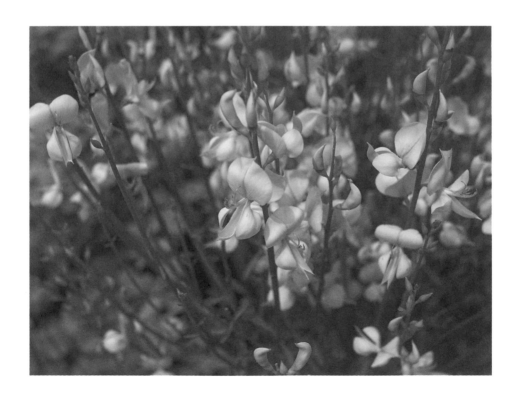

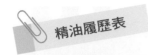

精油履歷表

英文	Broom Absolute
拉丁學名	*Spartium junceum*
科別	豆科
萃取部分	花朵
萃取方式	溶劑萃取
生產地	地中海地區
主要成分	脂肪族酸（Aliphatic acid）、沉香醇（Linalool）、苯乙醇（Phenylethyl alcohol）
香氣形容	蜂蜜、甜味、花香、果香、草本的氣味。
相似香氣	銀合歡原精

香氣比較

相似香氣	銀合歡原精（Mimosa Absolute／*Acacia dealbata*） 同為豆科植物，銀合歡原精的氣味清香，蜂蜜味比鷹爪豆原精輕，依據我個人經驗，銀台歡有相似蜂蠟味。兩支原料都可以修飾原料間所產生「尖略、不和諧」的氣味，是大家的「好麻吉」。銀合歡的價格比鷹爪豆便宜很多，是一支廣受調香入門者所喜愛的原料。 香氣形容：甜味、花香、微綠意、木頭的氣味。

鷹爪豆原精適合搭配的精油

香味調性	香氣家族	特別建議
前調	1.果香	羅馬洋甘菊、永久花
	2.柑橘	綠苦橙*、紅桔、日本柚子*、佛手柑
	3.薄荷	胡椒薄荷
	4.草本	快樂鼠尾草、格陵蘭喇叭茶*
中調	4.草本	真正薰衣草
	6.綠香	紫羅蘭葉原精
	7.花香	都可以
	8.辛香	芫荽籽
後調	9.松杉柏	膠冷杉、西伯利亞冷杉*、歐洲赤松
	10.木香	東印度檀香、阿米香樹、巴西檀木*、花梨木、墨西哥沉香*
	11.鄉野	乾草原精*、岩蘭草
	12.香脂	阿拉伯乳香、沒藥、古巴香脂、安息香原精、香草酊劑*、零陵香豆原精*
	13.動物性	黃葵

註：數字為香氣家族編號，*為補充資料的精油品項

羅馬洋甘菊被很多人簡稱為羅甘或羅洋，開白色重瓣的小花，不具花心。市面上有德國洋甘菊，可以清楚看到它有花心，比較像平常我們看到的洋甘菊，這兩種植物除了花形不同，精油氣味更不一樣。

羅馬洋甘菊英文名中 Chamomile，意思是「地上蘋果」，很多人聞到羅馬洋甘菊精油的氣味，會覺得它帶有過熟或發酵的蘋果味，因氣味太有個性，常常讓人「聞之卻步」。我自己使用上也常是小心翼翼。而德國洋甘菊氣味方面實在強烈，調香時不好掌控，未列入本書中討論。但是，它在芳香療法上，療效價值超高。

在調香中，我常鼓勵和提醒自己：「沒有不好聞的原料，只有平淡無奇、不冷不熱的香水。」要如何激起原料間「化學反應」，根據我的經驗，有時逆向操作放大菊花的氣味，是個不錯的方法。

Part 6「前調 NO.1 羅馬洋甘菊香調」，我嘗試將羅馬洋甘菊設為香調中的主香氣，結合永久花，再選明亮、鮮明的柑橘精油相伴，最後鷹爪豆原精甜蜜蜜的香氣，微妙地帶出亮眼的花果味，這是我心中的「洋甘柑橘」的最佳組合，香氣令人喜悅。

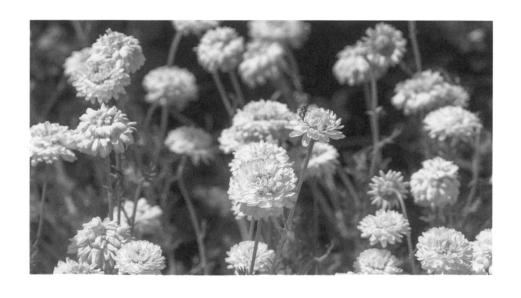

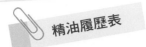

英文	Roman Chamomile
拉丁學名	*Anthemls nobilis / Chamaemelum nobile*
科別	菊科
萃取部分	花朵
萃取方式	蒸氣蒸餾法
生產地	法國、比利時、英國
主要成分	歐白芷酸異丁酯（Isobutyl angelate）、 歐白芷酸異戊酯（Isoamyl angelate）
香氣形容	熟透蘋果、青草、果香、菊花、微甜的氣味。
相似香氣	萬壽菊

香氣比較

相似香氣	*萬壽菊（Tagetes ／ *Tagetes glandulifera*） 萬壽菊有非常強烈的果香味，如果稀釋後再嗅聞（建議稀釋到1%），可以聞到愉悦的花果味，帶點些許的辛辣感。 依據我個人的經驗，它的氣味比羅馬洋甘菊明亮，但中後段有臭臭的氣味，有點像臭腳味，很多人不太能接受它。 香氣形容：溫暖、熟透水果、甜味、果香、草本的氣味。

羅馬洋甘菊適合搭配的精油

香味調性	香氣家族	特別建議
前調	1.果香	鷹爪豆原精、永久花
	2.柑橘	甜橙、紅桔、粉紅葡萄柚
	3.薄荷	胡椒薄荷
	4.草本	快樂鼠尾草、格陵蘭喇叭茶*
中調	4.草本	真正薰衣草、醒目薰衣草*
	6.綠香	紫羅蘭葉原精、熏陸香*
	7.花香	都可以
	8.辛香	芫荽籽
後調	9.松杉柏	歐洲赤松
	10.木香	巴西檀木*、花梨木、墨西哥沉香*
	11.鄉野	橡木苔原精、歐白芷根*
	12.香脂	阿拉伯乳香、欖香脂*、沒藥、古巴香脂、零陵香豆原精*
	13.動物性	黃葵

註：數字為香氣家族編號，*為補充資料的精油品項

永久花是生長在地中海沿岸的植物，因水分含量少，花期結束後，也不會凋謝，花色會褪到蠟黃色，因而有不凋花、蠟菊之稱。

你是否想到某知名化妝品牌的廣告詞：「蠟菊精華系列，為你守住老化的第一道防線！」永久花是此品牌熱賣的抗老保養品之一，看到這，是不是心動想購物了！

永久花精油的氣味很內斂，初聞之下會覺得悶悶的，根據我的經驗，它是一支需要時間觀察氣味變化的精油，如同身上的瘀青，需要時間讓它散開。順到一提，永久花精油是化瘀青的高手，只是價格貴了些。

永久花精油有著菊科氣味的精神，也帶有菊花茶獨有的氣味，有不少人可以聞到永久花的花香中帶蜂蜜味。嗅覺是可以訓練的，不要懼怕說出你所聞到的香氣，慢慢增加形容詞，你會發現自己也是一位好鼻師。

永久花精油的氣味，讓我聯想到有種曬完棉被後的「陽光味」，和煦又溫暖，我馬上將它記錄在我的「氣味資料庫」中，如下次要找有溫暖、陽光感，有點悶又不會太悶的精油香氣時，永久花會是我首選的精油。（請參考 Part 6「前調 NO.1 羅馬洋甘菊香調」，永久花在此香調中是配角）

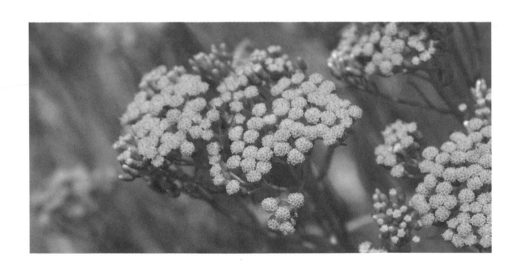

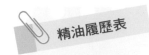

精油履歷表

英文	Immortelle
拉丁學名	*Helichrysum italicum*
科別	菊科
萃取部分	花朵
萃取方式	蒸氣蒸餾法
生產地	科西嘉島、南斯拉夫
主要成分	義大利酮（Italidione）、乙酸橙花酯（Neryl acetate）
香氣形容	悶悶的、菊花、草本、溫暖、微甜的氣味。
相似香氣	金盞菊、羅馬洋甘菊

香氣比較

相似香氣 1	*金盞菊（Calendula／Calendula officinalis） 金盞菊精油的氣味很穩重，市面上的金盞菊，以 CO$_2$ 萃取居多，帶有一些些蠟味。依據我個人經驗，它的氣味溫文儒雅，「霉味」比永久花精油少，氣味變化度比永久花快，價格也深得人心，是一支可代替永久花香氣的選擇之一。 香氣形容：草本、綠香、溫暖、蠟味、微甜的氣味。
相似香氣 2	羅馬洋甘菊（Roman Chamomile／Anthemis nobilis or Chamaemelum nobile） 同為菊科的永久花和羅馬洋甘菊，兩種精油的「氣味個性」大不同，永久花「沉著、內斂」、羅馬洋甘菊「輕快、活潑」，調香也要因「材」施教，真是香氣無國界。 香氣形容：熟透蘋果、青草、果香、菊花、微甜的氣味。

永久花適合搭配的精油

香味調性	香氣家族	特別建議
前調	1.果香	鷹爪豆原精、羅馬洋甘菊、金盞菊*
	2.柑橘	甜橙、紅桔、粉紅葡萄柚、佛手柑
	3.薄荷	-
	4.草本	甜馬鬱蘭*、快樂鼠尾草
中調	4.草本	真正薰衣草、醒目薰衣草*
	6.綠香	紫羅蘭葉原精
	7.花香	都可以
	8.辛香	芫荽籽
後調	9.松杉柏	膠冷杉、絲柏*
	10.木香	大西洋雪松、東印度檀香、澳洲檀香*、阿米香樹、花梨木、墨西哥沉香*
	11.鄉野	橡木苔原精、雪松苔原精*、乾草原精、岩蘭草
	12.香脂	阿拉伯乳香、沒藥、古巴香脂、零陵香豆原精*
	13.動物性	黃葵

註：數字為香氣家族編號，* 為補充資料的精油品項

NO.2 柑橘香氣家族

編號	中文	英文	拉丁學名
4	黃檸檬	Yellow Lemon	*Citrus limonum*
5	甜橙	Sweet Orange	*Citrus sinensis*
6	苦橙	Bitter Orange	*Citrus aurantium*
7	紅桔	Red Mandarin	*Citrus reticulata*
8	粉紅葡萄柚	Pink Grapefruit	*Citrus paradisi*
9	佛手柑	Bergamot	*Citrus bergamia*
10	苦橙葉	Petitgrain	*Citrus aurantium bigarade*

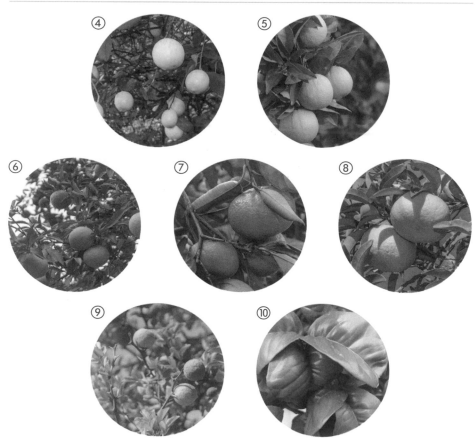

檸檬是中、西式料理常見的食材之一，我個人也喜愛在烹飪時，加點酸酸的檸檬汁，象徵性賦予這道菜「生命力」，味覺感官上也會跟著「活潑」起來。

調香跟料理一樣，在原料變化上多些巧思，氣味不再一成不變，而是推陳出新，抓住別人的鼻子。

我們常見的檸檬精油是黃檸檬，還有一款綠檸檬精油，氣味上比較清新，果實依成熟度不同而有黃、綠兩種。我個人比較喜歡黃檸檬精油，它的氣味比較圓潤。根據我個人經驗，綠檸檬有股鹹味，讓我聯想到美味又好喝的港式凍檸茶！

美容教主牛爾老師曾在節目中提到，辦公室中如薰香檸檬精油，可以提振員工士氣，大家的心情也會變得愉悅。這給我一個想法，在 Part 6「前調 NO.2 黃檸檬香調」中，我將黃檸檬、綠檸檬和萊姆（有人稱它為檸檬的姐妹）一起組合，再加入帶有甜美氣味的甜橙，平衡整款香調的酸味。這是一款摻雜酸甜鹹澀的香調，是不是像極了人生？你可以試試看！

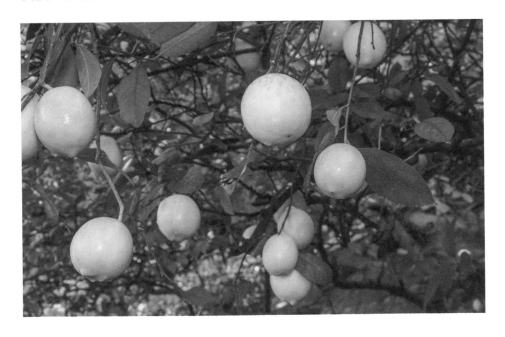

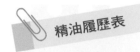
精油履歷表

英文	Yellow Lemon
拉丁學名	*Citrus limonum*
科別	芸香科
萃取部分	果皮
萃取方式	冷溫壓榨
生產地	義大利、美國、巴西
主要成分	檸檬烯（Limonene）、β-松油萜（β-Pinene）、γ-Terpinene（萜品烯）、檸檬醛（Citral）、呋喃香豆素（Furanocoumarins）
香氣形容	柑橘、檸檬、酸味、微甜的氣味。
相似香氣	萊姆、綠檸檬

香氣比較

相似香氣 1	*萊姆（Lime ／ *Citrus aurantifolia*） 萊姆俗稱「無子檸檬」，精油的香氣散發清新柑橘果皮味，相似黃檸檬精油，但比較溫和。它似有若無的花香，讓它跟黃檸檬精油做出區隔。 香氣形容：柑橘、檸檬、清新、淡淡花的氣味。
相似香氣 2	*綠檸檬（Green Lemon ／ *Citrus limonum*） 綠檸檬精油的氣味比黃檸檬精油清新，多了一些青澀果皮味，它們是從以萃取同一種植物的果實，因果實成熟度不同而有黃、綠兩種。依據我個人經驗，綠檸檬有股鹹味，與黃綠檸檬一起使用，酸酸鹹鹹的氣味，好像進行一場嗅覺饗宴。 香氣形容：柑橘、檸檬、青澀、淡淡鹹的氣味。

黃檸檬適合搭配的精油

香味調性	香氣家族	特別建議
前調	1.果香	鷹爪豆原精、永久花
	2.柑橘	綠檸檬*、萊姆*、甜橙、佛手柑
	3.薄荷	胡椒薄荷
	4.草本	桉油醇迷迭香、甜馬鬱蘭*、快樂鼠尾草
中調	4.草本	真正薰衣草、醒目薰衣草*
	6.綠香	熏陸香*
	7.花香	都可以
	8.辛香	芫荽籽、杜松漿果、粉紅胡椒*
後調	9.松杉柏	膠冷杉、歐洲冷杉*、西伯利亞冷杉*
	10.木香	東印度檀香、阿米香樹、巴西檀木*、花梨木、墨西哥沉香*、刺檜木*
	11.鄉野	橡木苔原精、雪松苔原精*、廣藿香、岩蘭草、莎草*
	12.香脂	阿拉伯乳香、欖香脂*、古巴香脂
	13.動物性	黃葵

註：數字為香氣家族編號，*為補充資料的精油品項

05 甜橙

甜橙是我們熟悉的柳丁，精油是從以冷溫壓榨果皮，甜美的氣味很受歡迎，鮮少有人不喜愛它的香氣。在日常生活的飲食及用品中也常見它的蹤影，例如：飲料、糖果、甜點、沐浴或清潔產品、空氣清新劑等（這些產品使用合成的柑橘香精居多）。

我個人有個「氣味資料庫」，將甜橙、血橙、苦橙、綠苦橙細分為「橙家大軍」小組，它們的香氣都帶有橙味，各具特色。我也在 Part 6「前調 NO.3 甜橙香調」中，將這四種精油創作成一款香調。你可以參考試做看看。

順道一提，在調配香水時，如氣味中少了點甜味，我會使用這款香調；如想讓香氣「亮」一點，根據我的經驗，可以選用 Part 6「前調 NO.2 黃檸檬香調」，但有時檸檬味會「太搶戲」，這時如使用「前調 NO.3 甜橙調」，同樣可以「點亮」氣味，是以溫柔的方式進行著。這看似平凡的「橙家大軍」，卻是如此不平凡！

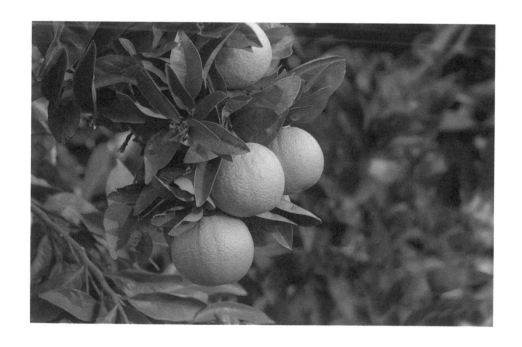

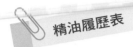

英文	Sweet Orange
拉丁學名	*Citrus sinensis*
科別	芸香科
萃取部分	果皮
萃取方式	冷溫壓榨
生產地	美國、地中海國家
主要成分	檸檬烯（Limonene）、呋喃香豆素（Furanocoumarins）
香氣形容	柑橘、柳丁、果汁、甜味的氣味。
相似香氣	血橙

香氣比較

相似香氣	*血橙（Blood Orange／*Citrus sinensis*） 血橙的果肉是紅色的與甜橙不同，依據我個人經驗，它的氣味與甜橙精油相似，只有些微的差異。血橙精油多一些苦和酸味，在創作香調中，兩種精油我常會一起使用。 香氣形容：柑橘、柳丁、果汁、淡淡苦、酸的氣味。

甜橙適合搭配的精油

香味調性	香氣家族	特別建議
前調	1.果香	鷹爪豆原精、永久花、金盞菊*
	2.柑橘	黃檸檬、血橙*、苦橙、綠苦橙*、紅桔、粉紅葡萄柚、日本柚子*、苦橙葉
	3.薄荷	胡椒薄荷
	4.草本	快樂鼠尾草、格陵蘭喇叭茶*
中調	4.草本	醒目薰衣草*
	6.綠香	熏陸香*
	7.花香	都可以
	8.辛香	芫荽籽、杜松漿果、粉紅胡椒*
後調	9.松杉柏	膠冷杉、西柏利亞冷杉*、歐洲赤松
	10.木香	大西洋雪松、維吉尼亞雪松、東印度檀香、阿米香樹、巴西檀木*、花梨木、芳樟*、墨西哥沉香*
	11.鄉野	廣藿香、乾草原精*、岩蘭草、莎草*
	12.香脂	阿拉伯乳香、沒藥、古巴香脂、安息香原精、香草酊劑*、零陵香豆原精*
	13.動物性	黃葵

註：數字為香氣家族編號，* 為補充資料的精油品項

苦橙和苦橙葉是同一棵植物，是以不同方式萃取苦橙樹的不同部分而得到精油，苦橙精油是以冷溫壓榨植物的果皮萃取，苦橙葉精油是以蒸餾植物的嫩葉萃取。

大家耳熟能詳的橙花精油也是來自苦橙樹，這不算起眼的苦橙樹，三個部分都被精油產業大量使用，可說是起初雖然微小，終久必甚發達。

苦橙精油的氣味層次豐富，一開始會聞到柑橘果皮味，有些人覺得有點苦感，但不是苦橙葉那種苦和煙燻味。講到苦，市面上有一款綠苦橙精油，它是在苦橙果實青綠色時採收，再萃取成精油。綠苦橙的苦味，我會形容為青澀果皮味，比苦橙明顯。你可以依你的喜好來選擇。

有些人聞到苦橙精油，會覺得相似橙花的氣味，因橙花精油太珍貴，氣味上的典雅和細膩，應該是沒有精油能與它相比。

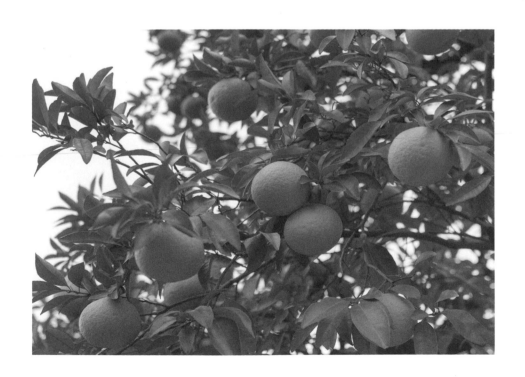

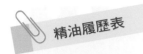

精油履歷表

英文	Bitter Orange
拉丁學名	*Citrus aurantium*
科別	芸香科
萃取部分	果皮
萃取方式	冷溫壓榨
生產地	義大利、埃及
主要成分	檸檬烯（Limonene）、檸檬醛（Citral）、呋喃香豆素（Furanocoumarins）
香氣形容	柑橘、橙味、果皮、清澀、微苦的氣味。
相似香氣	綠苦橙、血橙

香氣比較

相似香氣 1	*綠苦橙（Bitter Orange, Green／*Citrus aurantium*） 綠苦橙精油的氣味與苦橙精油滿相似的，它們是從以萃取苦橙樹的果實，因果實成熟度不同而有苦橙和綠苦橙兩種。依據我個人經驗，將「橙家大軍」的苦味，從大到小排列，則為：苦橙葉→綠苦橙→苦橙→血橙，甜橙則不列入。 香氣形容：柑橘、橙味、果皮、青澀、較苦的氣味。
相似香氣 2	*血橙（Blood Orange／*Citrus sinensis*） 血橙精油和苦橙精油相比，可清楚分辨出血橙氣味比較甜美。根據我的經驗，將「橙家大軍」的甜味，從大到小排列：甜橙→血橙→苦橙，綠苦橙和苦橙葉則不列入。 以上分析，可以幫助你在眾多橙類精油中，分辨出它們氣味的差異性。 香氣形容：柑橘、橙味、果汁、淡淡苦、酸的氣味。

香氣	高──────────────→低
苦味	苦橙葉＞綠苦橙＞苦橙＞血橙
甜味	甜橙＞血橙＞苦橙

苦橙適合搭配的精油

香味調性	香氣家族	特別建議
前調	1.果香	鷹爪豆原精、金盞菊*
	2.柑橘	甜橙、血橙*、綠苦橙*、粉紅葡萄柚、日本柚子*、佛手柑、苦橙葉
	3.薄荷	綠薄荷*
	4.草本	甜馬鬱蘭*、馬黛茶原精*
中調	4.草本	醒目薰衣草*
	6.綠香	紫羅蘭葉原精、熏陸香*
	7.花香	都可以
	8.辛香	芫荽籽、粉紅胡椒*
後調	9.松杉柏	膠冷杉、歐洲冷杉*
	10.木香	大西洋雪松、東印度檀香、阿米香樹、巴西檀木*、花梨木、芳樟*、癒創木、刺檜木*
	11.鄉野	橡木苔原精、雪松苔原精*、廣藿香、岩蘭草、歐白芷根*
	12.香脂	阿拉伯乳香、沒藥、紅沒藥*、古巴香脂
	13.動物性	黃葵

註：數字為香氣家族編號，* 為補充資料的精油品項

07 紅桔

　　紅桔精油中有微量的鄰氨基苯甲酸甲酯（Methyl anthranilate），使它的氣味比其他柑橘精油強烈，也有種讓人想一聞再聞的魅力。它有橘味相似橙味，也有些許花香（花香味需要慢慢觀察才能聞到）。

　　桔精油除了紅桔外，還有一款綠桔，是在果實青綠色時採收，再萃取成精油。我個人比較喜歡紅桔精油，是成熟桔的氣味，氣味很有朝氣，它比綠桔精油的氣味圓潤一些。你可以依照喜好來選擇。

　　桔這個字，給人吉利、吉祥的感覺，在 Part 6「前調 NO.4 紅桔香調」中，我以「大桔大利」為發想，配方中紅桔和綠桔都「出動」了。由於桔和橙的產季相近，氣味更是密不可分，因此我選用甜橙添加香調中的甜味，再加入粉紅葡萄柚來個桔、橙、柚大團聚，氣味上出色，很給力。你可以試試看！

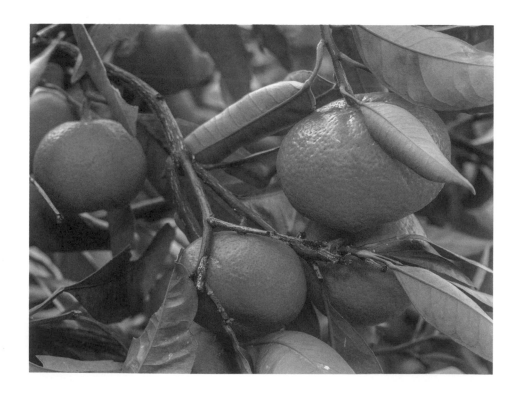

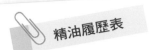

精油履歷表

英文	Red Mandarin
拉丁學名	*Citrus reticulata*
科別	芸香科
萃取部分	果皮
萃取方式	冷溫壓榨
生產地	地中海地區、義大利、法國
主要成分	檸檬烯（Limonene）、γ-萜品烯（γ-Terpinene）沉香醇（Linalool）、呋喃香豆素（Furanocoumarins）、鄰氨基苯甲酸甲酯（Methyl anthranilate）
香氣形容	柑橘、桔味、橘味、果皮、香甜的氣味。
相似香氣	綠桔

香氣比較

相似香氣	*綠桔（Green Mandarin／*Citrus reticulata*） 綠桔精油比紅桔精油多了一些青澀果皮味，它們是從以萃取同一種植物的果實，因果實成熟度不同而有紅、綠二種。依據我個人經驗，兩種桔精油一起使用，不會太酸、也不會太甜，帶出更多新鮮、清新的氣味和活力感。 另外一提，我在「氣味資料庫」中，將綠桔、綠苦橙、綠檸檬再細分為「青澀果皮」小組，如我需要這方面香氣時，它們就是我的錦囊妙計。 香氣形容：柑橘、桔味、橘味、果皮、青澀的氣味。

紅桔適合搭配的精油

香味調性	香氣家族	特別建議
前調	1.果香	鷹爪豆原精、羅馬洋甘菊、永久花
	2.柑橘	甜橙、綠桔*、粉紅葡萄柚
	3.薄荷	綠薄荷*
	4.草本	快樂鼠尾草
中調	4.草本	真正薰衣草、醒目薰衣草*
	6.綠香	紫羅蘭葉原精、熏陸香*
	7.花香	都可以
	8.辛香	芫荽籽、杜松漿果
後調	9.松杉柏	膠冷杉、歐洲赤松、絲柏*
	10.木香	阿米香樹、花梨木、芳樟*、癒創木、刺檜木*
	11.鄉野	橡木苔原精、雪松苔原精*、廣藿香、岩蘭草、歐白芷根*
	12.香脂	欖香脂*、沒藥、紅沒藥、古巴香脂、安息香原精、香草酊劑*
	13.動物性	黃葵

註：數字為香氣家族編號，* 為補充資料的精油品項

葡萄柚是「混血寶寶」，是「橙」與「柚」的混種，氣味甜美，相當討喜。它有白和粉紅兩個品種，我個人比較喜歡粉紅葡萄柚，它多些甜美氣味。

我的「氣味資料庫」中有「酸酸檸檬」小組，成員有（黃、綠）檸檬、萊姆、我還有「柑橘甜味」小組，成員是粉紅葡萄柚、甜橙和血橙。有了這些小組，在選原料時我可以輕省許多。

曾有大型企業，在中秋節前夕，舉辦一場「柚香柚甜」空氣噴霧活動，當時我手邊沒有柚子精油可以使用，於是我突發其想，使用粉紅葡萄柚精油加甜橙精油為基底，現場請大家手剝柚子皮，加入已裝酒精的噴瓶中，大家玩得不亦樂乎，空氣中除了柚子味，還有被人家頻頻稱讚好聞的兩種甜味柑橘精油。當天活動圓滿落幕，真是感謝精油，讚美香氣的美好！

Parr 6「前調 NO.5 粉紅葡萄柚香調」是我以「柚香柚甜」活動為發想的香調，配方中使用粉紅葡萄柚、甜橙、血橙，再添加日本柚子，稍微點綴柚子的甜美香氣。這也是我很喜歡的香調之一，你來試試看！

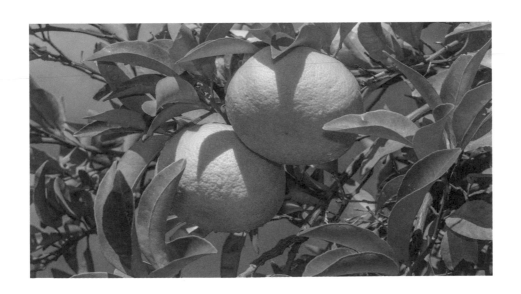

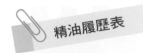

精油履歷表

英文	Pink Grapefruit
拉丁學名	*Citrus paradisi*
科別	芸香科
萃取部分	果皮
萃取方式	冷溫壓榨
生產地	以色列、美國
主要成分	檸檬烯（Limonene）、呋喃香豆素（Furanocoumarins）
香氣形容	柑橘、果皮、清新、甜香的氣味。
相似香氣	日本柚子

香氣比較

相似香氣	*日本柚子（Yuzu／*Citrus junosor*） 日本柚子是柑橘香氣家族中，氣味最優雅、細緻的精油，有人形容它的氣味相似葡萄柚，有一些橙味，也有著相似佛手柑獨特的水果香氣。 因這些氣味屬性，市面上有出現將各種柑橘精油混合在一起，以模仿柚子香氣的精油高價出售。建議在選購精油時，要選擇有信譽的廠商。 香氣形容：柚香、橙味，細緻果皮味、清新、甜美的氣味。

粉紅葡萄柚適合搭配的精油

香味調性	香氣家族	特別建議
前調	1.果香	鷹爪豆原精、金盞菊*
	2.柑橘	甜橙、血橙*、紅桔、綠桔*、日本柚子*、佛手柑
	3.薄荷	胡椒薄荷
	4.草本	快樂鼠尾草
中調	4.草本	真正薰衣草、醒目薰衣草*
	6.綠香	紫羅蘭葉原精
	7.花香	都可以
	8.辛香	芫荽籽、粉紅胡椒*
後調	9.松杉柏	膠冷杉、西柏利亞冷杉*
	10.木香	維吉尼亞雪松、大西洋雪松、東印度檀香、澳州檀香*、阿米香樹、花梨木、墨西哥沉香*、癒創木
	11.鄉野	廣藿香、乾草原精*、岩蘭草、歐白芷根*
	12.香脂	阿拉伯乳香、紅沒藥*、古巴香脂、安息香原精、香草酊劑*、零陵香豆原精*
	13.動物性	黃葵

註：數字為香氣家族編號，* 為補充資料的精油品項

09 佛手柑

佛手柑常被人誤以為是佛手瓜,佛手柑是芸香科柑橘屬的植物,有美妙、豐富的氣味,而佛手瓜是外形像合掌的手(又名合掌瓜)的植物,它不是柑橘水果,下次看到它不要再搞錯囉!

佛手柑與苦橙葉是柑橘香氣家族原料中,同時含有較多的乙酸沉香酯(Linalyl acetate)、沉香醇(Linalool)的精油。因這樣的特質,佛手柑的氣味比它的「家人們」柔順、溫和許多。(請參考 Part 6「前調 NO.6 佛手柑香調」)

佛手柑精油可說是香水界出名的「大紅人」,它不只有柑橘果皮味,它還有細緻花香味,這優點足以使它以優雅的姿態,輕輕鬆鬆就能與中調的花香結合。

在調香中,佛手柑總是讓我雙管齊下,甚至三管,以佛手柑為主香氣的前調香調,搭配任何花味的中調香調,到木香、煙燻、或泥土味的後調香調,佛手柑都能一手包辦,在它無難成的事。(請參考 Part 7「香水 NO.2 珍愛之吻」、「香水 NO.17 品味時尚」

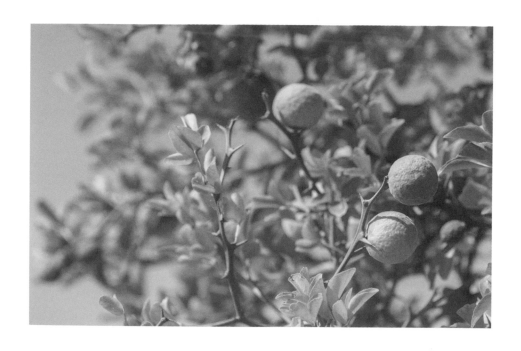

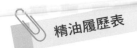

精油履歷表

英文	Bergamot
拉丁學名	*Citrus bergamia*
科別	芸香科
萃取部分	果皮
萃取方式	冷溫壓榨
生產地	義大利
主要成分	乙酸沉香酯（Linalyl acetate）、檸檬烯（Limonene）、沉香醇（Linalool）、γ-萜品烯（γ-Terpinene）、β-松油萜（β-Pinene）、呋喃香豆素（Furanocoumarins）
香氣形容	柑橘、果皮、酸、甜、淡淡花的氣味。
相似香氣	綠苦橙

香氣比較

相似香氣	*綠苦橙（Bitter Orange, Green／*Citrus aurantium*） 綠苦橙精油的苦味適中，它的苦比較像是青澀果皮味，依據我個人經驗，佛手柑結合綠苦橙，猶如在香調中添加一些「青色綠果皮味」，讓香氣「轉個小彎」，多些變化性。你可以試試看！ 香氣形容：柑橘、橙味、果皮、清澀、較苦的氣味。

佛手柑適合搭配的精油

香味調性	香氣家族	特別建議
前調	1.果香	鷹爪豆原精、永久花
	2.柑橘	綠檸檬*、綠苦橙*、日本柚子*、苦橙葉
	3.薄荷	-
	4.草本	都可以
中調	4.草本	真正薰衣草、醒目薰衣草*
	6.綠香	紫羅蘭葉原精、熏陸香*
	7.花香	都可以
	8.辛香	芫荽籽、杜松漿果、粉紅胡椒*
後調	9.松杉柏	歐洲赤松
	10.木香	大西洋雪松、維吉尼亞雪松、東印度檀香、澳洲檀香*、阿米香樹、花梨木、墨西哥沉香*、癒創木
	11.鄉野	橡木苔原精、雪松苔原精*、廣藿香、岩蘭草
	12.香脂	阿拉伯乳香、欖香脂*、沒藥、紅沒藥*、古巴香脂、香草酊劑*、零陵香豆原精*
	13.動物性	黃葵

註：數字為香氣家族編號，＊為補充資料的精油品項

10 苦橙葉

苦橙葉又名回青橙，它的拉丁學名跟苦橙、橙花相同，它們都來自苦橙樹。如前面章節介紹，苦橙是從以冷溫壓榨萃取植物的果皮，苦橙葉是從以蒸餾植物的嫩葉，而橙花則是蒸餾植物的花朵。價位則是低至高，香氣各有專長。

苦橙葉的氣味給人兩極化，多數人聞到它的反應是「好苦呀！」，一些人會覺得好聞，苦味中帶有舒服、安定感。

政府曾舉辦一場「看見看不見的臺北」活動，主辦單位要我安排三款代表臺北市卻常被民眾忽略的香氣。我絞盡腦汁思考，苦橙葉是其中一款香氣，它是象徵性的苦的，敘說著臺北天龍國人的「苦」，塞車的苦、工作薪水不漲、物價一直漲的苦，好像把臺北人形容的很苦。

但如同苦橙葉的氣味，這苦的後面是回甘、是喜悅的，還有一點煙燻味，好似大家下班後、放假時，與家人或朋友聚在一起，喝著咖啡，聊著生活中大小瑣事的甜美感。

苦橙葉有著「窮人的橙花」之稱，在 Part 6「前調 NO.7 苦橙葉香調」中，我將苦橙葉與綠苦橙一起使用，再加入有甜味的甜橙和日本柚子，調和氣味中的苦感，讓香氣變得溫柔，雖然本尊橙花的美是無精油能取代，但這會是個經濟實惠，代替橙花氣味的前調香調。

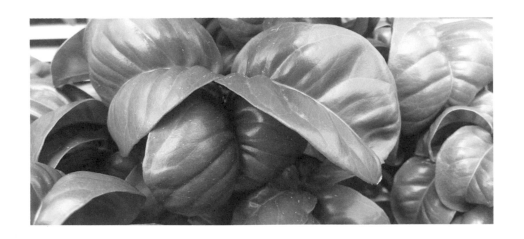

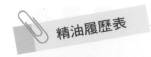

精油履歷表

英文	Petitgrain
拉丁學名	*Citrus aurantium bigarade*
科別	芸香科
萃取部分	葉片
萃取方式	蒸氣蒸餾
生產地	義大利、巴拉圭
主要成分	乙酸沉香酯（Linalyl acetate）、沉香醇（Linalool）、α-萜品醇（α-Terpineol）、乙酸橙花酯（Neryl acetate）
香氣形容	苦味、煙燻、葉片、綠意、回甘、淡淡花的氣味。
相似香氣	橙花

香氣比較

相似香氣	橙花（Neroli ／ *Citrus aurantium*） 橙花精油是從以蒸餾苦橙樹的花朵，價格比苦橙、綠苦橙、苦橙葉精油昂貴很多。橙花與苦橙葉兩種精油相比，苦橙葉的苦味比橙花強烈很多，橙花的清新、高雅、花果香味，比苦橙葉傑出。各有特色，也各有愛好者。 香氣形容：清新、清爽、高雅、花果的氣味。

苦橙葉適合搭配的精油

香味調性	香氣家族	特別建議
前調	1.果香	鷹爪豆原精、永久花、金盞菊*
	2.柑橘	甜橙、綠苦橙*、日本柚子*、佛手柑
	3.薄荷	胡椒薄荷
	4.草本	桉油醇迷迭香、甜馬鬱蘭*、快樂鼠尾草
中調	4.草本	真正薰衣草、醒目薰衣草*
	6.綠香	紫羅蘭葉原精、熏陸香*
	7.花香	都可以
	8.辛香	芫荽籽、杜松漿果、粉紅胡椒*
後調	9.松杉柏	膠冷杉、歐洲赤松、絲柏*
	10.木香	大西洋雪松、維吉尼亞雪松、阿米香樹、花梨木、癒創木、刺檜木*
	11.鄉野	橡木苔原精、廣藿香、岩蘭草、歐白芷根*
	12.香脂	沒藥、紅沒藥*、古巴香脂、安息香原精
	13.動物性	黃葵

註：數字為香氣家族編號，* 為補充資料的精油品項

$$\text{NO.}3$$ 薄荷香氣家族

編號	中文	英文	拉丁學名
11	胡椒薄荷	Peppermint	*Mentha piperita*

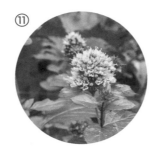

⑪

11　胡椒薄荷

薄荷品種眾多，胡椒薄荷是精油界中最常使用的品種，又名歐薄荷。清涼、辛辣的薄荷味，會出現在牙膏、口香糖和喉糖中；德國百靈油也是選用胡椒薄荷品種。

在調香中，我鮮少使用胡椒薄荷，因為涼感的薄荷味，聞起來會很像芳香療法中薄荷油按摩棒。愈不想用的原料，就愈不能逃避！

在一個專案中，非用薄荷不可，讓我絞盡腦汁，反覆思考著如何將薄荷氣味融入整瓶香水中，要好聞但不要像芳香療法的氛圍。

於是我使用帶有甜味的甜橙搭配清新的胡椒薄荷，因為擔心薄荷味太凸顯，我又加入粉紅葡萄柚來強化柑橘甜味，再使用金盞菊的氣味，修飾薄荷尾韻的煙味及焦焦感。（請參考 Part 6「前調 NO.8 胡椒薄荷香調」）

中調我選用「中調 NO.9 桂花原精香調」，後調我則挑選「後調 NO.7 癒創木香調」，三種香調的結合，可以聞到胡椒薄荷的清涼味，甜甜的糖果、花香味圍繞在其中。整個專案過程，真是一段難忘的回憶。（請參考 Part 7「香水 NO.14 酷帥輕奢」）

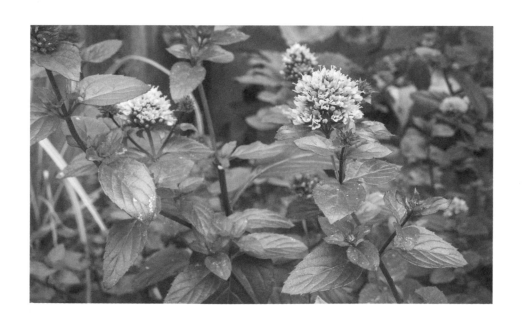

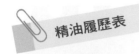

精油履歷表

英文	Peppermint
拉丁學名	*Mentha piperita*
科別	唇形科
萃取部分	全株藥草
萃取方式	蒸氣蒸餾
生產地	印度、美國
主要成分	薄荷醇又名薄荷腦（Menthol）、薄荷酮（Menthone）、乙酸薄荷酯（Menthyl acetate）
香氣形容	新鮮、辛辣、清涼、胡椒、薄荷、草本的氣味。
相似香氣	綠薄荷

香氣比較

相似香氣	*綠薄荷（Spearmint／Mentha spicata）* 綠薄荷又名「留蘭香」，它的氣味比胡椒薄荷精油更柔和，有淡淡的甜味，更常用於口腔衛生產品。依據我個人經驗，綠薄荷較容易聯想到牙膏味，在調香時，我選用胡椒薄荷居多。為跨越自己，放大香水的格局，我曾嘗試將兩種薄荷一起使用，只要控制好清涼感、牙膏味，會是一款「新鮮」的香水。你可以試試看！ 香氣形容：清涼、薄荷、牙膏、草本、淡淡甜的氣味。

胡椒薄荷適合搭配的精油

香味調性	香氣家族	特別建議
前調	1.果香	鷹爪豆原精、金盞菊*
	2.柑橘	甜橙、粉紅葡萄柚、佛手柑、苦橙葉
	3.薄荷	綠薄荷*
	4.草本	都可以
中調	4.草本	真正薰衣草、醒目薰衣草*
	6.綠香	紫羅蘭葉原精、熏陸香*
	7.花香	都可以
	8.辛香	芫荽籽、杜松漿果、粉紅胡椒*
後調	9.松杉柏	歐洲赤松、絲柏*
	10.木香	維吉尼亞雪松、澳洲檀香*、花梨木、芳樟*、癒創木、刺檜木*
	11.鄉野	廣藿香、岩蘭草、歐白芷根*
	12.香脂	欖香脂*、沒藥、紅沒藥*
	13.動物性	黃葵

註：數字為香氣家族編號，＊為補充資料的精油品項

NO.4 草本香氣家族

編號	中文	英文	拉丁學名
12	桉油醇迷迭香	Rosemary，Cineole	*Rosmarinus officinalis Cineole*
13	快樂鼠尾草	Clary Sage	*Salvia sclarea*
14	真正薰衣草	True Lavender	*Lavandula angustifolia*

⑫ 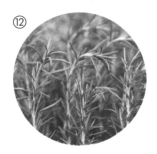   ⑬ 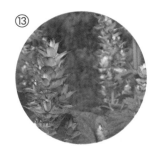   ⑭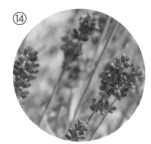

12 桉油醇迷迭香

迷迭香很常出現在歐式料理中，例如：迷迭香燉肉、迷迭香烤雞排或羊排等，講到這都讓人食指大動！

料理和調香也有相似之處，料理中太鹹時加點水，太辣時加點檸檬汁或醋來綜合辣味，太甜時加點鹹味或辣味，太酸時加點糖或蜂蜜，最終的目的是平衡整道料理的味道。

在調香中，香料精油使用太多，氣味變得太強烈時，可以加入柑橘精油平衡氣味；整瓶香水太死甜時，會想來點鄉野香氣家族或鹹鹹的橡木苔原精，修飾一下甜味。如香水中柑橘味太重時，這時可以來點花香，借助花的甜感降低酸味。以上種種，最終目的都是想讓整瓶香水氣味圓滑好聞。

Part 6「前調 NO.9 桉油醇迷迭香香調」是一款以歐式料理調味為發想的香調，你可以參考我的配方試做看看。

在調香中，我鮮少使用胡椒薄荷，但我常使用桉油醇迷迭香，它是一支適合在男士、女士香水中做開場的氣味。Part 7 有一款香水，有使用到「前調 NO.9 桉油醇迷迭香香調」，為「香水 NO.9 英倫紳士」，你可以參考我的配方，或加上一些變化，調配出你喜歡的香水氣味。

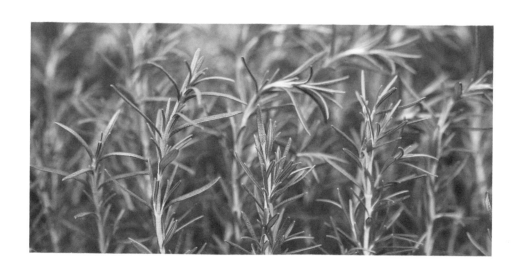

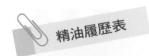

精油履歷表

英文	Rosemary，Cineole
拉丁學名	*Rosmarinus officinalis*（Cineole）
科別	唇形科
萃取部分	開花的藥草
萃取方式	蒸氣蒸餾
生產地	地中海沿岸國家
主要成分	1,8-桉油醇（1,8-Cineole）、α-松油萜（α-Pinene）、樟腦（Camphor）。
香氣形容	清新、草本、相似薄荷的氣味。
相似香氣	穗花薰衣草、甜馬鬱蘭

香氣比較

相似香氣 1	***穗花薰衣草（Spike Lavender／*Lavandula latifolia*）** 在調香教學中，每次給學生盲聞穗花薰衣草精油時，都會出現迷迭香這個答案，細看它們所含的化學成分，兩種精油都含有氧化物化學分子，桉油醇迷迭香的涼感比穗花薰衣草明顯；而穗花薰衣草的草本、木香勝出迷迭香。在創作香調時，可以將它們分開使用或一起使用時，都可以創造出大自然、草本風味的香氣。 香氣形容：清涼、葉子、草本、木頭的氣味。
相似香氣 2	***甜馬鬱蘭（Sweet Marjoram／*Origanum majorana*）** 甜馬鬱蘭是支溫和的精油，有乾燥草本味。依據我個人觀察，它的氣味有股輕微的樟腦味，也帶有薄荷和木香。 甜馬鬱蘭與桉油醇迷迭香搭配時，因兩種精油本身各有涼味，結合後涼感會稍微放大，如不想太涼，可以添加甜味或酸味的柑橘精油來平衡。（請參考 Part 6「前調 NO.9 桉油醇迷迭香香調」） 香氣形容：樟腦味、乾燥、草本、涼感、木香、葉子的氣味。

桉油醇迷迭香適合搭配的精油

香味 調性	香氣家族	特別建議
前調	1.果香	鷹爪豆原精、羅馬洋甘菊
	2.柑橘	黃檸檬、苦橙、佛手柑、苦橙葉
	3.薄荷	胡椒薄荷
	4.草本	都可以
中調	4.草本	真正薰衣草、醒目薰衣草*
	6.綠香	紫羅蘭葉原精、熏陸香*
	7.花香	都可以
	8.辛香	芫荽籽、杜松漿果、粉紅胡椒*
後調	9.松杉柏	都可以
	10.木香	大西洋雪松、維吉尼亞雪松、阿米香樹、 花梨木、癒創木、刺檜木*
	11.鄉野	橡木苔原精、廣藿香、岩蘭草、歐白芷根*
	12.香脂	阿拉伯乳香、欖香脂*、古巴香脂
	13.動物性	黃葵

註：數字為香氣家族編號，*為補充資料的精油品項

13　快樂鼠尾草

　　快樂鼠尾草常與鼠尾草混淆，它們是不同種的植物，鼠尾草氣味較強烈，比較不適合調香。而快樂鼠尾草有著柔和草本香，氣味上相似薰衣草，可以從花瓣和葉子分辨出它們的不同。

　　薰衣草的花幾乎是關閉的，快樂鼠尾草的花則是張開的，薰衣草的花也比快樂鼠尾草小很多。另外，葉子處更是不同，薰衣草的葉子像針葉，快樂鼠尾草則較寬。下次你看到植物時就能清楚分辨了。

　　Part 6「前調 NO.10 快樂鼠尾草香調」是一款以綠色葉片味為發想的香調。我使用快樂鼠尾草的草本味，相似葉片的氣味，作為香氣的基底，再選用高規格的原料，加上格陵蘭喇叭茶和瑪黛茶原精，讓這綠葉味更出眾。

　　這個香調中有個「祕密武器」，就是佛手柑。佛手柑與綠葉味交織出獨特的韻味，正是這香調魅力所在之處。

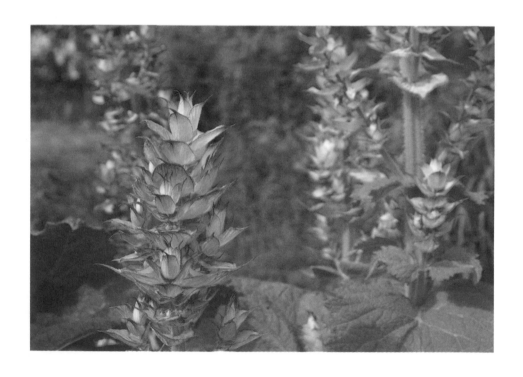

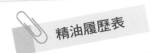
精油履歷表

英文	Clary Sage
拉丁學名	*Salvia sclarea*
科別	唇形科
萃取部分	整株藥草
萃取方式	蒸氣蒸餾
生產地	法國、美國
主要成分	乙酸沉香酯（Linalyl acetate）、沉香醇（Linalool）、大根老鸛草烯（Germacrene）、快樂鼠尾草醇（Sclareol）
香氣形容	草本、綠葉味、香甜、花香、相似麝香的氣味。
相似香氣	瑪黛茶原精、格陵蘭喇叭茶

香氣比較

相似香氣 1	*瑪黛茶原精（Mate Absolute／Ilex paraguayensis） 瑪黛茶原精是一支少見的原料，因氣味很獨特，特別將它列入本書中討論。它的氣味清新，帶有獨特的綠色芳香，在精油調香中是不可多得的好原料。 依據我個人經驗，它尾韻有著淡淡的菸草味，相似皮革香，難得的珍寶。與快樂鼠尾草合作，可以讓綠色芳香味登峰造極。 香氣形容：草本、茶味、菸草、相似皮革的氣味。
相似香氣 2	*格陵蘭喇叭茶（Labrador Tea／Rhododendron groenlandicum） 格陵蘭喇叭茶精油是從以蒸餾萃取植物的葉片，特有的葉片味搭配快樂鼠尾草會是一款出神入化帶有綠色葉片味的香調。 香氣形容：綠色葉片、清爽、淡淡茶的氣味。

快樂鼠尾草適合搭配的精油

香味調性	香氣家族	特別建議
前調	1.果香	鷹爪豆原精、羅馬洋甘菊、永久花、金盞菊*
	2.柑橘	檸檬、甜橙、粉紅葡萄柚、日本柚子*、佛手柑
	3.薄荷	胡椒薄荷
	4.草本	都可以
中調	4.草本	真正薰衣草、醒目薰衣草*
	6.綠香	紫羅蘭葉原精、熏陸香*
	7.花香	都可以
	8.辛香	芫荽籽、杜松漿果
後調	9.松杉柏	膠冷杉、西伯利亞冷杉*、歐洲赤松
	10.木香	東印度檀香、澳洲檀香*、阿米香樹、巴西檀木*、花梨木、墨西哥沉香*
	11.鄉野	岩蘭草、歐白芷根*
	12.香脂	安息香原精、香草酊劑*、零陵香豆原精*
	13.動物性	黃葵

註：數字為香氣家族編號，*為補充資料的精油品項

14 真正薰衣草

薰衣草品種眾多，本書以真正薰衣草為主，醒目薰衣草和穗花薰衣草氣味也很好聞，在本書中列為補充精油。

本書中的草本香氣家族精油成員（以主要精油為主）除了真正薰衣草，還有桉油醇迷迭香、快樂鼠尾草，因真正薰衣草精油的香氣揮發度沒有桉油醇迷迭香和快樂鼠尾草揮發快（前調），它搭配花香香氣家族成員（中調），別有一番風味，故將真正薰衣草調整到中調位置。

薰衣草雖為草本香氣家族，仍有淡淡的花香。但當它搭配其他花香原料們，要特別小心它的草本味，不要破壞「尊貴」的花味（花香原料價格普遍偏貴，有些花的氣味也很微弱）。如香調中是以薰衣草為主香氣，你就可以大膽下手（請參考 Part 6「中調 NO.1 真正薰衣草香調」）。

在調香教學時，我發現學生們「點播」薰衣草的機率超高，我不禁納悶，為什麼不去使用玫瑰、茉莉或晚香玉等原料？

原來多數人對花香會排斥，不希望自己身上散發出「妖嬌」的氣味。為解決這狀況，我在練習中設定出「遊戲規則」，配方中可以使用薰衣草，但它不能是香調中的主香氣。就在多次練習中，學生們開始能接受花香味，他們發現花香味沒有想像中嬌豔，氣味超越頭腦的認知。

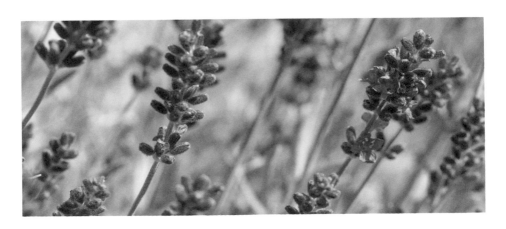

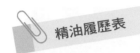

精油履歷表

英文	True Lavender
拉丁學名	*Lavandula angustifolia*
科別	唇形科
萃取部分	開花的藥草
萃取方式	蒸氣蒸餾
生產地	法國、保加利亞
主要成分	乙酸沉香酯（Linalyl acetate）、沉香醇（Linalool）
香氣形容	草本、微藥味、淡淡花香的氣味。
相似香氣	醒目薰衣草

香氣比較

相似香氣	*醒目薰衣草（Lavandin／Lavandula hybrida） 醒目薰衣草是真正薰衣草和穗花薰衣草的雜交品種，精油價格比真正薰衣草便宜許多，因此在香水界聲名鵲起。氣味上，它具有真正薰衣草清新的草本氣息，也帶有穗花薰衣草淡淡樟腦香調，是一支不可多得的原料，在調香時，可以常使用它。 香氣形容：清新草本、藥草、輕微樟腦味、淡淡花的氣味。

真正薰衣草適合搭配的精油

香味調性	香氣家族	特別建議
前調	1.果香	鷹爪豆原精、羅馬洋甘菊、永久花
	2.柑橘	佛手柑、苦橙葉
	3.薄荷	胡椒薄荷
	4.草木	快樂鼠尾草、格陵蘭喇叭茶*
中調	4.草本	醒目薰衣草*
	6.綠香	紫羅蘭葉原精、熏陸香*
	7.花香	都可以
	8.辛香	芫荽籽
後調	9.松杉柏	膠冷杉、西伯利亞冷杉*
	10.木香	大西洋雪松、阿米香樹、巴西檀木*、花梨木、芳樟*、墨西哥沉香*、癒創木
	11.鄉野	橡木苔原精、雪松苔原精*、廣藿香、岩蘭草、莎草*
	12.香脂	沒藥、紅沒藥*、古巴香脂、安息香原精
	13.動物性	黃葵

註：數字為香氣家族編號，* 為補充資料的精油品項

藥香香氣家族

藥香香氣家族的香氣常令人聯想到藥膏或偏向芳香療法中療癒的氣味，因氣味獨特，比較少用於調製香水，因此本書未使用藥香香氣家族的精油來製作香水或香調。

以下精油都屬於藥香香氣家族：

澳洲尤加利、藍膠尤加利、薄荷尤加利、史密斯尤加利、史泰格尤加利、多苞葉尤加利、檸檬尤加利、白千層、綠花白千層、月桂、茶樹、桉油樟（羅文莎葉）、香桃木、松紅梅、卡奴卡。

绿香香氣家族

編號	中文	英文	拉丁學名
15	紫羅蘭葉原精	Violet Leaf Absolute	*Viola odorata*

⑮
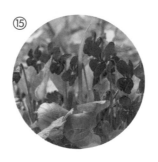

15 紫羅蘭葉原精

紫羅蘭葉原精被認為是一種罕見且很難替代的氣味，是調配綠意調（Green Accrod）氣味主題的香水，缺一不可的原料之一。

紫羅蘭葉原精有著漂亮的藍綠色，在純原精的狀態下嗅聞，大家的反應是「好可怕！有藥味」，有些人會聞到像「小黃瓜」的氣味。

其實它沒有那麼可怕，你可以將紫羅蘭葉原精稀釋到極低的濃度，便能聞到綠意中的花香味，是極品中的極品，上等的原料（建議稀釋為 10%，如你覺得氣味還是太重，不好掌控，可以稀釋到 1%）。

如不將紫羅蘭葉稀釋為低濃度，香調中只需要使用 1 至 2 滴，它的氣味就很足夠。根據我的經驗這時加入玫瑰原料，可以為香氣大大加分。（請參考 Part 6「中調 NO.2 紫羅蘭原精香調」）

在調香中，我也會使用真正薰衣草搭配紫羅蘭葉原精，薰衣草的草本味很容易會蓋過花香原料的氣味，但碰到紫羅蘭葉這敵手，兩支原料互相拉扯下，薰衣草反而幫了紫羅蘭葉，讓它收斂後變得格外好聞，紫羅蘭葉在薰衣草「溫柔擁抱中」，那冷冰的小黃瓜味，變得有溫度了，「加溫」後的紫羅蘭葉更能顯出氣味的特色（請參考 Part 6「中調香調 NO.1 真正薰衣草香調）。

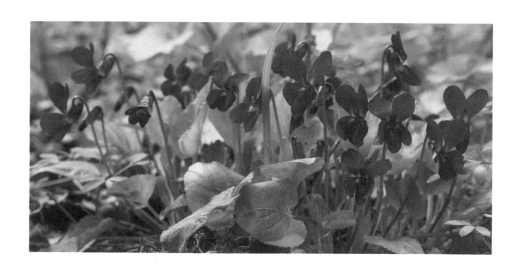

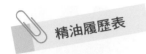

精油履歷表

英文	Violet Leaf Absolute
拉丁學名	*Viola odorata*
科別	堇菜科
萃取部分	葉片
萃取方式	溶劑萃取
生產地	法國、埃及
主要成分	紫羅蘭葉醛（Violet leaf aldehyde）、α&β 紫羅蘭酮（α&β-Ionones）、水楊酸甲酯（Methyl salicylate）
香氣形容	綠意、青草、鮮明、木質、泥土、土壤、花香的氣味。
相似香氣	桂花原精、鳶尾草原精

香氣比較

相似香氣 1	**桂花原精（Osmanthus Absolate／*Osmanthus fragrans*）** 桂花原精與紫羅蘭葉原精都含有紫羅蘭酮（α&β-Ionones），獨特美妙的花香味，是高級香水中，會使用到的兩支珍貴原料。兩支原料後韻都有優雅且溫暖的木香，很適合與後調木質味的香調結合。紫羅蘭葉原精中特有的紫羅蘭葉醛（強烈小黃瓜味），讓這兩支原料有著不同的氣味發展。 香氣形容：濃郁、柑橘、果香、微酸、蜜香、木香的氣味。
相似香氣 2	***鳶尾草原精（Iris Absolute／*Iris pallida*）** 鳶尾草原精是從以溶劑萃取植物的根莖，沒有厚重泥土味，反而是甜美、柔和的花香，它常與花原料一起調配，呈現出美麗的芬芳氣息。 兩支原料相比，紫羅蘭葉的「綠色菜味」比較明顯，鳶尾草氣味中則是比較有甜美的香氣，兩支原料互相搭配時，氣味更加吸引人。由於鳶尾草原精中含有肉豆蔻酸的化學物質，很快會變硬，市面上買到的鳶尾草原精多半會稀釋在酒精中。 香氣形容：甜美、柔和花香、粉味、微果香，淡木頭、一點綠意的氣味。

紫羅蘭葉原精適合搭配的精油

香味調性	香氣家族	特別建議
前調	1.果香	鷹爪豆原精、羅馬洋甘菊、永久花
	2.柑橘	綠檸檬*、綠苦橙*、綠桔*、粉紅葡萄柚、佛手柑、苦橙葉
	3.薄荷	胡椒薄荷、綠薄荷*
	4.草本	都可以
中調	4.草本	真正薰衣草、醒目薰衣草*
	6.綠香	熏陸香*
	7.花香	都可以
	8.辛香	芫荽籽、杜松漿果
後調	9.松杉柏	都可以
	10.木香	都可以
	11.鄉野	橡木苔原精、廣藿香、岩蘭草、歐白芷根*
	12.香脂	沒藥、紅沒藥*、古巴香脂、安息香原精、零陵香豆原精*
	13.動物性	黃葵

註：數字為香氣家族編號，*為補充資料的精油品項

編號	中文	英文	拉丁學名
16	大馬士革玫瑰原精	Damask Rose Absolute	*Rosa damascena*
17	阿拉伯茉莉原精	Jasmine Sambac Absolute	*Jasminum sambac*
18	橙花	Neroli	*Citrus aurantium*
19	晚香玉原精	Tuberose Absolute	*Polianthes tuberosa*
20	桂花原精	Osmanthus Absolute	*Osmanthus fragrans*
21	完全依蘭	Ylang Ylang Complete	*Cananga odorata*
22	銀合歡原精	Mimosa Absolute	*Acacia dealbata*

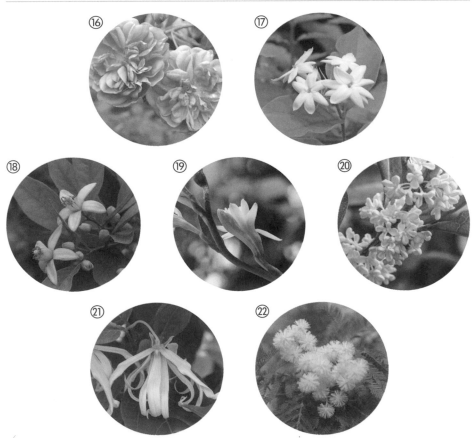

16 大馬士革玫瑰原精

「大馬士革」是玫瑰的品種，不是產地，大馬士革玫瑰採用溶劑萃取出來的液體稱為原精，大家常聽到的奧圖玫瑰（Rose Otto），它也是大馬士革玫瑰品種，採用特殊回流蒸餾（Cohobation）萃取出精油。

一般來說原精的價格比精油昂貴（精油一般採蒸餾法或冷溫壓榨法），但因回流蒸餾較費工，需要的鮮花數量龐大，奧圖玫瑰精油的價位反比玫瑰原精還貴。

兩支原料的氣味，各有特色，香水界比較鍾愛原精，因為氣味持久、濃郁，價格也比奧圖玫瑰平價許多。對入門或初學者而言，可以先從大馬士革玫瑰原精開始購買。

玫瑰是愛情的象徵，是精油中的皇后，也是高級香水中貴重原料之一。Part 7「香水 NO.1 迷醉人心」即以此為發想，所創造出的經典玫瑰香水，配方中「中調香調 NO.3 大馬士革玫瑰原精帶大花茉莉原精香調」是整體香氣的精華，你一定要試調看看！

在創作中調香調時，因玫瑰的價位居高不下，常讓人捨不得使用，如因這個因素錯過玫瑰，真的好可惜。根據我的經驗，若在香調中加入 2 至 3 滴大馬士革玫瑰原精，雖然玫瑰的氣味不是主香氣，但它的溫柔足以讓香調的氣味驚豔眾人。（請參考 Part 6「中調香調 NO.1 真正薰衣草香調」、「中調 NO.2 紫羅蘭原精香調」、「NO.7 晚香玉原精帶芫荽籽香調」）

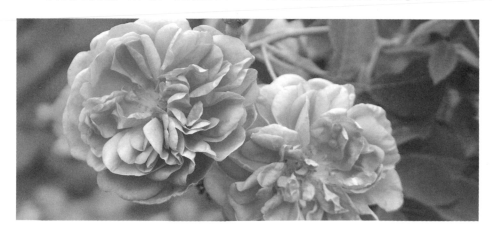

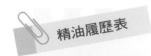

精油履歷表

英文	Damask Rose Absolute
拉丁學名	*Rosa damascena*
科別	薔薇科
萃取部分	花朵
萃取方式	溶劑萃取
生產地	保加利亞、土耳其
主要成分	苯乙醇（Phenylethyl alcohol）、香茅醇（Citronellol）、牻牛兒醇（Geraniol）、丁香酚（Eugenol）
香氣形容	濃郁、花香、粉味、甜美、果香的氣味。
相似香氣	奧圖玫瑰、摩洛哥玫瑰原精、波旁天竺葵

香氣比較

相似香氣 1	*奧圖玫瑰（Rose Otto／*Rosa damascena*） 奧圖玫瑰精油是以回流蒸餾萃取大馬士革品種的玫瑰，精油顏色比玫瑰原精淡很多，質地是清澈的液體；氣味上，是清新、淡雅的玫瑰花氣息。大馬士革玫瑰原精以溶劑方式萃取，苯乙醇（Phenylethyl alcohol）含量較高，有濃郁的玫瑰花味，許多人覺得它有真正玫瑰花的氣味。 依據我個人經驗，奧圖玫瑰是一支年輕版的本尊玫瑰，與大馬士革原精相比，奧圖玫瑰的產量相對較低，價格貴很多。奧圖玫瑰因含有少許玫瑰臘，在低溫下會呈現固體結晶狀，隔水加熱很快會恢復到液態。 香氣形容：微酸、花香、清爽、甜美、果香的氣味。

相似香氣 2	*摩洛哥玫瑰原精（May Rose Absolate／*Rosa centifolia*） 摩洛哥玫瑰的花瓣是層層包覆，多而密，因而有「千葉玫瑰」之稱；它的花盛開期是在五月，大家又稱它「五月玫瑰」。兩支玫瑰的花形很不同，大馬士革品種的玫瑰較「霸氣」，直接讓你看到它的花蕊；相較之下，摩洛哥玫瑰就含蓄許多，你想認識它，需要將一朵朵花瓣剝下後，才能看到它的內心（蕊心）。 依據我個人經驗，摩洛哥玫瑰原精的氣味如同它的花形，多一些層次感，內斂的它，氣味上比大馬士革玫瑰原精稍微甜美，兩支原料都被香水界視為高級原料。 香氣形容：濃郁、花香、甜美、果香的氣味。
相似香氣 3	*波旁天竺葵（Geranium Bourbon／*Pelargonium graveolens*） 波旁天竺葵精油是從以蒸餾法萃取植物的葉子，有相似玫瑰花的香氣，因而有人稱它為「窮人家玫瑰」。 依據我個人經驗，波旁天竺葵它的氣味多層次，有相似花香，也帶有綠意、清涼葉子味，而大馬士革玫瑰原精則是充滿濃郁的花香、甜美的果香。 喜歡中性香氣的人，可能會喜愛波旁天竺葵的氣味。而它優惠的價格也常成為初學者在創作玫瑰香調時，代替玫瑰氣味的熱門原料之一。 香氣形容：清新，綠葉、薄荷、草本、淡玫瑰、果香的氣味。

大馬士革玫瑰原精適合搭配的精油

香味調性	香氣家族	特別建議
前調	1.果香	
	2.柑橘	
	3.薄荷	
	4.草本	
中調	4.草本	
	6.綠香	
	7.花香	都可以
	8.辛香	
後調	9.松杉柏	
	10.木香	
	11.鄉野	
	12.香脂	
	13.動物性	

註：數字為香氣家族編號，＊為補充資料的精油品項

茉莉花有大花和小花之分，阿拉伯茉莉是從以溶劑萃取小花品種的花朵，也被稱為小花茉莉。現今中國產量居多，也有著中國小茉莉之稱。

茉莉常用於製茶飲品中，茶品中的茉莉，氣味輕盈，深受大家喜愛。但原精的茉莉，氣味則是醇厚、濃豔，有些人覺得「豔氣十足」，而不敢使用它，但如果稀釋後再嗅聞，方能聞到茶的芳香氣味，接受度也大幅提升。

阿拉伯茉莉需要在清晨採擷它的花瓣，大量的人力則反應在原料價格上。茉莉和玫瑰原料都需要數量龐大的鮮花，來提煉出氣味精緻的原精，它們是既珍貴又昂貴的原料。

茉莉原精被譽為「精油之王」，含量中的吲哚（Indole），又稱植物的糞便素，單聞它很臭，但它是讓茉莉原精具性感、迷醉的關鍵！

在創作茉莉香調時，我會使用依蘭的氣味來輔助茉莉花香，不需太多，香氣中依然流露著茉莉氣味的細緻感，可作為一種經濟效益的作法。（請參考 Part 6「中調香調 NO.4 阿拉伯茉莉原精香調」）

如「王」和「后」要正面交鋒（精油之王是茉莉，精油之后是玫瑰），根據我的經驗，要先設定出主角，目標明確後，在調整氣味時，會更得心應手。（請參考 Part 6「中調香調 NO.3 大馬士革玫瑰原精帶大花茉莉原精香調」）

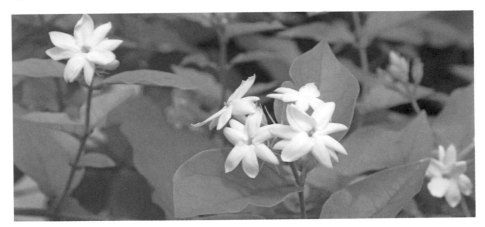

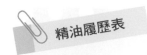

精油履歷表

英文	Jasmine Sambac Absolute
拉丁學名	*Jasminum sambac*
科別	木樨科
萃取部分	花朵
萃取方式	溶劑萃取
生產地	印度、中國
主要成分	乙酸苄酯（Benzyl acetate）、沉香醇（Linalool）、苯甲醇（Benzyl alcohol）、鄰氨基苯甲酸甲酯（Methyl anthranilate）、素馨酮（Cis-jasmone）、吲哚（Indole）
香氣形容	濃豔、溫暖、花香、茶香、甜美、果香的氣味。
相似香氣	大花茉莉原精

香氣比較

相似香氣	*大花茉莉原精（Jasmine India Absolute／*Jasminum grandiflorum*） 大花茉莉原精是屬於大花品種，香氣上跟阿拉伯茉莉原精（小花）一樣芬芳。依據我個人的經驗，大花比小花茉莉清新一些，宛如茶香。如不喜歡小花茉莉原精的性感、迷戀的氣味，可以選用大花茉莉原精替代，依舊有茉莉花迷人的氣息。 香氣形容：清新、溫暖、花香、茶香的氣味。

阿拉伯茉莉原精適合搭配的精油

香味調性	香氣家族	特別建議
前調	1.果香	鷹爪豆原精、羅馬洋甘菊、永久花
	2.柑橘	黃檸檬、甜橙、紅桔、粉紅葡萄柚、日本柚子*、佛手柑
	3.薄荷	胡椒薄荷
	4.草本	快樂鼠尾草、格陵蘭喇叭茶*
中調	4.草本	真正薰衣草、醒目薰衣草*
	6.綠香	紫羅蘭葉原精、熏陸香*
	7.花香	都可以
	8.辛香	芫荽籽
後調	9.松杉柏	膠冷杉、歐洲赤松
	10.木香	都可以
	11.鄉野	橡木苔原精、雪松苔原精*、廣藿香、岩蘭草
	12.香脂	阿拉伯乳香、古巴香脂、安息香原精、零陵香豆原精*
	13.動物性	黃葵

註：數字為香氣家族編號，*為補充資料的精油品項

18 橙花

橙花又名苦橙花，精油是從以蒸餾萃取苦橙樹的花朵，因製作流程和摘採時費工，價格比苦橙葉和苦橙精油昂貴很多。

講到橙花，要提到「4711 科龍之水」，它是一款以橙花氣味為主，最早的古龍水，整瓶環繞著橙花香氣，將橙花清新、高雅、花果香味，展現十分傑出，是一款不只香氣，連價格都很「接地氣」的古龍水。

我給橙花取個小名：「精油公主」，因它是德國奈洛莉公主的最愛，也因它乾淨、高雅的氣味，如同白雪公主般好相處。

既然是「公主」，自然無須與「王」、「后」相爭（精油之王：茉莉、精油之后：玫瑰）。如「皇室家族要同行」，我會把橙花設為配角，雖無去與「王」、「后」相爭，但它的花果味可以襯托出玫瑰和茉莉原料的尊貴感。你可以試試看。（請參考 Part 6「中調香調 NO.5 大馬士玫瑰原精帶阿拉伯茉莉原精香調」）

在創作橙花香調時，根據我的經驗，特別會將它搭配其他白花。什麼是白花？是以花朵的顏色來分，成員有橙花、晚香玉、白玉蘭原精或茉莉原精（大花和小花）。白花們的氣味，我形容它們有乾淨、高雅的氣息，很溫柔，但很容易被其他重味的花香壓過。有時我也會把鳶尾草原精加在香調中，它的粉甜味搭配白花們很速配。（請參考 Part 6「中調香調 NO.6 橙花帶白玉蘭原精香調」）

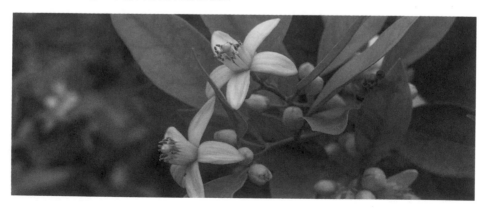

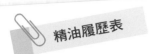

精油履歷表

英文	Neroli
拉丁學名	*Citrus aurantium*
科別	芸香科
萃取部分	花朵
萃取方式	水蒸餾
生產地	摩洛哥、義大利、突尼西亞
主要成分	沉香醇（Linalool）、檸檬烯（Limonene）、α&β-松油萜（α&β-Pinenes）、乙酸沉香酯（Linalyl acetate）、金合歡醇（Farnesol）、乙酸橙花酯（Neryl acetate）、橙花醇（Nerol）
香氣形容	清新、清爽、高雅、花果的氣味。
相似香氣	白玉蘭原精、緬梔原精

香氣比較

相似香氣 1	*白玉蘭原精（Magnolia Blossoms Absolute／*Michelia alba*） 同為白花的白玉蘭原精，與橙花精油氣味相比，白玉蘭在花香表現上比較顯著，柑橘果味比較少，幾乎是滿滿的花香味，不強勢。 依據我的經驗，它是個溫文儒雅的書生，花香的後味有柔和的木頭味，是一支與「大家」搭配合宜的精油。白玉蘭原精的價格是眾多花原料中，最平易近人的，是很值得購入的原料。 香氣形容：玉蘭花味、柔和、果香的氣味。

相似香氣 2	*緬梔原精（Frangipani Absolute／*Plumeria alba*） 緬梔這名字多數人會覺得陌生，但提到它的別名—雞蛋花，就廣為人知了，主要生長地在熱帶亞洲。 根據我個人經驗，它的氣味有著平順的果香味，淡淡花的氣息，也略帶甜感，很適合在花香中擔任配角的角色，不但能彰顯主香氣，還能保有自己的存在感，這是調香中的最高層次！雖為配角，它的價格仍在花香原料中名列前茅。 香氣形容：淡果香、淡花香、甜的氣味。

橙花適合搭配的精油

香味調性	香氣家族	特別建議
前調	1.果香	鷹爪豆原精、羅馬洋甘菊、永久花
	2.柑橘	黃檸檬、甜橙、苦橙、綠苦橙*、紅桔、佛手柑、苦橙葉
	3.薄荷	胡椒薄荷
	4.草本	快樂鼠尾草、格陵蘭喇叭茶*
中調	4.草本	-
	6.綠香	紫羅蘭葉原精、熏陸香*
	7.花香	都可以
	8.辛香	芫荽籽、杜松漿果、粉紅胡椒*
後調	9.松杉柏	膠冷杉、西佰利亞冷杉*
	10.木香	都可以
	11.鄉野	岩蘭草、歐白芷根*
	12.香脂	沒藥、古巴香脂、安息香原精、零陵香豆原精*
	13.動物性	黃葵

註：數字為香氣家族編號，*為補充資料的精油品項

晚香玉植物又名月下香，夜晚開花的植物，它吐露的氣味是愈晚愈香。

晚香玉原精是從以溶劑萃取植物的花朵，香氣誘人，粉粉甜甜的奶香味令人沉醉其中，價格也很昂貴。

晚香玉原精是我喜愛的原料，也是調配白花香調常用的原料之一。何謂白花可以參考前面章節說明。在調香中，我喜歡單純使用白花們，比較少加入太濃豔的花，因為一個不小心，「大紅大紫」的氣味會喧賓奪主。白花香調，依設定的主香氣不同，各種花在劑量分配上也會有不同。（請參考 Part 6「中調香調 NO.6 橙花帶白玉蘭原精香調」）

晚香玉原精近似奶油感的甜美花香，可以輔佐其他花的氣味，特別是玫瑰，進而打造出迷醉人心的粉味花香，讓人想一聞再聞。（請參考 Part 6「中調香調 NO.3 大馬士革玫瑰原精帶大花茉莉原精香調」）

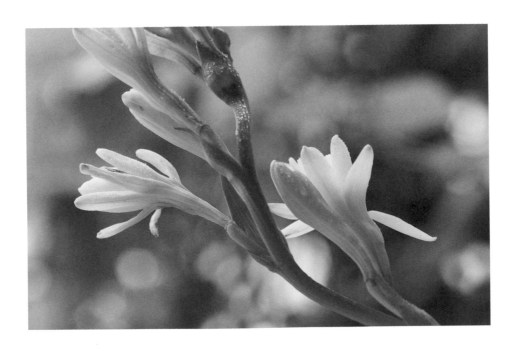

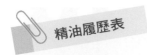

精油履歷表

英文	Tuberose Absolute
拉丁學名	*Polianthes tuberosa*
科別	龍舌蘭科
萃取部分	花朵
萃取方式	溶劑萃取
生產地	南法、摩洛哥、印度
主要成分	苯甲酸甲酯（Methyl benzoate）、苯甲酸苄酯（Benzyl benzoate）、水楊酸甲酯（Methyl salicylate）、鄰氨基苯甲酸甲酯（Methyl anthranilate）、吲哚（Indole）
香氣形容	濃郁、花香、奶香、甜香的香氣
相似香氣	阿拉伯茉莉原精

香氣比較

相似香氣	阿拉伯茉莉原精（Jasmine Sambac Absolute／*Jasminum samba*）
	「精油之王」阿拉伯茉莉與「夜的女主人」晚香玉相比，茉莉的氣味略微陽剛、明亮一些。Part 6「中調香調 NO.8 晚香玉原精帶茉莉原精香調」，是一款將兩支原料結合，帶出動人心弦的氣味，茉莉為晚香玉傾心，奶香味擁抱整個香調，再加入緬梔原精和橙花，是一款「致熱戀」的香調。
	香氣形容：濃豔、溫暖、花香、茶香、甜美、果香的氣味。

晚香玉原精適合搭配的精油

香味調性	香氣家族	特別建議
前調	1.果香	鷹爪豆原精、羅馬洋甘菊、永久花
	2.柑橘	血橙*、粉紅葡萄柚、日本柚子*、佛手柑、苦橙葉
	3.薄荷	-
	4.草本	快樂鼠尾草、格陵蘭喇叭茶*
中調	4.草本	真正薰衣草、醒目薰衣草*
	6.綠香	-
	7.花香	都可以
	8.辛香	芫荽籽
後調	9.松杉柏	膠冷杉、西伯利亞冷杉*
	10.木香	都可以
	11.鄉野	乾草原精*、岩蘭草
	12.香脂	阿拉伯乳香、沒藥、古巴香脂、安息香原精、香草酊劑*、零陵香豆原精*
	13.動物性	黃葵

註：數字為香氣家族編號，＊為補充資料的精油品項

20 桂花原精

桂花植物的氣味是極品，每次聞到桂花香氣都是走在路上突然一陣風吹來時，清新、淡雅花香即隨之飄來，我不只深深吸嗅著空氣中的花香，也四處尋找它的存在，每次都讓我驚豔不已。

桂花原精是從以溶劑萃取植物的花朵，大多萃取自金桂，原精的氣味很濃郁，要稀釋後嗅聞才會像路上飄來的桂花香氣。桂花原精在未稀釋下嗅聞，木頭帶酸味比較明顯，稀釋後嗅聞，我形容它是「三味一體」的香氣，集合果味、花味、木味於一身。

Part 6「中調香調 NO.9 桂花原精香調」是一款將桂花搭配水仙，放大花香也加強木頭的醇厚感。再添加果味的橙花，帶出桂花特有的果香味，最後銀合歡協調香氣的特性，使花香味表現得淋漓盡致，這款香調，氣味聯貫得很順暢，芳香噗鼻。

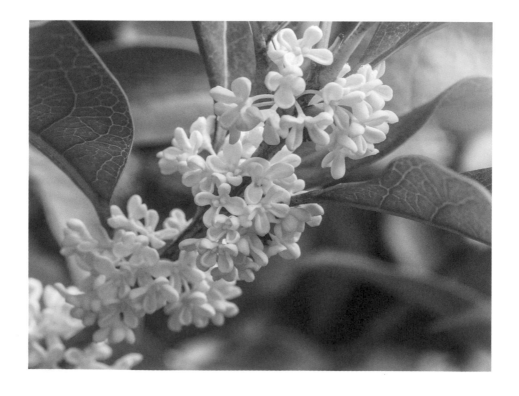

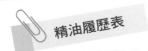

英文	Osmanthus Absolute
拉丁學名	*Osmanthus fragrans*
科別	木樨科
萃取部分	花朵
萃取方式	溶劑萃取
生產地	中國
主要成分	α&β 紫羅蘭酮（α&β-Ionones）、沉香醇（Linalool）、牻牛兒醇（Geraniol）
香氣形容	濃郁、柑橘、果香，微酸、蜜香、木香的氣味。
相似香氣	水仙原精

香氣比較

相似香氣	*水仙原精（Narcissus Absolute／*Narcissus poeticus*） 水仙原精氣味很重，在純油的狀態下嗅聞它，不容易聞到它氣味上的豐富性，建議稀釋為 10%，可以聞出它氣味上的層次感。 兩支原料相比，水仙的果香、花味比桂花亮麗，而桂花是在木香上佔優勢。如兩支原料結合，會是花中帶甜，甜中有果香，以優雅木頭味做收尾，是個使人開心的氣味。（請參考 Part 6「中調香調 NO.13 桂花原精香調」） 香氣形容：甜香、花香、果香、蜂蜜、乾草的氣味。

桂花原精適合搭配的精油

香味調性	香氣家族	特別建議
前調	1.果香	鷹爪豆原精、金盞花*
	2.柑橘	黃檸檬、甜橙、粉紅葡萄柚、佛手柑
	3.薄荷	胡椒薄荷
	4.草本	快樂鼠尾草、格陵蘭喇叭茶*
中調	4.草本	真正薰衣草、醒目薰衣草*
	6.綠香	紫羅蘭葉原精
	7.花香	都可以
	8.辛香	芫荽籽
後調	9.松杉柏	都可以
	10.木香	都可以
	11.鄉野	橡木苔原精、雪松苔原精*、乾草原精*、岩蘭草
	12.香脂	阿拉伯乳香、沒藥、古巴香脂、安息香原精、香草酊劑*、零陵香豆原精*
	13.動物性	黃葵

註：數字為香氣家族編號，* 為補充資料的精油品項

21 完全依蘭

　　依蘭精油是採「分餾」技術，分段萃取出不同等級的精油，「超特級」和「特級」依蘭是約前一小時萃取出來的成品。其次還有一級、二級和三級依蘭，時間大約一到三小時間；還有一支完全依蘭，是所有階段混合一起，其完整蒸餾時間，各家廠商有所不同，大約 20 小時內。你可以依你的喜好來選擇，而本書中使用的是完全依蘭。依蘭精油也有「香水樹」之稱，更說明了調香師喜愛它的程度。

　　政府曾舉辦「浪漫香氛情緣」聯誼活動，主辦單位要我安排三種代表浪漫、有點催情的香氣。我不惜成本把「精油之王和精油之后」請出場，當然不能忘記它們的好搭檔──完全依蘭。當時的主持人看來是「甄嬛迷」，很興奮地說，難到這就是傳說中迷惑皇上的依蘭？!

現場馬上一陣騷動，看來這是個滿吸引人的點。聽說當天配對成功率很不錯，要感謝《後宮甄嬛傳》的戲中也提到好多香水產業使用的原料，有空可以回顧一下舊劇。

　　依蘭有「窮人的茉莉」之稱，不過本尊茉莉的「騷味」是無花能取代的（吲哚是關鍵成分之一）。有些人聞到依蘭精油的氣味會聯想到廁所芳香劑，很難與茉莉氣味扯上邊。

　　在調香中，根據我的經驗，選用依蘭精油做花的影子，千萬別小看這影子，它可是如影隨行在花香旁，絕對有為花添色的能力。（請參考 Part 6「中調香調 NO.3 大馬士革玫瑰原精帶大花茉莉原精香調」、「中調香調 NO.4 阿拉伯茉莉原精香調」）

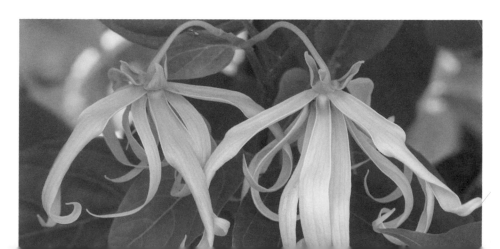

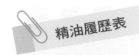

精油履歷表

英文	Ylang Ylang Complete
拉丁學名	*Cananga odorata*
科別	番荔枝科
萃取部分	花朵
萃取方式	蒸氣蒸餾
生產地	馬達加斯加、科摩羅島
主要成分	沉香醇（Linalool）、大根老鸛草烯（Germacrene）、苯甲酸苄酯（Benzyl benzoate）、乙酸苄酯（Benzyl acetate）、乙酸牻牛兒酯（Geranyl acetate）
香氣形容	濃郁、花香、熟透的果味的氣味。
相似香氣	大花茉莉原精、阿拉伯茉莉原精

香氣比較

相似香氣	*大花茉莉原精（Jasmine India Absolute／*Jasminum grandiflorum*） 大花茉莉原精是屬於大花品種，香氣上跟阿拉伯茉莉原精（小花品種）一樣芬芳，茶味較勝出。因兩種茉莉的成分相近，我將以它們共有的特色與依蘭氣味做比較。 依蘭精油含量中少了素馨酮（Cis-jasmone），氣味上少了茉莉花氣味的精髓。單支嗅聞，雖沒有茉莉香氣動人，在香調中如有依蘭的陪襯，花香味會很出眾。 香氣形容：清新、溫暖、花香、茶香的氣味。

完全依蘭適合搭配的精油

香味調性	香氣家族	特別建議
前調	1.果香	鷹爪豆原精、永久花
	2.柑橘	苦橙、紅桔、粉紅葡萄柚、佛手柑
	3.薄荷	-
	4.草本	快樂鼠尾草、瑪黛茶原精*
中調	4.草本	真正薰衣草、醒目薰衣草*
	6.綠香	紫羅蘭葉原精、熏陸香*
	7.花香	都可以
	8.辛香	芫荽籽、杜松漿果
後調	9.松杉柏	歐洲赤松
	10.木香	都可以
	11.鄉野	廣藿香、岩蘭草、歐白芷根*
	12.香脂	沒藥、古巴香脂、安息香原精
	13.動物性	黃葵

註：數字為香氣家族編號，* 為補充資料的精油品項

22 銀合歡原精

銀合歡有著羽狀葉子，花朵由許多金黃色球狀小花組成，相似含羞草。盛開時滿滿的亮黃色，相當美豔。

銀合歡原精有著柔和、輕盈的花香，這淡淡的花味，讓它成為不喜歡濃郁花味人的新寵兒。它的氣味好聞不搶味，小小的花朵卻在香水界占有一席之地，高級香水中也常會使用到它。

根據我的經驗，銀合歡原精氣味很和諧，適合與任何原料搭配，它還可以修飾香調中原料間所產生的「尖略、不和諧」的氣味。在調香中，我特別喜歡使用銀合歡搭配它的「家族成員」，在銀合歡的裝飾下，花香味中會多一些蜂蜜般的甜感，花香也綻放更大，如同百花齊放。（請參考 Part 6「中調香調 NO.2 紫羅蘭葉原精香調」、「中調香調 NO.5 大馬士革玫瑰原精帶阿拉伯茉莉原精香調」、「中調香調 NO.9 桂花原精香調」、「中調香調 NO.10 橙花帶芫荽籽香調」）

銀合歡原精因質地濃稠，容易凝固，很常會買到已稀釋好的原精，比較方便消費者使用。它的價格很實惠，是一支深受調香入門者所喜愛的原料。

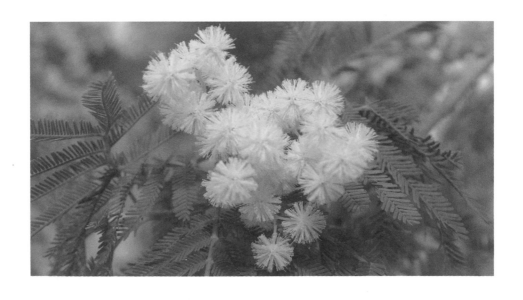

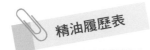
精油履歷表

英文	Mimosa Absolute
拉丁學名	*Acacia dealbata*
科別	豆科
萃取部分	花朵
萃取方式	溶劑萃取
生產地	摩洛哥
主要成分	苯乙醇（Phenylethyl alcohol）
香氣形容	甜味、花香、微綠意、木頭的氣味。
相似香氣	鷹爪豆原精

香氣比較

相似香氣	鷹爪豆原精（Broom Absolute／*Spartium junceum*） 鷹爪豆原精的氣味多采多姿，濃郁的蜂蜜味中有花香甜味，還有一絲絲綠意的清新感，深愛調香師的喜愛。因產量稀少，是一支稀少且珍貴的原料。 根據我的經驗，鷹爪豆原精也是一支可以修飾香調中原料間所產生的「尖略、不和諧」的氣味，屬性跟銀合歡原精相似。只是鷹爪豆是針對前調的精油，銀合歡則是專注在中調原料們。 香氣形容：蜂蜜、甜味、花香、果香、草本的氣味。

銀合歡原精適合搭配的精油

香味調性	香氣家族	特別建議
前調	1.果香	
	2.柑橘	
	3.薄荷	
	4.草本	
中調	4.草本	
	6.綠香	
	7.花香	都可以
	8.辛香	
後調	9.松杉柏	
	10.木香	
	11.鄉野	
	12.香脂	
	13.動物性	

註：數字為香氣家族編號，＊為補充資料的精油品項

NO.8 辛香香氣家族

編號	中文	英文	拉丁學名
23	芫荽籽	Coriander	*Coriandrum sativum*
24	杜松漿果	Juniper Berry	*Juniperus communis*

㉓ 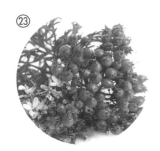 ㉔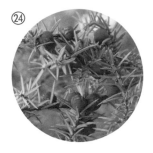

23 芫荽籽

　　芫荽又名香菜，提到香菜，這是個讓人又愛又恨的食材，主要食用的是葉和莖部分。芫荽籽精油從以蒸餾萃取植物的果實，在氣味上，少了香菜食材的強勁，溫和許多，但對於討厭吃香菜的人，聞到芫荽籽精油時，仍會排斥它，他們覺得還是可以聞到「臭味」。我個人滿喜歡在食物中加香菜，它的微胡椒味、淡淡辛辣感，搭配麵線、貢丸湯，讓食物特別好吃！

　　芫荽籽精油約含 80 % 沉香醇（Linalool），與花梨木精油中的含量很接近。或許是這原因，我在教學中，很多學生在聞到芫荽籽精油氣味時，會想到花梨木精油，還一些學生覺得相似薰衣草精油。

　　如何讓芫荽籽在調香中變得接受度高或若隱若現，在 Part 6「中調香調 NO.10 橙花帶芫荽籽香調」中，我使用橙花的花果香味來轉變芫荽籽中的「蔬菜香」，再加入白玉蘭來壯大白色的花香，最後銀合歡「圓滑全場」，這是個高雅、時尚感的香調，值得你嘗試看看！

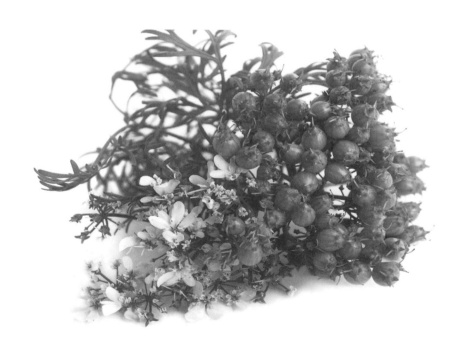

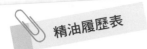

精油履歷表

英文	Coriander
拉丁學名	*Coriandrum sativum*
科別	繖形科
萃取部分	果實
萃取方式	蒸氣蒸餾
生產地	俄羅斯、匈牙利
主要成分	沉香醇（Linalool）、牻牛兒醇（Geraniol）、乙酸牻牛兒酯（Geranyl acetate）、乙酸沉香酯（Linalyl acetate）、γ-萜品烯（γ-Terpinene）
香氣形容	香菜、略帶辛辣、甜美、和諧、溫暖的氣味。
相似香氣	花梨木、真正薰衣草

香氣比較

相似香氣 1	花梨木（Rosewood／*Aniba rosaeodora*） 花梨木精油有令人歡喜的木頭味和柔順的花香，芫荽籽與花梨木兩種精油相比，很多人會因芫荽籽「外表」的香氣打退堂鼓。依據我個人經驗，兩種精油氣味各有特色，所屬的香味調性雖不同類（芫荽籽精油歸類在中調，花梨木精油則是後調），如在實作香水時相遇，可以朝向木質調（Woody Accord）香水氣味主題發展。 香氣形容：甜美、木香、花香、果香的氣味。

相似香氣 2	真正薰衣草（True Lavender／*Lavandula angustifolia*） 真正薰衣草精油帶有草本味，尾韻可以聞到淡淡的花香，容易聯想到花草茶或放鬆的按摩滾珠棒，似乎比芫荽籽精油受歡迎。在調香中真正薰衣草精搭配花香原料們，要控制它的草本味，不要搶過「尊貴」花的氣息。 這點似乎與芫荽籽精油的屬性有所不同，依據我個人經驗，芫荽籽精油比較容易「配合」花香原料們，氣味上常有出人意料的驚喜。芫荽籽有著對一些人認為的「臭」味，反倒對花來說是「香」味。不喜歡荽芫的你，或許你會對芫荽籽精油有所改觀。 香氣形容：草本、微藥草、淡淡花香的氣味。

芫荽籽適合搭配的精油

香味調性	香氣家族	特別建議
前調	1.果香	鷹爪豆原精、羅馬洋甘菊、永久花
	2.柑橘	苦橙、紅桔、佛手柑、苦橙葉
	3.薄荷	胡椒薄荷、綠薄荷*
	4.草本	快樂鼠尾草、瑪黛茶原精*
中調	4.草本	真正薰衣草、醒目薰衣草*
	6.綠香	紫羅蘭葉原精、熏陸香*
	7.花香	都可以
	8.辛香	粉紅胡椒*
後調	9.松杉柏	膠冷杉、歐洲赤松
	10.木香	維吉尼亞雪松、東印度檀香、澳洲檀香*、花梨木、芳樟*、墨西哥沉香*
	11.鄉野	廣藿香、岩蘭草、沙草*、歐白芷根*
	12.香脂	阿拉伯乳香、欖香脂*、古巴香脂、安息香原精、香草酊劑*、零陵香豆原精*
	13.動物性	黃葵

註：數字為香氣家族編號，* 為補充資料的精油品項

杜松漿果又名朴松子，喜歡品酒的人，聞到它會聯想到琴酒。琴酒有多種類型，主要香氣是以杜松漿果為主，它又叫「杜松子酒」。品酒和調香看似不同的領域，卻相同要用到感官中嗅覺：品酒前先深深嗅聞杯子裡香氣再喝下第一口；調香則要反覆嗅聞單支原料氣味再開始調配，過程中還要不斷嗅聞和修改氣味，嗅覺的功用真不容忽視！

杜松漿果精油是從以蒸餾萃取植物的漿果，它的氣味除了會想到酒香，還有一種清新、乾淨的氣味，像進入森林中，大口吸著的漿果味，享受在乾燥的木頭氣息中。

男士香水中，為創造陽剛味，調香師有時會選用香料原料，根據我的經驗，杜松漿果的清新漿果氣味，搭配香料們，Man 感十足，也可以為香氣增加許多清新感。（請參考 Part 6「中調香調 NO.11 杜松漿果香調」）

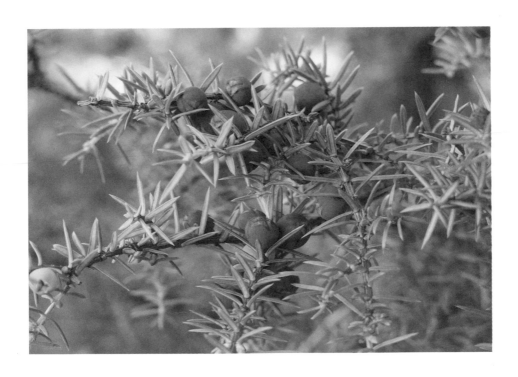

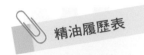
精油履歷表

英文	Juniper Berry
拉丁學名	*Juniperus communis*
科別	柏科
萃取部分	漿果
萃取方式	蒸氣蒸餾
生產地	歐洲、克羅埃西亞
主要成分	α-松油萜（α-Pinene）、月桂烯（Myrcene）
香氣形容	清新、乾淨、漿果、松樹、木頭、酒的氣味。
相似香氣	熏陸香、粉紅胡椒

香氣比較

相似香氣 1	*熏陸香（Mastic／*Pistacia lentiscus*） 熏陸香和杜松漿果是不同科別的植物，依據我個人經驗，兩種精油的氣味走向有些相像，都帶有漿果的氣息，熏陸香則多了一些芬芳木頭氣味。兩種精油都是調配男士香水，大顯伸手時，可使用的原料選擇。 香氣形容：清新、新鮮、綠意、松杉、木頭的氣味。
相似香氣 2	*粉紅胡椒（Pink Pepper／*Schinus molle*） 粉紅胡椒的別名是加州胡椒（秘魯胡椒）的別名，它與杜松漿果是不同科別，但與熏陸香同為漆樹科，因此本書將它們放在一起討論，大家可以更清楚它們之間的氣味不同性。 依據我個人經驗，三種精油漿果味從大到小排列：杜松漿果→熏陸香→粉紅胡椒。如依氣味細緻度從大到小排列：粉紅胡椒→熏陸香→杜松漿果。 如依價位從高到低排列：熏陸香→杜松漿果→粉紅胡椒。三種精油一起使用更能擦出奇妙的火花，是個高品味的香氣。（請參考 Part 6「中調香調 NO.19 杜松漿果香調」） 香氣形容：新鮮、辛辣、胡椒、漿果、細緻、淡花香的氣味。

杜松漿果適合搭配的精油

香味調性	香氣家族	特別建議
前調	1.果香	鷹爪豆原精、永久花、金盞菊*
	2.柑橘	黃檸檬、苦橙、綠苦橙*、綠桔*、佛手柑、苦橙葉
	3.薄荷	胡椒薄荷、綠薄荷*
	4.草本	都可以
中調	4.草本	真正薰衣草、醒目薰衣草*
	6.綠香	紫羅蘭葉原精、熏陸香*
	7.花香	都可以
	8.辛香	粉紅胡椒*
後調	9.松杉柏	都可以
	10.木香	巴西檀木*、花梨木、癒創木、刺檜木*
	11.鄉野	橡木苔原精、雪松苔原精*、廣藿香、岩蘭草、歐白芷根*
	12.香脂	阿拉伯乳香、欖香脂*、沒藥、紅沒藥*、古巴香脂、零陵香豆原精*
	13.動物性	黃葵

註：數字為香氣家族編號，* 為補充資料的精油品項

NO.9　松杉柏香氣家族

編號	中文	英文	拉丁學名
25	膠冷杉	Balsam Fir	*Abies balsamea*
26	歐洲赤松	Scots Pine	*Pinus sylvestris*

㉕ 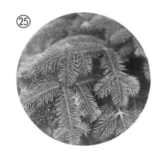　㉖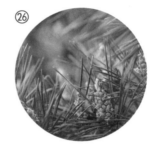

膠冷杉精油味初聞之下好像來到山林中的氣味，大口呼吸著芬多精。這「芬多精」有甜甜的芬芳氣息，是我最喜歡的針葉精油之一。

松杉柏香氣家族中的精油成員種類眾多，萃取自針葉部分的精油，本書主要介紹兩種，分別為膠冷杉和歐洲赤松；另有三種精油為補充資料，分別是西伯利亞冷杉、歐洲冷松和絲柏。

這五種精油氣味的揮發度，依據我個人經驗，它們沒有柑橘精油們快，卻是木香香氣家族的好朋友，因而將它們放在後調的位置，在創作香調時，更容易設計出合宜的香氣。

我的「氣味資料庫」中，將膠冷杉、歐洲冷杉、西伯利亞冷杉細分為「甜針葉林」小組，它們香氣中的甜味，各有千秋。在 Part 6「後調 NO.1 膠冷杉香調」中，我將這三種杉類精油搭配鄉野香氣家族的歐白芷根精油，將樹林味發揮最大。

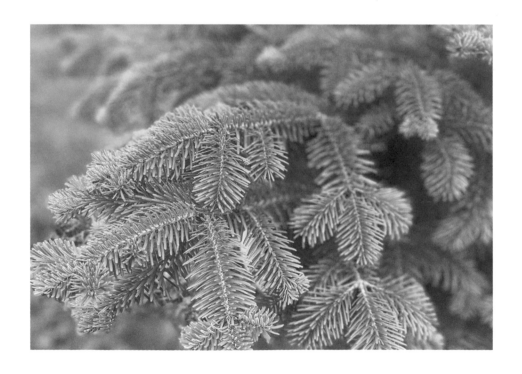

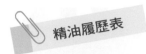

精油履歷表

英文	Balsam Fir
拉丁學名	*Abies balsamea*
科別	松科
萃取部分	針葉
萃取方式	蒸氣蒸餾
生產地	加拿大
主要成分	β-松油萜（β-Pinene）、乙酸龍腦酯（Bornyl acetate）、α&β-萜品醇（α&β-Terpineol）
香氣形容	針葉、甜美、樹脂、樹林、沉穩的氣味。
相似香氣	西伯利亞冷杉、歐洲冷杉

香氣比較

相似香氣 1	*西伯利亞冷杉（Siberian Fir／*Abies sibirica*） 西伯利亞冷杉精油中酯類含量比膠冷杉高，氣味上比膠冷杉甜美，因我個人很愛膠冷杉的氣味，它的甜美是我心中的第一位。 香味是主觀的，單靠文字描述氣味，無法將感受完全表達，真實聞過精油的香氣之後，每個人的感受也不盡相同。認識精油和記憶香氣是一趟頭腦與鼻子的旅程，在一次又一次嗅聞下，對單支精油的記憶會愈來愈清晰且深刻。 香氣形容：針葉、甜美、高山、樹林的氣味。
相似香氣 2	*歐洲冷杉（Silver Fir／*Abies alba*） 歐洲冷杉的樹皮透著白色，有著白冷杉或銀冷杉之稱。依據我個人經驗，將膠冷杉、西伯利亞冷杉、歐洲冷杉這三種精油相比，依針葉味中的甜度，由大到小排列：膠冷杉→西伯利亞冷杉→歐洲冷杉。價格部分，針葉精油都是物超所值。 香氣形容：針葉、高山、樹林、微甜的氣味。

膠冷杉適合搭配的精油

香味調性	香氣家族	特別建議
前調	1.果香	鷹爪豆原精、金盞菊*
	2.柑橘	黃檸檬、綠檸檬*、苦橙、粉紅葡萄柚、佛手柑、苦橙葉
	3.薄荷	胡椒薄荷、綠薄荷*
	4.草本	桉油醇迷迭香、穗花薰衣草*
中調	4.草本	真正薰衣草、醒目薰衣草*
	6.綠香	紫羅蘭葉原精、熏陸香*
	7.花香	都可以
	8.辛香	芫荽籽、杜松漿果、粉紅胡椒*
後調	9.松杉柏	都可以
	10.木香	都可以
	11.鄉野	橡木苔原精、雪松苔原精*、岩蘭草、歐白芷根*
	12.香脂	阿拉伯乳香、欖香脂*、紅沒藥*、古巴香脂、零陵香豆原精*
	13.動物性	黃葵

註：數字為香氣家族編號，* 為補充資料的精油品項

26　歐洲赤松

　　歐洲赤松又名森林松，是蘇格蘭的國樹，它的英文名是 Scots（Scotch 是威士忌酒）。歐洲赤松針葉的氣味鮮明，主要成分是松油萜，含量比其他松、柏科精油都高。

　　在調香中，歐洲赤松清脆的針葉香氣搭配相同香氣家族，綠意感更凸顯。根據我的經驗，歐洲赤松搭配東印度檀香，香氣很和諧，使用少量的歐洲赤松，不用擔心搶走東印度檀香高貴風采，反倒可以使東印度檀香的氣味更輕盈。再加上絲柏點綴出樹林味，彷彿「把森林搬回家」。（請參考 Part 6「後調 NO.2 歐洲赤松香調」）

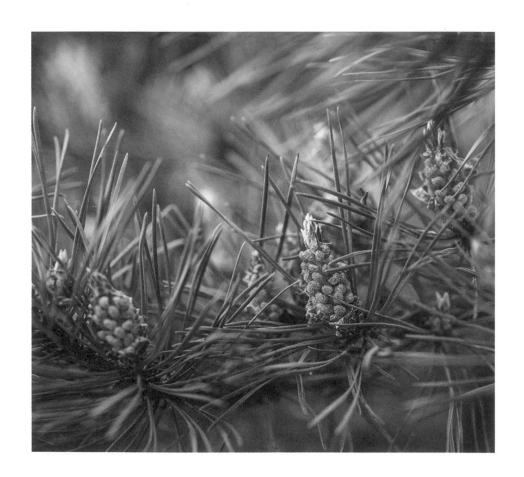

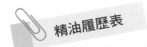

精油履歷表

英文	Scots Pine
拉丁學名	*Pinus sylvestris*
科別	松科
萃取部分	針葉、嫩枝
萃取方式	蒸氣蒸餾
生產地	法國、埃及、北歐
主要成分	α&β-松油萜（α&β-Pinenes）、檸檬烯（Limonene）、乙酸龍腦酯（Bornyl acetate）
香氣形容	清新、新鮮、針葉、森林的氣味。
相似香氣	絲柏

香氣比較

相似香氣	*絲柏（Cypress／Cupressus sempervirens） 絲柏隸屬柏科，是著名的地中海景觀植物，也是梵谷畫作中最常出現的植物。兩種精油相比，各有喜好者，依據我個人經驗，絲柏精油少了歐洲赤松的鐵鏽味，但多了一股潮溼味，可能植物本身喜歡生長在水分多的地區，精油氣味中也帶著植物的生長屬性，多了一些溼溼的氣息。 在教學中，曾聽到學生分享這股潮溼味，讓他聯想到將衣服丟進洗衣機，浸泡多時的氣味，絲柏精油讓他又愛（喜歡植物細長高大，有綠意也有木香味）又恨（討厭洗衣服），這是個讓我記憶猶新的回答。 香氣形容：松木香、綠意、森林、木香、潮溼的氣味。

歐洲赤松適合搭配的精油

香味調性	香氣家族	特別建議
前調	1.果香	鷹爪豆原精
	2.柑橘	黃檸檬、綠檸檬*、苦橙、佛手柑、苦橙葉
	3.薄荷	胡椒薄荷、綠薄荷*
	4.草本	桉油醇迷迭香、穗花薰衣草*、快樂鼠尾草
中調	4.草本	真正薰衣草、醒目薰衣草*
	6.綠香	紫羅蘭葉原精、熏陸香*
	7.花香	都可以
	8.辛香	杜松漿果、粉紅胡椒*
後調	9.松杉柏	都可以
	10.木香	都可以
	11.鄉野	都可以
	12.香脂	阿拉伯乳香、欖香脂*、紅沒藥*、古巴香脂
	13.動物性	黃葵

註：數字為香氣家族編號，*為補充資料的精油品項

NO.10 木香香氣家族

編號	中文	英文	拉丁學名
27	大西洋雪松	Atlas Cedar Wood	*Cedrus atlantica*
28	維吉尼亞雪松	Virginia Cedar	*Juniperus virginiana*
29	東印度檀香	Sandalwood	*Santalum album*
30	阿米香樹	Aymris	*Amyris balsamifera*
31	花梨木	Rosewood	*Aniba rosaeodora*
32	癒創木	Guaiac Wood	*Bulnesia sarmientoi*

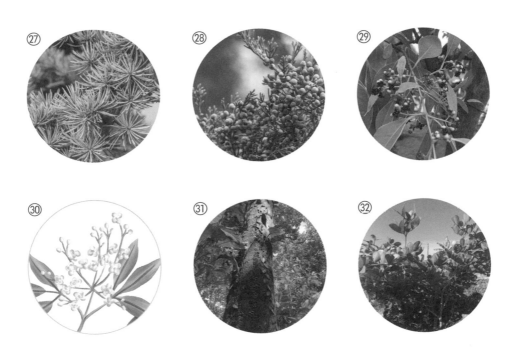

27 大西洋雪松

大西洋雪松是從木質萃取出的精油，也有一種是從以蒸餾植物針葉的精油，在選購上可以依據你所需要的氣味來選擇。我個人比較喜愛從木質萃取出的大西洋雪松精油，除了木頭味顯著外，與其他精油組合時，氣味變化度較佳。

大西洋雪松木頭味中帶有微甜感，尾韻有股酸味，有些人因不愛這酸味，會直接跳過它，選用其他的原料，滿可惜的。在調香學習中，需要跳出舒適圈，勇敢面對不喜歡的香氣，精油間香氣相互碰撞產生的火花，常有出人意外的驚喜。

我曾利用花梨木精油的花香、甜美的木頭味來修飾大西洋雪松精油不討喜的酸酸餘韻，效果令人滿意，酸味不但減弱許多，還強化了木頭的甜味。

由於大西洋雪松精油凝聚與定香效果很棒，這時如加入尊貴的東印度檀香精油，會是個木香滿溢的香調，你可以試試看。（請參考 Part 6「後調 NO.3 大西洋雪松香調」）

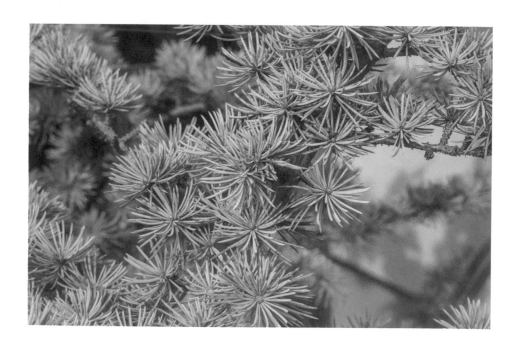

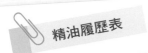

英文	Atlas Cedar Wood
拉丁學名	*Cedrus atlantica*
科別	松科
萃取部分	木質/針葉
萃取方式	蒸氣蒸餾
生產地	法國、摩洛哥
主要成分	雪松烯（**Cedrene**）、大西洋酮（**Atlantone**）、大西洋醇（**Antlantol**）、雪松醇（**Cedrol**）
香氣形容	豐富、甜美、木質、松脂、溫暖的氣味。
相似香氣	歐洲赤松、維吉尼亞雪松

香氣比較

相似香氣 1	歐洲赤松（Scots Pine／*Pinus sylvestris*） 歐洲赤松的氣味鮮明，有些刺鼻，與大西洋雪松相比，兩種精油氣味走向不盡相同。依據我個人經驗，歐洲赤松的氣味是高昂、刺激味較重；大西洋雪松則是穩重，酸味較突出。 單聞每種精油都有著「個人」的性格存在，如以樹群的概念來看，一旦它們與其他精油組合，都能與大家相處融洽，不用擔心自己的特色會被「淹沒」。兩種精油都是調香中常使用的原料。 香氣形容：清新、新鮮、針葉、森林的氣味。
相似香氣 2	維吉尼亞雪松（Virginia Cedar／*Juniperus virginiana*） 維吉尼亞雪松和大西洋雪松，兩種精油名稱都有「雪松」，但隸屬不同科別，一個是柏科，一個是松科。 兩種精油氣味差異性也甚大。依據我個人經驗，維吉尼亞雪松精油有懷舊的削鉛筆氣味，大西洋雪松則是木頭味中帶甜，後韻有股酸味。 兩種精油在同比例搭配下，大西洋雪松精油氣味稍微高於維吉尼亞雪松，絕美的是，維吉尼亞雪松的氣味會緊緊覆蓋住大西洋雪松的酸味，讓人聞到的是厚實的木香，柔美的甜味。（請參考 Part 6「後調 NO.4 維吉尼亞雪松香調」） 香氣形容：新鮮、木頭、鉛筆味、懷舊、甜味的氣味。

大西洋雪松適合搭配的精油

香味調性	香氣家族	特別建議
前調	1.果香	鷹爪豆原精、永久花
	2.柑橘	黃檸檬、甜橙、粉紅葡萄柚、佛手柑、苦橙葉
	3.薄荷	胡椒薄荷、綠薄荷*
	4.草本	桉油醇迷迭香、快樂鼠尾草
中調	4.草本	真正薰衣草、醒目薰衣草*
	6.綠香	紫羅蘭葉原精、熏陸香*
	7.花香	都可以
	8.辛香	芫荽籽、杜松漿果
後調	9.松杉柏	都可以
	10.木香	都可以
	11.鄉野	都可以
	12.香脂	阿拉伯乳香、沒藥、紅沒藥*、古巴香脂、安息香原精、零陵香豆原精*
	13.動物性	黃葵

註：數字為香氣家族編號，＊為補充資料的精油品項

維吉尼亞雪松又名鉛筆柏，顧名思義，它有相似削鉛筆的氣味，這植物的樹幹的確是常用來製作鉛筆或小型木製品材料的來源。

隨著科技的進步，自動鉛筆已變成快速又方便的寫字工具，鉛筆已很少出現在生活中，聞到這懷舊又豐富的香氣，不禁讓人嚮往以前簡單的生活。

在某次調香專案，為要達到案主想要的香氣，我嘗試使用不同木質氣味的精油，深刻體驗到每個人都在尋找「自己生命樹林」的氣味。

案主不要東印度檀香深不可測的氣味，也不要阿米香樹年輕活潑的木頭味，癒創木森林柴火的焦味是他不能接受的，大西洋雪松的氣味還不夠穩重，就在快束手無策時，我想到維吉尼亞雪松鉛筆懷舊的木頭香，對他來說香氣可能就差這一味了。

案主聞後，那種找到自己心中想要氣味而展露出的笑容說明了一切。（請參考 Part 6「後調 NO.4 維吉尼亞雪松香調」）

這特有的木質香氣，很適合出現在男士香水中，絕對是眾人所稱美的香水氣味。（請參考 Part 7「香水 NO.13 沐浴更新」）

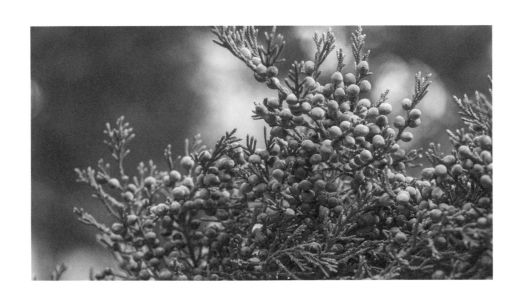

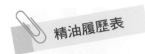**精油履歷表**

英文	Virginia Cedar
拉丁學名	*Juniperus virginiana*
科別	柏科
萃取部分	木屑
萃取方式	蒸氣蒸餾
生產地	美國
主要成分	雪松烯（Cedrene）、雪松醇（Cedrol）
香氣形容	新鮮、木頭、鉛筆味、懷舊、甜味的氣味。
相似香氣	癒創木

香氣比較

相似香氣	癒創木（Guaiac Wood／*Bulnesia sarmientoi*） 癒創木精油的氣味是木頭微帶煙燻味，後味有驚豔的淡花香和甜味。兩種精油相比，氣味各有特點，都頗受歡迎。 依據我個人經驗，維吉尼亞雪松的木香會大於癒創木，而癒創木氣味中的甜感則會稍微高於維吉尼亞雪松，都可以用於男士和女士香水中，是很有特色的原料，定香效果不錯。 香氣形容：香脂、木質、煙燻、土壤、皮革、淡花香、甜味的氣味。

維吉尼亞雪松適合搭配的精油

香味調性	香氣家族	特別建議
前調	1.果香	鷹爪豆原精、永久花、金盞菊*
	2.柑橘	綠檸檬*、甜橙、粉紅葡萄柚、佛手柑、苦橙葉
	3.薄荷	胡椒薄荷
	4.草本	快樂鼠尾草、格陵蘭喇叭茶*
中調	4.草本	真正薰衣草、醒目薰衣草*
	6.綠香	紫羅蘭葉原精、熏陸香*
	7.花香	都可以
	8.辛香	芫荽籽、杜松漿果
後調	9.松杉柏	都可以
	10.木香	都可以
	11.鄉野	都可以
	12.香脂	沒藥、古巴香脂、安息香原精、零陵香豆原精*
	13.動物性	黃葵

註：數字為香氣家族編號，* 為補充資料的精油品項

29 東印度檀香

公認最好的檀香精油是來自於印度東部的邁索爾省，因過度砍伐，已被印度政府嚴格管制出口，使用每一滴檀香精油，都好珍貴呀！也因採伐的限制，發生愈多檀香精油中摻入假油的事件，建議在選購精油時，要選擇信譽較受保障的廠商。

在印度有一種 Attar 蒸餾方法，不同於一般的蒸餾法，在蒸餾過程中利用在冷卻收集桶中的檀香精油來捕捉、蒐集花朵的氣味（通常是貴重的花：玫瑰、茉莉、黃玉蘭等），再經過後續處理成為 Attar 精油。在 Attar 精油中除了可以聞到花香，還有一種另人著迷的檀木味，相當獨特。

我在難得機會下，聞到稀有的玫瑰檀香精油（Rose Attar），深深被它的氣味迷戀住。由於 Attar 精油不易取得，價格也相當的昂貴，我突發奇想將東印度檀香搭配大馬士革玫瑰原精，創造出自己的 Rose Attar。建議玫瑰與檀香的比例可以從 1：1 開始，慢慢地微調，找到自己所喜歡「玫瑰檀香」的完美比例。

東印度檀香的氣味極其美妙，亞洲國家因在宗教影響下，很多人聞到它會聯想到廟宇、拜拜等相關。這迷人的原料不僅此而已，它也是絕佳的定香劑，使用在香水中，讓香氣多了一份誘人的吸引力。在 Part 7「香水 NO.1 迷醉人心」、「NO.2 珍愛之吻」中，都有使用到 Part 6「後調 NO.5 東印度檀香香調」的香水，你可以參考我的配方或稍做調整，創作出你喜歡的香水氣味。

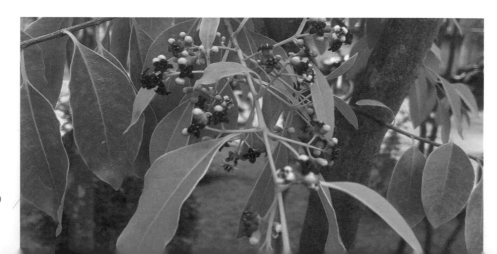

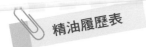

精油履歷表

英文	Sandalwood
拉丁學名	*Santalum album*
科別	檀香科
萃取部分	木質
萃取方式	蒸氣蒸餾
生產地	印度邁索爾省
主要成分	檀香醇（Santalol）、檀香烯（Santalene）
香氣形容	木質、甜美、深沉、拜拜的香、淡花香的氣味。
相似香氣	澳洲檀香

香氣比較

相似香氣	*澳洲檀香（Australian Sandalwood／*Santalum spicatum*） 澳洲檀香與東印度檀香一樣是半寄生的植物，它們在幼年時期，會透過其根部，吸取宿主水分和養分。兩種精油氣味上相近，依據我個人經驗，澳洲檀香比東印度檀香的氣味輕盈，宗教氣息較少，定香程度不相上下。東印度檀香因過度砍伐，已被印度政府嚴格管制出口，如未來面臨缺貨時，澳洲檀香是再適合不過的選擇。 香氣形容：木質、甜美、深沉、淡花香的氣味。

東印度檀香適合搭配的精油

香味調性	香氣家族	特別建議
前調	1.果香	
	2.柑橘	
	3.薄荷	
	4.草本	
中調	4.草本	
	6.綠香	
	7.花香	都可以
	8.辛香	
後調	9.松杉柏	
	10.木香	
	11.鄉野	
	12.香脂	
	13.動物性	

註：數字為香氣家族編號，＊為補充資料的精油品項

30 阿米香樹

阿米香樹精油有著宜人的木頭香氣，有些人稱它為西印度檀香，雖有「檀香」二字，但它卻與東印度檀香來自不同的植物科別（東印度檀香是檀香科），因價格便宜，也帶有木頭香氣，因而有人稱它為「窮人家檀香」。

阿米香樹雖沒有本尊東印度檀香氣味深沉，但有著平易近人且受歡迎的氣味，有些人覺得它有相似柑橘果皮的氣味（特別一提，阿米香樹與柑橘精油同屬芸香科），深受好評，是調香師口袋名單之一。

根據我的經驗，阿米香樹搭配檀香（東印度檀香或澳洲檀香兩種都是高單價的精油），可作為一種經濟效益的作法。（請參考 Part 6「後調 NO.5 東印度檀香香調」）

除此之外，它出現在女士香水中的頻率逐漸升高，知名香水品牌有一款香水直接使用 Aymris（阿米香樹的英文）為香水名稱，調香師選用阿米香樹而非東印度檀香，似乎想跳出沉重的木香味，創造出年輕的氣息。

阿米香樹與花香原料融合適宜，這手法很現代感，也迎合年輕人的喜好。阿米香樹不再只是檀香精油的替代品，也是現代香水中不容忽視的原料之一。

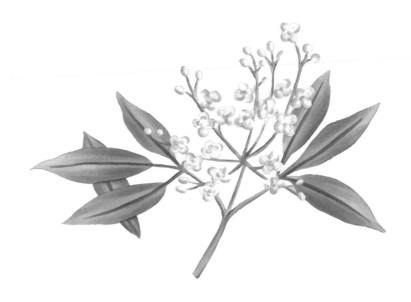

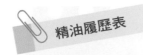

精油履歷表

英文	Amyris
拉丁學名	*Amyris balsamifera*
科別	芸香科
萃取部分	木心
萃取方式	蒸氣蒸餾
生產地	牙買加、委內瑞拉
主要成分	纈草醇（Valerianol）、桉葉醇（Eudesmol）
香氣形容	木香、甜味、相似柑橘皮的氣味。
相似香氣	巴西檀木

香氣比較

相似香氣	*巴西檀木（Cabreuva／Myrocarpus fastigiatus） 巴西檀木是豆科植物，精油是從以蒸餾植物的木材，有著微甜的木頭氣味，又稱為香脂果豆木。 依據我個人經驗，它的氣味比阿米香樹甜美，淡雅的木香，仔細嗅聞似乎可以聞到微小的花味；阿米香樹則是木香中帶著相似柑橘果皮的氣味，兩種精油都獨具風格。 香氣形容：淡雅木香、甜美、淡花香的氣味。

阿米香樹適合搭配的精油

香味調性	香氣家族	特別建議
前調	1.果香	鷹爪豆原精、永久花
	2.柑橘	都可以
	3.薄荷	-
	4.草本	快樂鼠尾草、瑪黛茶原精*、格陵蘭喇叭茶*
中調	4.草本	真正薰衣草、醒目薰衣草*
	6.綠香	熏陸香*
	7.花香	都可以
	8.辛香	芫荽籽、杜松漿果
後調	9.松杉柏	都可以
	10.木香	都可以
	11.鄉野	都可以
	12.香脂	阿拉伯乳香、欖香脂*、沒藥、古巴香脂、香草酊劑*、零陵香豆原精*
	13.動物性	黃葵

註：數字為香氣家族編號，* 為補充資料的精油品項

花梨木的英文名 Rosewood，正如其名，它有柔美的花香和木頭味，如果說花香代表陰柔，木頭味則代表陽剛，在陰與陽平衡之下，花梨木的氣味格外地討人喜歡。有些人覺得這花香味相似玫瑰，讓它有著「玫瑰木」的別名。

因著這木香中有花味氣息的特點，花梨木精油也是調香師們喜愛的十大原料之一。由於花梨木的數量愈來愈少，已出現供不應求的情況，這也提醒我們在使用每一滴花梨木精油時，都要抱著感恩的心，因為不知道何時會缺貨。（本書中有介紹兩種相似香氣的精油，如遇到花梨木缺貨時，可以接替著使用。）

依據我個人的經驗，花梨木精油跟中調桂花原精一樣（請參考前面章節），香氣有三個面向，集合木香、花香、溫和的果香於一身，讓它可以輕而易舉地與任何後調原料組合。（請參考 Part 6「後調 NO.6 花梨木香調」）

在調配香水時，花梨木美妙的花香，與中調任一種花味為主的香調組合，都是絕配！來到前調，無庸置疑，與以柑橘氣味為主的香調最速配。在這樣的組合裡，是一支「圓」的香水，意味著各原料「接軌」得很好，將圓的概念呈現得淋漓盡致。（請參考 Part 7「香水 NO.5 清秀佳人」）

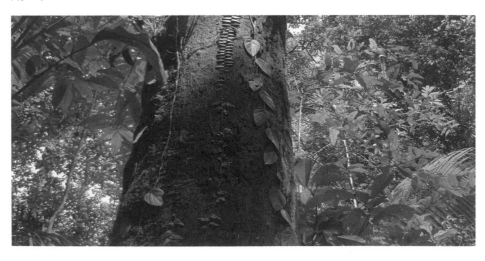

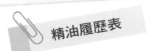

精油履歷表

英文	Rosewood
拉丁學名	*Aniba rosaeodora*
科別	樟科
萃取部分	木心
萃取方式	蒸氣蒸餾
生產地	巴西
主要成分	沉香醇（Linalool）、α-萜品醇（α-Terpineol）
香氣形容	甜美、木香、花香、果香的氣味。
相似香氣	芳樟、墨西哥沉香

香氣比較

相似香氣 1	*芳樟（Ho Wood／*Cinnamomum camphora Sieb var linaloolifera*） 芳樟與花梨木同為樟科的植物，兩種精油主要成分是沉香醇（Linalool）為主，花梨木的含量比芳樟稍高。在氣味上，經典的木香帶著花味，花梨木精油的表現比芳樟精油亮麗。 除了東印度檀香外，花梨木也被列為受管制的樹種，在未來，芳樟精油會是替代花梨木精油選擇之一。
	香氣形容：甜美、木香、微花香的氣味。
相似香氣 2	*墨西哥沉香（Linaloe Berry／*Bursera delpechiana*） 墨西哥沉香是橄欖科的植物，精油主要成分是乙酸沉香酯（Linalyl acetate）和沉香醇（Linalool）。依據我個人經驗，它有相似花梨木的氣味，由於乙酸沉香酯含量多，花香味也較出色，是柔和、溫順的花香。 初次聞到它的香氣，讓我瞬間愛上它；仔細嗅聞中，發現它的氣味相似佛手柑精油，也有一些薰衣草精油的氣息，是一支讓我驚喜連連的原料。
	香氣形容：木香、柔和花香、相似薰衣草和佛手柑的氣味。

花梨木適合搭配的精油

香味調性	香氣家族	特別建議
前調	1.果香 2.柑橘 3.薄荷 4.草本	
中調	4.草本 6.綠香 7.花香 8.辛香	都可以
後調	9.松杉柏 10.木香 11.鄉野 12.香脂 13.動物性	

註：數字為香氣家族編號，＊為補充資料的精油品項

32 癒創木

癒創木有醇厚木質味，微帶甜感，聞到它的氣味宛如身處在森林裡，因天氣變暗，而點起了柴火。這持久的煙燻和木香，會讓喜歡木質香氣的人愛上這氣味。

在某次觀察香氣中，因嗅聞得太專注，一不小心將癒創木純精油沾到鼻子，使用衛生紙擦拭後，發現這焦焦木頭味變得更好聞，好似高檔木製家具的氣味。

在香氣的變化中，讓我驚豔的是癒創木餘韻有股淡淡的花味和一絲絲甜感，滿好聞的。我馬上使用癒創木精油去勾出香水中的花香味，打破常用檀香的技法，這是一個突破性的創舉。

癒創木適用於男士香水中，定香效果很好。香水中添加一些微煙燻感，這潮流仍持續流行著。Part 7「香水 NO.14 酷帥輕奢」是一款有使用到 Part 6「後調 NO.7 癒創木香調」的香水，你可以參考我的配方或稍做調整，創作出你喜歡的香水氣味。

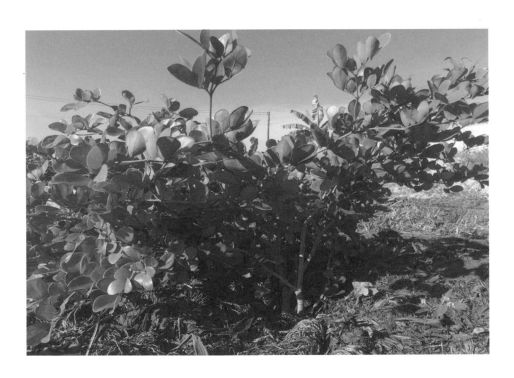

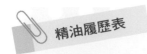

精油履歷表

英文	Guaiac Wood
拉丁學名	*Bulnesia sarmientoi*
科別	蒺藜科
萃取部分	木質部
萃取方式	蒸氣蒸餾
生產地	巴拉圭、巴西
主要成分	布藜醇（Bulnesol）、癒創木醇（Guaiol）、1,8-桉油醇（1,8-cineole）
香氣形容	香脂、木質、煙燻、土壤、皮革、淡花香、甜味的氣味。
相似香氣	刺檜木

香氣比較

相似香氣	*刺檜木（Cade Wood／*Juniperus oxycedrus*） 刺檜木是柏科的植物，精油從以蒸餾植物的枝幹，是比較少見的精油品項之一。它有獨特的煙燻味，讓人聯想到瀝青鋪成的柏油路，我個人覺得這是「超輕淡版」的柏油路味，比較像皮革味。兩種精油相比，刺檜木比較陽剛，少了甜味；癒創木甜美多了，兩種精油加上鄉野香氣家族精油成員，所調出來的香調組合，很適合朝向皮革調（Leather Accord）香水氣味主題發展。（請參考 Part 6「後調 NO.10 岩蘭草香調」和 Part 7「香水 NO.18 獨領風潮」） 香氣形容：微妙的木質氣味。

癒創木適合搭配的精油

香味調性	香氣家族	特別建議
前調	1.果香	鷹爪豆原精、永久花
	2.柑橘	綠苦橙、佛手柑、苦橙葉
	3.薄荷	胡椒薄荷
	4.草本	快樂鼠尾草、瑪黛茶原精*、格陵蘭喇叭茶*
中調	4.草本	真正薰衣草、醒目薰衣草*
	6.綠香	紫羅蘭葉原精、熏陸香*
	7.花香	都可以
	8.辛香	芫荽籽、杜松漿果
後調	9.松杉柏	歐洲赤松、絲柏*
	10.木香	都可以
	11.鄉野	都可以
	12.香脂	沒藥、紅沒藥*、古巴香脂、安息香原精、零陵香豆原精*
	13.動物性	黃葵

註：數字為香氣家族編號，* 為補充資料的精油品項

鄉野香氣家族

編號	中文	英文	拉丁學名
33	橡木苔原精	Oakmoss Absolute	*Evernia prunastri*
34	廣藿香	Patchouli	*Pogostemon cablin*
35	岩蘭草	Vetiver	*Vetiveria zizanioides*

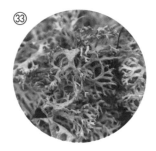

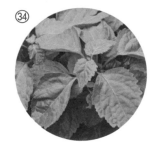

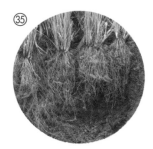

33　橡木苔原精

橡木苔原精是從以溶劑萃取橡樹的樹幹和樹枝上的地衣，地衣（Lichen）是一群由真菌和藻類共生而成的複合生物體。

橡木苔原精的顏色相當深，趨近於深綠色，質地黏稠，稀釋後嗅聞，可聞到鹹鹹的苔蘚味。橡木苔原精的劑量在某些國家嚴格限制使用，有些地方則是禁止使用。

為避免引起皮膚過敏，請特別注意，橡木苔原精在使用前，請務必先稀釋後再使用，稀釋的濃度為1%。關於歐盟的規定，請參考 Part 7「第三類：柑苔調（Chypre Accord）」的說明。

這圓潤、飽滿的香氣，造就了橡木苔成為創作柑苔調（Chypre Accord）和馥奇調（Fougère Accord）香水氣味主題不可或缺的原料。

根據我個人經驗，橡木苔原精跟任何一種後調原料都很好搭配，它有種使氣味獨特化的「能力」；在創作後調香調時，為了避免引起皮膚過敏，使用稀釋1%的橡木苔原精，香氣仍會「增味」，不會產生「死鹹」的氣味。（請參考 Part 6「後調 NO.8 橡木苔香調」）

橡木苔原精在定香上是數一數二的好，它能輕易固定香水中易揮發的原料。因我們使用的是稀釋後橡木苔原精，定香上給我們的感受會減弱一些。

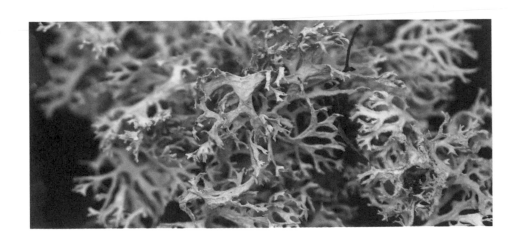

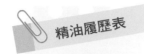
精油履歷表

英文	Oakmoss Absolute
拉丁學名	*Evernia prunastri*
科別	梅衣科
萃取部分	地衣
萃取方式	溶劑萃取
生產地	歐洲（中部、南部）
主要成分	扁枝衣酸乙酯（Ethyl everninate）、 赤星衣酸乙酯（Ethyl haematommate）
香氣形容	苔蘚、泥土、鹹味、乾燥的氣味。
相似香氣	雪松苔原精

香氣比較

相似香氣	***雪松苔原精**（Cedarmoss Absolute／*Pseudevernia furfuracea*） 同樣萃取自地衣的雪松苔原精，氣味與橡木苔原精相近兩支原料相比，依據我個人經驗，橡木苔鹹味略顯重一些，雪松苔則是木香味較顯著。兩支原料定香效果都很好，但都要稀釋 1％後再使用。 香氣形容：苔蘚、泥土、鹹味、木香的氣味。

橡木苔原精適合搭配的精油

香味調性	香氣家族	特別建議
前調	1.果香	
	2.柑橘	
	3.薄荷	
	4.草本	
中調	4.草本	
	6.綠香	
	7.花香	都可以
	8.辛香	
後調	9.松杉柏	
	10.木香	
	11.鄉野	
	12.香脂	
	13.動物性	

註：數字為香氣家族編號，＊為補充資料的精油品項

34 廣藿香

廣藿香精油有很強烈的泥土氣味，宛如大雨過後太陽再次升起，大地出現的潮溼泥土味，有些人很愛這一味，他們覺得是一種厚實的大地感。也有人形容廣藿香有中藥行裡藥酒的氣味，一開始接觸精油的朋友們可能不能接受它的香氣。

我曾在嗅聞香氣時，不小心將廣藿香純精油打翻，旁邊是每天記錄香氣的筆記本，還好只沾到一些些，但整個房間已瀰漫著厚重的潮溼土壤氣味，這氣味還真不好聞！

幾天後，再次翻開筆記本，意外地發現有股書卷氣，香氣愈放愈好聞，我因此對廣藿香精油改觀。

美好的事物總是需要等待，廣藿香的氣味也是如此，千萬別被它沉重的泥土、菸草味給嚇到，它的尾韻有一股回甘的草本味，還有些許淡淡的花香，是一支你會慢慢喜歡上的精油。（請參考 Part 6「後調 NO.9 廣藿香香調」）

廣藿香早期是用在織物的驅蟲劑，如今升格到受歡迎的原料之一。有些人會使用廣藿香精油來增加東方神祕的色彩，你可以試試看。

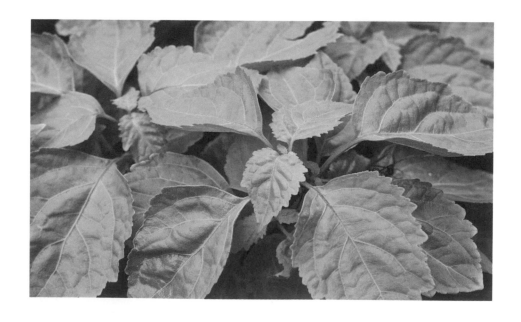

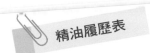

英文	Patchouli
拉丁學名	*Pogostemon cablin*
科別	唇形科
萃取部分	全株藥草
萃取方式	蒸氣蒸餾
生產地	印尼、馬來西亞
主要成分	廣藿香醇（Patchoulol）、布藜烯（Bulnesene）、癒創木烯（Guaiene）
香氣形容	泥土、木香、菸草、草本、溫暖、酒味、辛辣的氣味。
相似香氣	乾草原精、岩蘭草

香氣比較

相似香氣 1	*乾草原精（Hay Absolute／*Hierochlea alpina*） 乾草原精是不常見的原料，它的氣味讓人聯想到新鮮割的乾草。原精中的甜味來自於香豆素，相似香草莢的香氣，因這獨特的甜味，使它在香水界頗受關注。 兩支原料相比，它與廣藿香都有厚實、溫暖的氣味，甜度表現上乾草原精居多。 香氣形容：醇厚甜味、乾草、溫暖的氣味。
相似香氣 2	岩蘭草（Vetiver／*Vetiveria zizanioides*） 岩蘭草是禾本科的植物，精油萃取自植物的根部，樸實無華的根部，卻可以產出難能可貴的氣味。廣藿香和岩蘭草兩種精油是「好哥兒們」，在調配後調香調時，一起使用可以朝向「曠野型男」氣息邁進。（請參考 Part 6「後調 NO.9 廣藿香香調」） 香氣形容：泥土、煙燻、木頭、草蓆、大地、微甜、淡花香的氣味。

廣藿香適合搭配的精油

香味調性	香氣家族	特別建議
前調	1.果香	鷹爪豆原精、永久花、金盞菊*
	2.柑橘	甜橙、佛手柑、苦橙葉
	3.薄荷	胡椒薄荷、綠薄荷*
	4.草本	桉油醇迷迭香、穗花薰衣草、甜馬鬱蘭*
中調	4.草本	真正薰衣草、醒目薰衣草*
	6.綠香	紫羅蘭葉原精、熏陸香*
	7.花香	都可以
	8.辛香	芫荽籽、杜松漿果
後調	9.松杉柏	都可以
	10.木香	都可以
	11.鄉野	都可以
	12.香脂	阿拉伯乳香、沒藥、古巴香脂、安息香原精、零陵香豆原脂*
	13.動物性	黃葵

註：數字為香氣家族編號，＊為補充資料的精油品項

岩蘭草又名香根草，精油是從以蒸餾萃取植物根部。曾有學生送我「洗澡菜瓜布」，它是由岩蘭草的根部製作而成，顏色和外表很像草蓆，隱約可以聞到土的氣味，這份從印度帶回的禮物，雖樸實無華，卻難得的實用！

岩蘭草獨有的泥土、煙燻、大地味，讓它成為調配男士香水時受歡迎的原料之一。Part 7「香水NO.18 獨領風潮」是一款有使用到Part 6「後調 NO.10 岩蘭草香調」的香水，你可以參考我的配方或稍做調整，創造出你喜歡的香水氣味。

在調香中，岩蘭草也可以出現在女士香水配方中，知名精品品牌的花香調香水，調香師巧妙地將岩蘭草融入配方中，整體香氣沒有一絲岩蘭草的「男人味」，香水沉穩度略增不減。

不禁誇讚岩蘭草是「男女通用」的原料，女士香水中也可以適量使用岩蘭草，不用怕它會搶走花的風采，反而可以增添氣味的魅力。

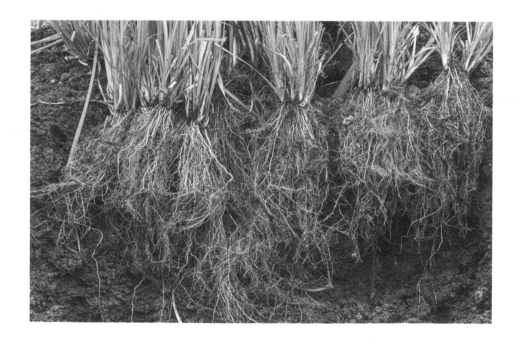

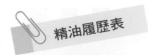

精油履歷表

英文	Vetiver
拉丁學名	*Vetiveria zizanioides*
科別	禾本科
萃取部分	根部
萃取方式	蒸氣蒸餾
生產地	印度、海地
主要成分	岩蘭草醇（Vetiverol）、岩蘭草酮（Vetivone）、岩蘭草烯（Vetivenene）
香氣形容	泥土、煙燻、木頭、草蓆、大地、微甜、淡花香的氣味。
相似香氣	莎草

香氣比較

相似香氣	*莎草（Cypriol／*Cyperus scariosus*） 莎草是莎草科，精油是從以蒸餾植物的根莖，它濃郁的木香和難能可貴的煙燻味，是精油調香中極需要皮革香氣的來源之一。 後味伴隨一絲絲的甜味，是一支不可多得的原料。與岩蘭草精油相比，氣味上有幾分相似，各有所愛。 香氣形容：煙燻、木頭、皮革、微甜的氣味。

岩蘭草適合搭配的精油

香味調性	香氣家族	特別建議
前調	1.果香	鷹爪豆原精、永久花、金盞菊*
	2.柑橘	綠檸檬*、紅桔、佛手柑、苦橙葉
	3.薄荷	胡椒薄荷
	4.草本	甜馬鬱蘭、瑪黛茶原精*、格陵蘭喇叭茶*
中調	4.草本	真正薰衣草、醒目薰衣草*
	6.綠香	紫羅蘭葉原精、熏陸香*
	7.花香	都可以
	8.辛香	芫荽籽、杜松漿果
後調	9.松杉柏	都可以
	10.木香	都可以
	11.鄉野	都可以
	12.香脂	沒藥、古巴香脂、零陵香豆原精*
	13.動物性	黃葵

註：數字為香氣家族編號，*為補充資料的精油品項

NO.12　香脂香氣家族

編號	中文	英文	拉丁學名
36	阿拉伯乳香	Frankincense	*Boswellia carterii*
37	沒藥	Myrrh	*Commiphora myrrha*
38	古巴香脂	Copaiba Balm	*Copaifera officinalis*
39	安息香原精	Benzoin Absolute	*Styrax tonkinensis*

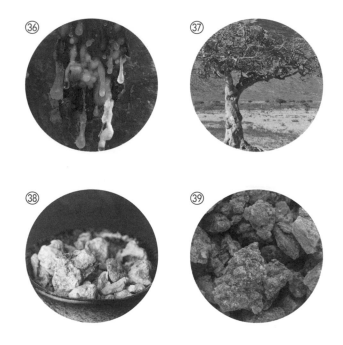

乳香是二千多年前祝賀耶穌誕生的禮物之一，另兩件無價的禮物，分別是黃金和沒藥。數十世紀宗教儀式祭祀品中，都有乳香的身影，它被認為是比黃金更有價值的聖物。乳香精油是從以蒸餾萃取植物的樹脂，極具盛名，它的氣味廣受人們愛戴。

阿拉伯乳香精油的香氣不同於它的香氣家族成員，它不是沉重的，而是輕盈的氣味；它有著相似柑橘果皮的氣味，也有清新淡雅的木香。

如不喜歡重味、苦味、或太甜的後調原料，可以選用阿拉伯乳香精油開始調配。（請參考 Part 6「後調 NO.11 阿拉伯乳香帶欖香脂香調」、「後調 NO.12 阿拉伯乳香帶沒藥香調」）

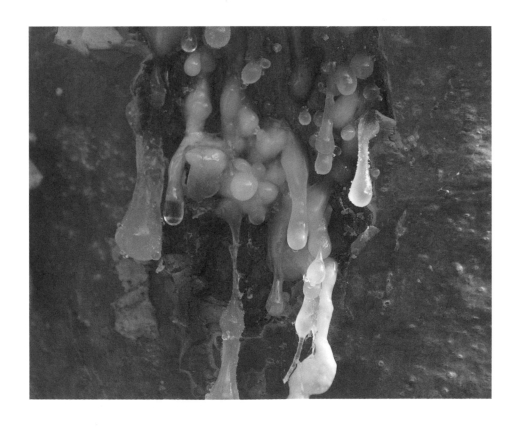

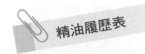

英文	Frankincense
拉丁學名	*Boswellia carterii*
科別	橄欖科
萃取部分	樹脂
萃取方式	蒸氣蒸餾
生產地	衣索比亞、葉門
主要成分	α-松油萜（α-Pinene）、檸檬烯（Limonene）
香氣形容	輕盈、樹脂、木香、柑橘皮的氣味。
相似香氣	欖香脂

香氣比較

	*欖香脂（Elemi／*Canarium luzonicum*）
相似香氣	同為橄欖科的欖香脂，我形容它的氣味是「辛辣」版的阿拉伯乳香，淡淡的胡椒味，這般奇特的氣味特徵，為香氣增加許多亮點。 阿拉伯乳香精油的價格很實惠，欖香脂精油的價格更深得人心，有些人將稱它「窮人的乳香」。兩種精油一起使用，很具樹脂類橄欖科的代表氣味。（請參考 Part 6「後調 NO.12 阿拉伯乳香帶欖香脂香調」） 香氣形容：輕盈、樹脂、木香、柑橘皮、辛辣的氣味。

阿拉伯乳香適合搭配的精油

香味調性	香氣家族	特別建議
前調	1.果香	鷹爪豆原精、羅馬洋甘菊、金盞菊*
	2.柑橘	黃檸檬、甜橙、紅桔、佛手柑、苦橙葉
	3.薄荷	胡椒薄荷
	4.草本	瑪黛茶原精*、格陵蘭喇叭茶*
中調	4.草本	真正薰衣草
	6.綠香	熏陸香*
	7.花香	都可以
	8.辛香	芫荽籽、粉紅胡椒*
後調	9.松杉柏	膠冷杉、絲柏*
	10.木香	大西洋雪松、維吉尼亞雪松、阿米香樹、花梨木、墨西哥沉香*、癒創木
	11.鄉野	廣藿香、岩蘭草、莎草*、歐白芷根*
	12.香脂	都可以
	13.動物性	黃葵

註：數字為香氣家族編號，* 為補充資料的精油品項

沒藥是一款質地黏稠的精油，開瓶後很容易會氧化變為固體，保存上需要特別照顧它，建議開瓶後盡快使用完。

很多人聞到它的氣味，會覺得苦感，曾有香港來臺的學生，在課堂分享沒藥的氣味，對他而言，這是他們國家鐵打損傷藥酒味；有趣的是，多數臺灣學生則是聞到廣藿香精油，會聯想到藥酒味。

香氣很主觀，沒有對與錯，每支氣味會讓我們聯想到不同的事物和情境，有時跟從小到大接觸到的人、事、物息息相關。如果你想提升調香功力，可以練習將這些香氣聯想記錄下來，這些資料會幫助你在尋找原料上力上加力。

根據我的經驗，沒藥精油有相似皮革的氣味，我曾在市場上尋找以沒藥為主的香水。終於在以銷售皮件為主的知名精品品牌中找到。在試香後，我覺得好像穿了一件皮衣在身上，調香師將沒藥調配的好獨特、好有質感，好想將它入手。

Part 7「香水 NO.17 品味時尚」是一款有使用到 Part 6「後調 NO.13 沒藥香調」的香水，你可以參考我的配方或稍做調整，創造出你喜歡的香水氣味。

香脂香氣家族原料們定香程度都很好，也代表著它們香氣揮發的速度比較緩慢，在觀察它們香氣變化時，需要多一些耐心。

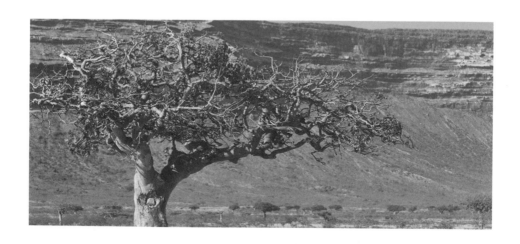

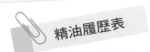

英文	Myrrh
拉丁學名	*Commiphora myrrha*
科別	橄欖科
萃取部分	樹脂
萃取方式	蒸氣蒸餾
生產地	索馬利亞、衣索比亞
主要成分	欖香烯（Elemene）、α-古巴烯（α-Copaene）
香氣形容	藥味、苦味、皮革、煙燻、木頭、土的氣味。
相似香氣	紅沒藥、阿拉伯乳香

香氣比較

相似香氣 1	*紅沒藥（Opoponax／*Commiphora erythraea var. glabrescens*） 紅沒藥隸屬橄欖科，它的樹脂乾燥後會形成深紅棕色的塊狀物，有甜美、濃郁的香氣，也有人稱它「甜沒藥」。 如果你覺得沒藥精油的香氣太濃、太苦，可以試著從紅沒藥精油開始使用，它的芳香甜美味，令人陶醉在其中。 香氣形容：濃郁、甜美、相似皮革、木頭的氣味。
相似香氣 2	阿拉伯乳香（Frankincense／*Boswellia carterii*） 同為橄欖科的乳香和沒藥，在二千年前，東方賢士將它們與黃金一同當祝賀禮物，在耶穌誕生時獻上，這珍貴無比的香料，象徵著與黃金等價，也述說著，唯有耶穌配得上這尊榮。 兩種精油相比，乳香精油的氣味輕盈，相似柑橘皮的甜美；沒藥則是沉重，略有苦感。好似耶穌降為人子，捨棄天國的榮美，來到地上擔當世人的罪，這是一種甜苦滲半、長闊高深的愛。 我也以此為構思，在 Part 6「後調 NO.13 沒藥香調」中，將兩種精油結合，朝向高雅木香、略帶香脂味的香調發展，你可以參考看看。 香氣形容：輕盈、樹脂、木香、柑橘皮的氣味。

沒藥適合搭配的精油

香味調性	香氣家族	特別建議
前調	1.果香	鷹爪豆原精、永久花、金盞菊*
	2.柑橘	綠檸檬*、血橙*、綠桔*、佛手柑、苦橙葉
	3.薄荷	胡椒薄荷
	4.草本	甜馬鬱蘭、瑪黛茶原精*
中調	4.草本	醒目薰衣草*
	6.綠香	紫羅蘭葉原精、熏陸香*
	7.花香	都可以
	8.辛香	芫荽籽、杜松漿果
後調	9.松杉柏	歐洲赤松、絲柏*
	10.木香	都可以
	11.鄉野	廣藿香、乾草原精*、岩蘭草、莎草*、歐白芷根*
	12.香脂	都可以
	13.動物性	黃葵

註：數字為香氣家族編號，*為補充資料的精油品項

古巴香脂是豆科的植物，本書中主要介紹三種豆科的精油，分別為前調的鷹爪豆原精，中調的銀合歡原精，和後調的古巴香脂；補充精油處也有二種豆科的精油，分別為巴西檀木、零陵香豆原精（都是後調的原料）。

根據我個人的經驗，它們的香氣都很溫和，超容易與「大家打成一片」。但它們十分羞澀，當它們與氣味濃郁、厚重、又極具個人風味的後調精油們同行時，很難撐起「場面」，也不容易成為主角，古巴香脂更為如此。

每種精油都有自己風味，找到它們的「定位點」，在調香時，會幫助每種精油的香氣充分體現。

我將古巴香脂定位為原料中的「配角」，這輕柔、優雅、極淡的木香，雖不能成為主角，但可以延長主角的氣味，是得力的助手無誤。Part 6 有三種香調，配方中都有使用到古巴香脂精油，分別是「後調 NO.9 廣藿香香調」、「後調 NO.12 阿拉伯乳香帶沒藥香調」、「後調 NO.13 沒藥香調」，你可以參考看看。

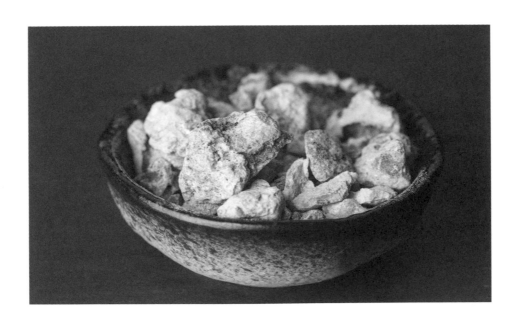

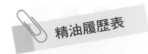
精油履歷表

英文	Copaiba Balm
拉丁學名	*Copaifera officinalis*
科別	豆科
萃取部分	樹脂
萃取方式	蒸氣蒸餾
生產地	南美洲
主要成分	β-丁香油烴（β-Caryophyllene）、α-葎草烯（α-Humulene）、α-古巴烯（α-Copaene）、檸檬烯（Limonene)
香氣形容	輕柔、優雅、極淡的木香、微甜的氣味。
相似香氣	巴西檀木

香氣比較

相似香氣	*巴西檀木（Cabreuva／*Myrocarpus fastigiatus*） 巴西檀木是豆科植物，精油是從以蒸餾植物的木材，有著微甜的木頭氣味，也稱為香脂果豆木。依據我個人經驗，它的氣味比古巴香脂甜美，仔細嗅聞似乎可以聞到淡淡的花味：古巴香脂則是木香多一些，兩種精油氣味怡人，「沒有架子」。 香氣形容：木香、甜美、淡花香的氣味。

古巴香脂適合搭配的精油

香味調性	香氣家族	特別建議
前調	1.果香 2.柑橘 3.薄荷 4.草本	
中調	4.草本 6.綠香 7.花香 8.辛香	都可以
後調	9.松杉柏 10.木香 11.鄉野 12.香脂 13.動物性	

註：數字為香氣家族編號，＊為補充資料的精油品項

39　安息香原精

安息香原精的氣味很甜美，有著微妙的肉桂香氣，溫暖感持續升溫。很多人聞到它的氣味會聯想到香草冰淇淋、蛋糕、功克力等甜點美食。

在香水領域，它是調香師的甜味劑，香水中如想多一點甜味，它會是調香師的首選。價格是重要因素之一，貨源也比較容易取得。

在調配美食調（Gourmand Accord）香水氣味主題時，需要甜味原料來支援，本書中介紹三種甜味的原料，分別是安息香原精、香草酊劑、零陵香豆原精，各富特色。

三種原料一起使用，氣味可能會太死甜，Part 6「後調 NO.14 安息香香調」配方中加入新穎的突破原料——乾草原精，讓香氣甜而不膩，你可以參考看看。

安息香原精也是定香原料的首選，還可做為天然防腐劑使用，延長精油香水的保質期。

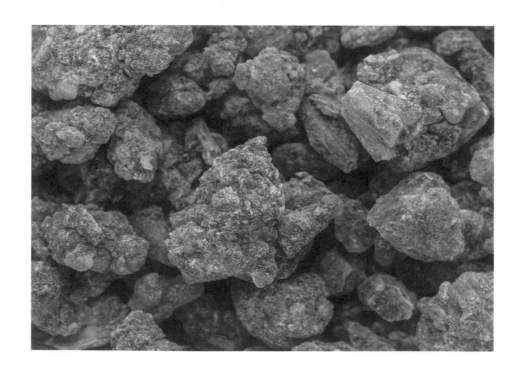

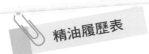

精油履歷表

英文	Benzoin Absolute
拉丁學名	*Styrax tonkinensis*
科別	安息香科
萃取部分	樹脂
萃取方式	溶劑萃取
生產地	寮國、泰國
主要成分	安息香酸（Benzoic acid）、香草素（Vanillin）、苯甲酸苄酯（Benzyl benzoate）
香氣形容	甜美、香草、糖果（功克力）、蛋糕的氣味。
相似香氣	香草酊劑、零陵香豆原精

香氣比較

相似香氣 1	*香草酊劑（Vanilla Extract／*Vanilla planifolia*） 香草酊劑是將香草豆莢放入基底酒精，浸泡到酒精與原料的香氣融合。香草豆莢常用作甜品，有人稱它是「世界上最貴的香料」，因為從種植到開花歷時數月，全程都是手工操作。 兩支原料相比，香草酊劑含較高的香草素（Vanillin），聞起來更有香草冰淇淋的氣味，安息香原精則是甜味中微帶香料感。 香氣形容：甜美、香草冰淇淋、糖果，蛋糕的氣味。
相似香氣 2	*零陵香豆原精（Tonka Bean Absolute／*Dipteryx odorata*） 零陵香豆原精的氣味常被描述為有著香草冰淇淋的甜，好像有點杏仁味，也像香料甜點（類似肉桂皮或是丁香的氣味），萬一你覺得安息香太甜，可以選用零陵香豆來代替。它是一支在氣味上具有多功能的原料，也是高級香水中常出現的原料之一。 香氣形容：甜味、杏仁、香料、乾草的氣味。

安息香原精適合搭配的精油

香味調性	香氣家族	特別建議
前調	1.果香	鷹爪豆原精、永久花
	2.柑橘	甜橙、紅桔、粉紅葡萄柚、日本柚子*、佛手柑、苦橙葉
	3.薄荷	胡椒薄荷
	4.草本	快樂鼠尾草
中調	4.草本	真正薰衣草、醒目薰衣草*
	6.綠香	紫羅蘭葉原精
	7.花香	都可以
	8.辛香	芫荽籽
後調	9.松杉柏	膠冷杉、西伯利亞冷杉、歐洲冷杉*
	10.木香	東印度檀香、澳洲檀香*、巴西檀木*、花梨木、墨西哥沉香*
	11.鄉野	乾草原精*、岩蘭草
	12.香脂	都可以
	13.動物性	黃葵

註：數字為香氣家族編號，*為補充資料的精油品項

動物性香氣家族

編號	中文	英文	拉丁學名
40	黃葵	Ambrette Seed	*Hibiscus abelmoschus/ Abelmoschus moschatus*

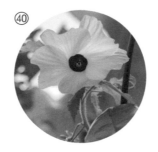

⑭

40 黃葵

黃葵精油的氣味很甜美，也令人著迷，它是眾多精油中最相似動物麝香的天然原料。因動物麝香已被列為保護，市面上香水使用的麝香，多為人工合成的原料。在精油調香中，有類似麝香的黃葵精油可以使用，真是好消息，也相對健康許多，不過它的價格可媲美花香家族的花兒們。

根據我的經驗，黃葵的氣味很和諧，在創作香調時，它能與各種原料搭配得宜，也是必準備的香調之一。Part 6「後調 NO.15 黃葵香調」是一款以黃葵氣味為主的香調，你可以參考看看。

黃葵精油定香效果非常好，如不喜歡土味、菸草味或沉重的木頭味的原料，它會是你的最佳選擇。

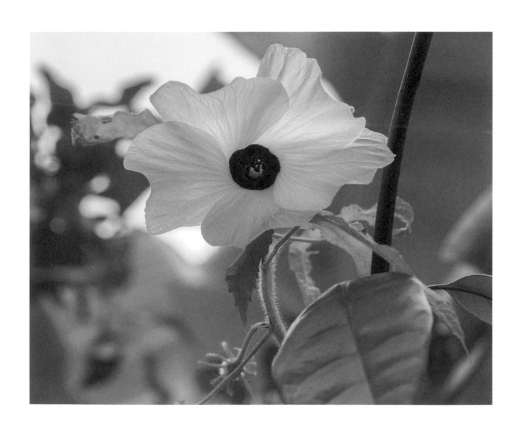

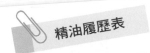

英文	Ambrette Seed
拉丁學名	*Hibiscus abelmoschu ∕ Abelmoschus moschatus*
科別	錦葵科
萃取部分	種子
萃取方式	蒸氣蒸餾
生產地	印度、美國
主要成分	乙酸金合歡酯（Farnesyl acetate）、金合歡醇（Farnesol）、黃葵內酯（Ambrettolide）
香氣形容	性感、圓潤、柔和、潔白、甜美、麝香的氣味。
相似香氣	快樂鼠尾草、歐白芷根

香氣比較

相似香氣 1	快樂鼠尾草（Clary Sage ∕ Salvia sclarea）
	快樂鼠尾草因用於調味麝香葡萄酒，而贏得了麝香油（Muscatel Oil）的名字。有些人覺得它近似麝香的香氣，因此特別將兩種精油相比，從不同點切入，可以聞出氣味的差異性。
	依據我個人經驗，快樂鼠尾草的草本味比較突出（唇形科的植物的特徵之一），黃葵的氣味相對圓潤許多，也較甜美，帶有乾燥的氛圍，聞久了真有一種性感的氣味。
	香氣形容：草本、茶味、香甜、花香、相似麝香的香氣。
相似香氣 2	*歐白芷根（Angelica Root ∕ Angelica archangelica）
	歐白芷根是繖形科的植物，精油是從以蒸餾萃取植物的根部。歐白芷根精油因含「歐白芷內脂」，這是相似麝香的香氣，因此特別將兩種精油相比。
	依據我個人經驗，歐白芷根氣味強烈，帶有泥土味，還有些微的綠色草本味，一點點辛辣感；黃葵的氣味則是細緻、輕盈、甜美，討喜度也相對偏高。兩種精油的價格，歐白芷根比黃葵稍微平民化。
	香氣形容：泥土、綠色草本、辛辣的氣味。

黃葵適合搭配的精油

香味調性	香氣家族	特別建議
前調	1.果香	
	2.柑橘	
	3.薄荷	
	4.草本	
中調	4.草本	都可以
	6.綠香	
	7.花香	
	8.辛香	
後調	9.松杉柏	
	10.木香	
	11.鄉野	
	12.香脂	
	13.動物性	

註：數字為香氣家族編號，＊為補充資料的精油品項

氣味資料庫

　　嗅聞香氣時，建議紀錄對香氣的感覺，建立你自己的氣味資料庫。這樣做，會讓你在調香時進步更快，加深對氣味的認知。

Sasha 的氣味資料庫					
香氣詞彙	精油 1	精油 2	精油 3	精油 4	精油 5
香氣協助者（修飾香氣中尖銳的角）	鷹爪豆原精	銀合歡原精	古巴香脂	零陵香豆原精	
溫暖、陽光感	永久花				
點亮香氣	黃檸檬	綠檸檬			
酸酸檸檬	黃檸檬	綠檸檬	萊姆		
青澀果皮	綠檸檬	綠苦橙	綠桔	佛手柑	
橙家大軍	甜橙	血橙	苦橙	綠苦橙	
柑橘甜味	甜橙	血橙	粉紅葡萄柚		
桔香	紅桔	綠桔			
柚香	粉紅葡萄柚	日本柚子			
香水界「大紅人」	佛手柑				
幫助氣味連結	佛手柑	芫荽籽	花梨木		
涼感草本	胡椒薄荷	綠薄荷	桉油醇迷迭香	穗花薰衣草	甜馬鬱蘭
綠葉味出眾	快樂鼠尾草	瑪黛茶原精	格陵蘭喇叭茶		
蔬菜味	紫羅蘭葉原精（小黃瓜味）	芫荽籽（香菜）			
大紫花	紫羅蘭葉原精				

Sasha 的氣味資料庫					
香氣詞彙	精油 1	精油 2	精油 3	精油 4	精油 5
大紅花	大馬士革玫瑰原精	奧圖玫瑰	摩洛哥玫瑰原精		
皇室家族	大馬士革玫瑰原精（后）	奧圖玫瑰（后）	阿拉伯茉莉原精（王）	大花茉莉原精（王）	橙花（公主）
玫瑰氣味家族	大馬士革玫瑰原精	奧圖玫瑰	摩洛哥玫瑰原精		
窮人家玫瑰	波旁天竺葵				
乾淨、高雅白花	阿拉伯茉莉原精	大花茉莉原精	橙花	白玉蘭原精	晚香玉原精
茉莉氣味家族	阿拉伯茉莉原精	大花茉莉原精			
窮人家茉莉	完全依蘭				
苦橙樹家族	橙花	苦橙	苦橙葉		
窮人家橙花	苦橙葉				
三味一體	桂花原精				
漿果風味	杜松漿果	熏陸香	粉紅胡椒		
甜針葉林	膠冷杉	西伯利亞冷杉	歐洲冷杉		
受管制的樹種	東印度檀香	花梨木			
窮人家檀香	阿米香樹				
帶有宗教含意	東印度檀香	阿拉伯乳香	沒藥		
生命樹	東印度檀香	阿米香樹	癒創木	大西洋雪松	維吉尼亞雪松
好哥兒們	廣藿香	岩蘭草			
鐵打損傷藥酒味	廣藿香	沒藥			

Sasha 的氣味資料庫					
香氣詞彙	精油 1	精油 2	精油 3	精油 4	精油 5
等同黃金珍貴的精油	阿拉伯乳香	沒藥			
窮人家乳香	欖香脂				
調香師的甜味劑	安息香原精	香草酊劑			
適合做配角	鷹爪豆原精	銀合歡原精	古巴香脂		
延長香氣	東印度檀香	岩蘭草	沒藥	安息香原精	黃葵
百搭精油	鷹爪豆原精	銀合歡原精	大馬士革玫瑰	東印度檀香	黃葵
自己喜愛的精油	鷹爪豆原精	晚香玉原精	銀合歡原精	墨西哥沉香	零陵香豆原精

建立你的氣味資料庫					
香氣詞彙	精油 1	精油 2	精油 3	精油 4	精油 5

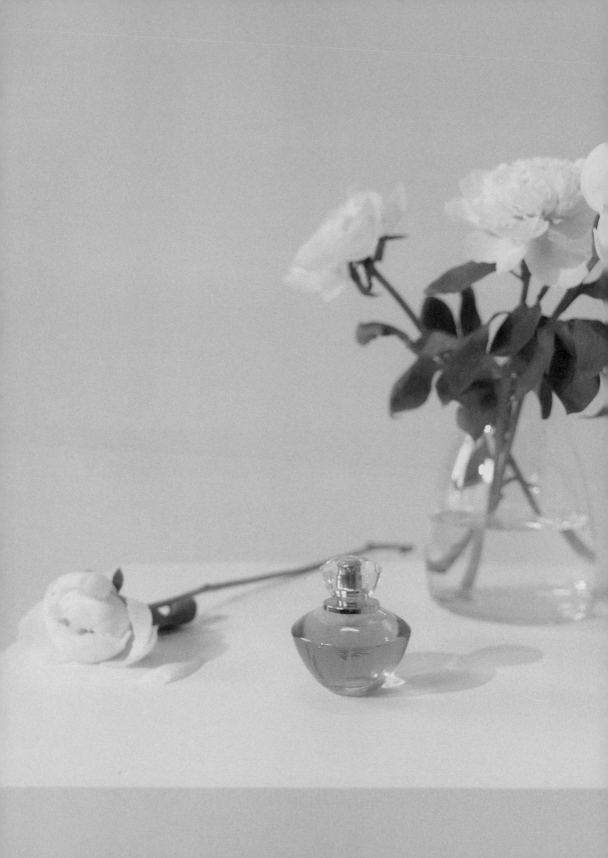

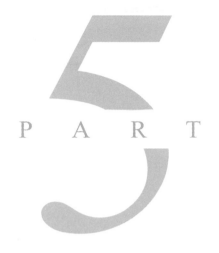

PART

5

簡單版香水

留白，為了簡化香氣！
在調香中，開始嘗試留白，
把它當作一件好玩的事，
不再像以前一樣追求調香的複雜製程、香氣數量，
改用更少的配方調出更有力道的作品，
讓法式傳統香水更簡化。
（Marie Claire.com）

Jean-Claude Ellena
Hermès 上任調香師

一、適合新手的簡單版香水

在本書一開始，我先以「簡單版香水」單元帶你由淺入深，開始認識調香步驟，只需選擇三種精油，就能讓你體會玩香水的樂趣。

一般來說，調配一種香水，配方由精油的三種香氣調性（前調、中調、後調）架構而成。如前調、中調、後調各選一支精油，就是三種精油，這種方式所調配出來的香水，我稱它為「簡單版香水」，很適合初學者練習。

在挑選原料上，通常也是初學者花費較多時間的部分，上一個單元 Part 4「40 種主要精油履歷表」，我針對每一支精油推薦「適合搭配的精油」，也指出它們所屬的香味調性。當你想調配簡單版香水，挑選前調、中調或後調原料精油時，可以參考那單元的精油履歷表。

通常調精油香水，都會經過七個步驟「香水氣味主題」、「挑選原料」、「測試香氣」、「修改香氣」、「加入酒精」、「賦予香水生命」及「熟化香氣」。

「簡單版香水」與 Part 7「實作氣味豐富的香水」的差異在於，前者僅使用了三種精油，後者則是組合了三種創作香調，所以實際上運用了非常多的精油，香氣會更為細緻多變。初學者透過簡單版香水熟悉調香步驟後，就可以開始嘗試 Part 6 的 36 種創作香調，進入調香的奇妙世界，在既定的規則下，創造多變的宜人香氣。

由於 2021 年，我開始在臉書社團進行「香氣感謝」，用香氣來感謝上帝、學生、合作夥伴等。同年也發起「香氣祝福」，用香氣來祝福人。所以，當你進行簡單版香水時，也可以參考接下來的「7 種祝福香水」，我在它們的香水配方表中，加入了「適用情境」、「送禮對象」。「7 種祝福香水」是以古龍水或淡香水的濃度呈現，氣味清爽，適合剛接觸香氣的朋友們，也很適合當作祝福的禮物，送給需要的朋友們。

我發現透過香氣去感謝、讚美、祝福，是搭起人與人之間的橋樑，讓收到香氣禮物的人展開笑顏，對於調香人來說，這是最大的收穫，讓我們將這份來自香氣的祝福分送出去吧！

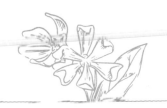

二、精油香水說明書

PART 5 簡單版香水

簡單版香水，由前中後調各選一種精油構成，一瓶香水至多 10 滴精油。

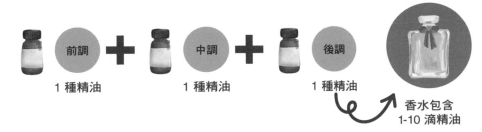

前調 1 種精油 ＋ 中調 1 種精油 ＋ 後調 1 種精油 → 香水包含 1-10 滴精油

PART 6 創作香調

前中後任一種香調，皆是由四種精油構成，一瓶香調瓶有 10 滴精油。

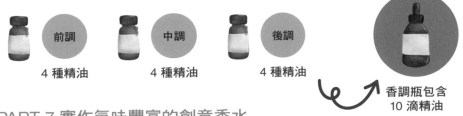

前調 4 種精油　中調 4 種精油　後調 4 種精油 → 香調瓶包含 10 滴精油

PART 7 實作氣味豐富的創意香水

1. 前中後香調瓶各選一瓶，測試香氣。

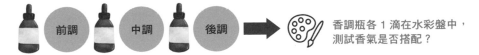

前調　中調　後調 → 香調瓶各 1 滴在水彩盤中，測試香氣是否搭配？

2. 將三瓶香調瓶中使用到的精油，依每種精油所用的滴數，依序加入香水瓶中。

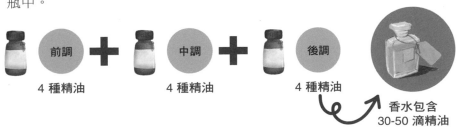

前調 4 種精油 ＋ 中調 4 種精油 ＋ 後調 4 種精油 → 香水包含 30-50 滴精油

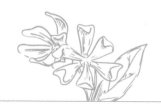

三、7 種祝福香水

NO. 1 愛
Love

香水氣味主題

　　花香調

香水設定香氣走向

　　玫瑰帶柑橘甜酸味

香水種類

　　古龍水（Eau De Cologne）

選香原理

　　此款香水的氣味主題是花香調，將以大馬士革玫瑰為主。玫瑰是追求愛情、享受在愛裡、表達愛的代表花選，它是調配「愛」祝福香水的首選原料。

　　玫瑰搭配東印度檀香是經典的氣味，在香水中，除了利用這點，也將透過檀香來延長香水的留香度。因著佛手柑特有的柑橘香氣，與玫瑰香氣融合，可以為香水加添一絲絲微酸感，讓香氣不會因太豔麗而失去活潑感。

香水香氣敘述

　　氣味一開始，玫瑰粉甜的馥郁花味，香氣宜人；淡淡的柑橘味，雖不明顯，卻為花味增添迷人的氣息。尾韻飄入輕柔的檀香味，讓玫瑰花香持久芬芳；透過香氣，讓人浸泡在愛的祝福中。

適用情境

・在家庭、關係中希望得到愛的支持。
・在人際關係中，想尋找和睦相處之道。
・想表達對某人感謝或愛意時。

送禮對象

　　所有人和喜歡玫瑰氣味的人。
特別推薦：母親、妻子，情侶、好朋友、心儀的人。

香調	精油名稱	精油濃度	滴數
前調	佛手柑	100%	1
中調	大馬士革玫瑰原精	100%	1＋1＋1＝3
後調	東印度檀香	100%	1
	香水總滴數：		5
	香水濃度：5 滴精油在 5ml 酒精中。		5%

祝福小語

愛是恆久忍耐，又有恩慈；愛是不嫉妒；愛是不自誇，不張狂，不做害羞的事，不求自己的益處，不輕易發怒，不計算人的惡，不喜歡不義，只喜歡真理；凡事包容，凡事相信，凡事盼望，凡事忍耐。愛是永不止息。（哥林多前書：13：4-8）

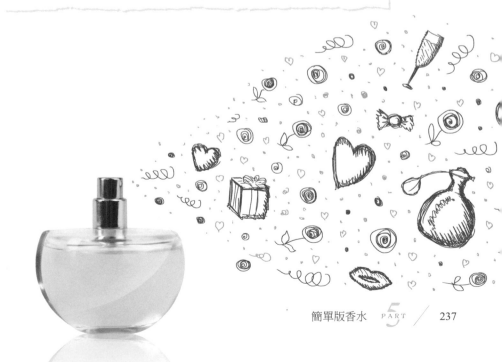

喜樂
Joy

香水氣味主題

　　花香調

香水設定香氣走向

　　桂花帶甜甜柑橘果味

香水種類

　　古龍水（Eau De Cologne）

選香原理

　　此款香水的氣味主題是花香調，將以桂花為主。「三味一體」的桂花，甜果味、花香味、木質味，充滿歡樂的氣氛，它是調配「喜樂」祝福香水的首選原料。

　　桂花搭配甜橙是我個人很喜歡的氣味組合，透過甜橙的甜味可以充分將桂花相似糖果的果香味提升出來。古巴香脂輕淡、若有似無的氣味，可以加強香水留香度，讓「喜樂」香氣無限延伸。

香水香氣敘述

　　氣味一開始，桂花亮眼的花果味，使人欣喜；依稀可以聞到甜橙的甜味，為桂花增添甜美的氣息。尾韻延續淡雅的桂花味，果香、花香、木香完美的交融；透過香氣，讓人浸泡在喜樂的祝福中。

適用情境

・在生活中（家人、關係、職揚、求學等），無法開心，常處於緊張氣氛。

送禮對象

　　所有人和喜歡桂花氣味的人。特別推薦：家人、上班族、青（少）年。

香水配方表

香調	精油名稱	精油濃度	滴數
前調	甜橙	100%	1＋1＝2
中調	桂花原精	80%	1＋1＝2
後調	古巴香脂	100%	1
香水總滴數：			5
香水濃度為大約值：5 滴精油在 5ml 酒精中。			5%

祝福小語

喜樂的心乃是良藥；憂傷的靈使骨枯乾。（箴言：17：22）

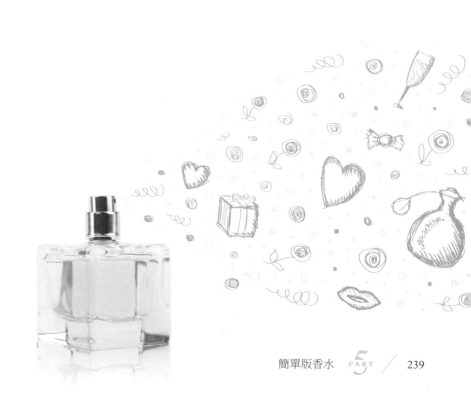

NO.3 平安
Peace

香水氣味主題

花香調

香水設定香氣走向

晚香玉帶沒藥香脂味

香水種類

古龍水（Eau De Cologne）

選香原理

此款香水的氣味主題是花香調，將以晚香玉為主。夜晚的女主人：晚香玉，黑夜裡綻放，溫馨的香氣，帶給人舒適感，它是調配「平安」祝福香水的首選原料。

利用沒藥沉穩的氣味屬性，為香氣添加分外的平靜感，也可以延長香水氣味的留香度。血橙的柑橘香氣，不算太甜，也不過於青澀，藉由此點來中和晚香玉濃郁的花味，讓氣味不會太粉嫩，同時保留一份來自柑橘的清新感。

香水香氣敘述

氣味一開始，晚香玉粉嫩的奶香味，撫慰人心；幽幽的柑橘味，幾乎融入氣味中，依稀為花香增添明亮度。尾韻進入珍貴的沒藥味，若隱若現的香氣，靜靜地徜徉在晚香玉花味中；透過香氣，讓人浸泡在平安的祝福中。

適用情境

· 對生活中，不論大、小事都會擔心。
· 常常害怕自己做得不對，或不夠好。
· 過度再意他人的眼光。

送禮對象

所有人和喜歡晚香玉氣味的人。特別推薦：擔心、害怕，常自責的人。

香調	精油名稱	精油濃度	滴數
前調	血橙	100%	1
中調	晚香玉原精	<u>80%</u>	1＋1＝2
後調	沒藥	100%	1＋1＝2
香水總滴數：			5
香水濃度為大約值：5 滴精油在 5ml 酒精中。			<u>5%</u>

祝福小語

　　所以，不要為明天憂慮，因為明天自有明天的憂慮；一天的難處一天當就夠了。（馬太福音：6：34）

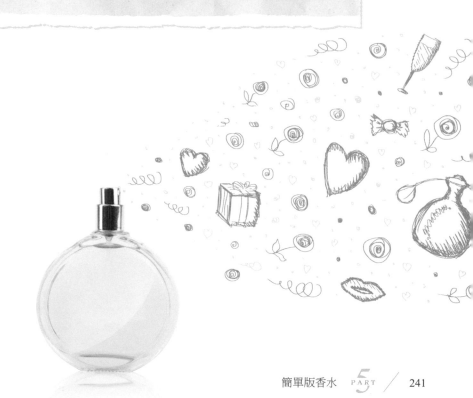

NO.4 指引
Guide

香水氣味主題
東方調

香水設定香氣走向
阿拉伯乳香帶檸檬味

香水種類
淡香水（Eau De Toilette）

選香原理
此款香水的氣味主題是東方調，將以阿拉伯乳香為主。乳香是《聖經》中，記載耶穌誕生時，東方賢士的贈禮之一，代表對神的尊崇，也與黃金、沒藥並列為高價的珍品，它是調配「指引」祝福香水的首選原料。

相似柑橘果皮味的乳香，與真正柑橘皮相遇，將讓香氣呈現一種圓的氛圍。借助大花茉莉鮮明的花味，帶動乳香的氣味，在香氣中有更多明亮度，但不失去乳香獨有的胡椒氣味。

香水香氣敘述
氣味一開始，乳香微辛辣味率先出現，酸味的檸檬賦予乳香活潑的氣息；大花茉莉在點亮乳香氣味後，默默地退居氣味中，細細品味仍可以聞到它的芳香。尾韻進入穩重的香脂帶木頭味，不時可以聞到一縷辛香味，抹入薄弱的花香；透過香氣，讓人浸泡在指引的祝福中。

適用情境
・在生活中，對大、小事難下決定。
・對未來充滿恐懼、害怕時。
・正在轉換跑道，尋找新工作。
・正面臨升學選學校的壓力。

送禮對象
所有人和喜歡乳香氣味的人。
特別推薦：企業老闆、決策者、領袖、上班族。

香調	精油名稱	精油濃度	滴數
前調	黃檸檬	100%	1
中調	大花茉莉原精	100%	1
後調	阿拉伯乳香	100%	1＋1＋1＋1＝4
香水總滴數：			6
香水濃度：6 滴精油在 5ml 酒精中。			6％

祝福小語

你的話是我腳前的燈，是我路上的光。（詩篇：119：105）

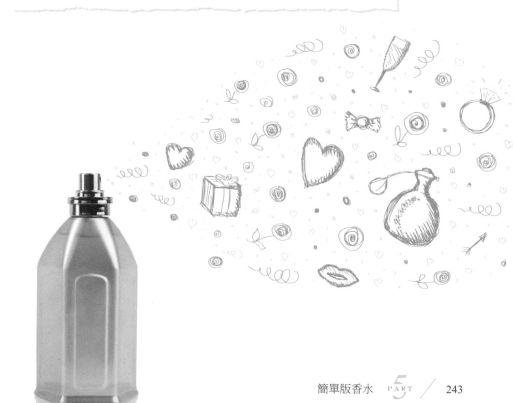

NO.5 力量
Strength

香水氣味主題

木質調

香水設定香氣走向

花梨木帶漿果味

香水種類

古龍水（Eau De Cologne）

選香原理

此款香水的氣味主題是木質調，將以花梨木為主。花梨木隸屬樟科，樟科植物的剛強和保護力，是調配「力量」祝福香水的首選原料。

為要讓「力量」強大，帶有獨特綠葉香味的格陵蘭喇叭茶，和豐富漿果氣息的杜松漿果，它們的加入一定會讓香氣展現無比的支持力。

香水香氣敘述

氣味一開始，花梨木的木質味，強而有力，漿果隱約地壯大花梨木的木香；格陵蘭喇叭茶則是輕輕點綴葉片的氛圍。尾韻充滿森林的木頭香氣，淡雅的花味，溫柔的存在香氣中，充分展現剛強與柔和之美。透過香氣，讓人浸泡在力量的祝福中。

適用情境

· 在生活中，每天面對做不完的家務事（處理不完的事務）。

· 在生活中，要照顧小孩或家中年紀大的父母。

· 在求學或進修中，需要寫作業、繳交報告。

送禮對象

所有人和喜歡花梨木味的人。特別推薦：上班族、SOHO 族、家庭主婦、學生。

香調	精油名稱	精油濃度	滴數
前調	格陵蘭喇叭茶	100%	1
中調	杜松漿果	100%	1
後調	花梨木	100%	1＋1＋1＝3
香水總滴數：			5
香水濃度：5 滴精油在 5ml 酒精中。			5%

祝福小語

我靠著那加給我力量的，凡事都能做。（以賽亞書：40：29）

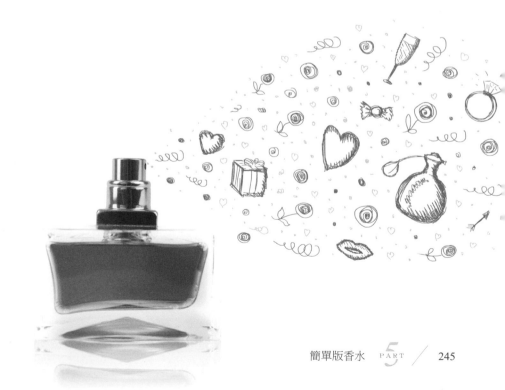

NO.6 信心
Faith

香水氣味主題

綠意調

香水設定香氣走向

苦橙葉帶微橙花味

香水種類

古龍水（Eau De Cologne）

選香原理

　　此款香水的氣味主題是綠意調，將以苦橙葉為主。苦橙葉起初微苦的葉子味，是遇到挫折、困境時的寫照，苦轉甜述說的是心路歷程，它是調配「信心」祝福香水的首選原料。

　　精油萃取自同一株植物，但不同部位的苦橙葉和橙花精油（葉子和花瓣），利用橙花的花果香，加速苦橙葉的苦轉甜，一縷花香味仍在其中。安息香在此，透過它甜美的香氣來延長香水留香度，在氣味中象徵朝向正面的信心發展。

香水香氣敘述

　　氣味一開始，苦橙葉與橙花完美交融，葉子的苦感稍微比花味重；在安息香輕柔地點綴下，呈現出苦中帶甜的氛圍。尾韻甜味逐漸超過苦澀味，宛如呼應漸入佳境的景況；透過香氣，讓人浸泡在信心的祝福中。

適用情境

- 長期照顧家人，身心疲憊。
- 目前正處於失業中，尋找工作。
- 在學習中，面對大、小型考試。
- 在工作或生活中，遇到挫折，或難處。

送禮對象

　　所有人和喜歡苦橙葉氣味的人。特別推薦：照顧者、失業的人、求學中的人。

香調	精油名稱	精油濃度	滴數
前調	苦橙葉	100%	1＋1＝2
中調	橙花	100%	1＋1＝2
後調	安息香原精	100%	1
	香水總滴數：		5
	香水濃度：5 滴精油在 5ml 酒精中。		<u>5%</u>

祝福小語

　　不但如此、就是在患難中、也是歡歡喜喜的；
因為知道患難生忍耐，忍耐生老練，老練生盼望，
盼望不至於落空。（羅馬書：5：3-4）

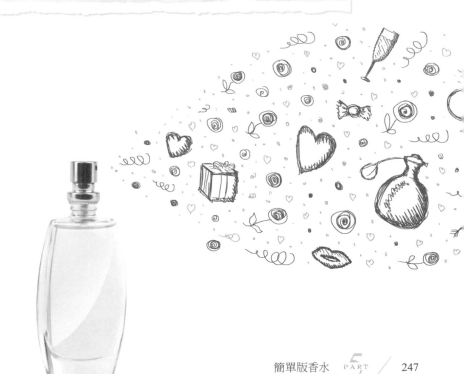

NO.7 豐盛
Abundance

香水氣味主題

柑橘調

香水設定香氣走向

紅桔帶大地的氣味

香水種類

淡香水（Eau De Toilette）

選香原理

　此款香水的氣味主題是柑橘調，將以紅桔為主。桔是中國農曆新年常出現的伴手禮，有著大吉大利的意思，也象徵結豐盛的果子，它是調配「豐盛」祝福香水的首選原料。

　柔和的白玉蘭，在配方中略顯微弱，但它的花香、果味，可以為紅桔帶來更多香甜味，也可以修飾岩蘭草微苦的香氣。岩蘭草在此配方中，不能使用太多，要維持香水氣味主題在柑橘調。

香水香氣敘述

　氣味一開始，紅桔甜美、圓潤的香氣，馬上炒熱全場；柔美的白玉蘭，加添紅桔的果香味外，也注入輕飄飄的花香。尾韻來到岩蘭草，草蓆、土地味，讓紅桔氣味更顯豐富。透過香氣，讓人浸泡在豐盛的祝福中。

適用情境

・在工作中，期待業績表現。
・在生活中，想祝福人或得到祝福。
・在感情中，想要開花結果。

送禮對象

　所有人和喜歡紅桔味的人。特別推.：投資家、理財者、想賺錢的人。

香調	精油名稱	精油濃度	滴數
前調	紅桔	100%	1＋1＋1＋1＝4
中調	白玉蘭原精	100%	1
後調	岩蘭草	100%	1
香水總滴數：			6
香水濃度：6 滴精油在 5ml 酒精中。			6%

祝福小語

　　他要像一棵樹栽在溪水旁，按時候結果子，葉子也不枯乾。凡他所做的盡都順利。（詩篇：1：3）

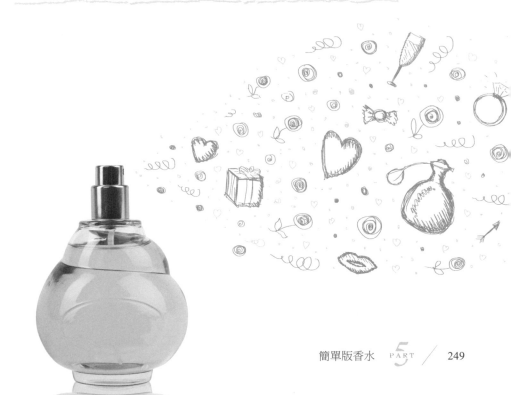

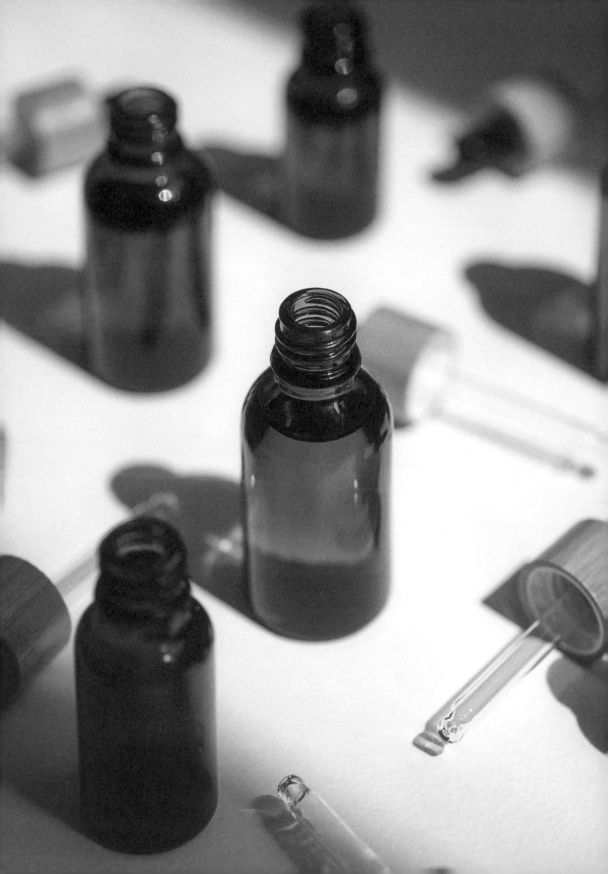

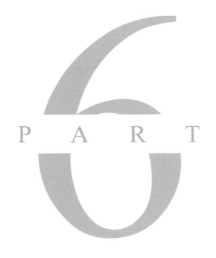

PART

36 種創作香調

對我來說一款優秀的香水，
是原料間的平衡度，氣味有適當的清新感，
也有停頓的瞬間，來傳達出原料的美好。

（Harper's Bazaar.com）

Jacques Cavallier

Louis Vouitton 首席調香師

一、為何調香要先創作香調？

我們了解了精油可以分成「13類精油香氣家族」——果香香氣、柑橘香氣、薄荷香氣、草本香氣、藥香香氣、綠香香氣、花香香氣、松杉柏香氣、木香香氣、鄉野香氣、香脂香氣、動物性香氣等。其中藥香香氣不適合用來調香，大多用於改善身心症狀的調理油。另外，12種家族的香氣，就是本書的重點。

現在，你也應該知道精油依香氣揮發度分成三種香調——前、中、後調，歸入前調的精油較為清新，中調的氣味介於輕盈和沉穩之間，而後調的氣味較為穩重厚實。

你可以回頭讀 Part 3〈三、認識精油的香氣揮發度〉和 Part 4〈40種主要精油履歷表〉加深印象。

接下來，我們正式進入「創作香調」的單元。本單元會教你如何用多種精油創作香調，步驟和簡單版香水差不多，差別在於創作香調，要挑選一種精油當作主香氣，然後另外選出可以凸顯主香氣的三種精油，他們可以來自相同香氣家族或不同香氣家族，但他們的香氣調性要一樣，如：都是前調。

這36種香調，將會成為 Part 7 氣味豐富的創意香水的主要原料，讓你完成香氣更細膩、層次更豐富的精油香水。

首先，先讓我為你說明創作香調的兩大關鍵——「如何使用多種精油調配香水？」、和「為什麼要創造多種香調瓶？」幫助你在閱讀本單元內文時，更得心應手。

Q1：多種精油調配香水的成功秘訣？

 A1

一般來說，調配一種香水，配方由原料的三種香氣調性（前調、中調、後調）的精油架構而成。這時，如果只是單單在前調、中調、後調精油中，尋找各 2 種精油來調配香水（共6種），對初學者而言，進行香氣修改時，會不知道從何下手，而失誤率也會變高。

因此，我在多年調香練習中，研發出「先創作香調，再調配香水」的方法，讓各原料組合時，能夠彼

此和性相處，突破一般市面上的不易理解調香原理，讓新手更容易成功製作自己喜歡的香水。

先創作香調的意思，也就是先創造多種的「前調香調」、「中調香調」、「後調香調」香調瓶，像是本單元示範的 36 種香調瓶，就包含了 10 種前調、11 種中調、15 種後調。因此，當你想製作氣味豐富的香水時，在進行「挑選原料」時，只要挑選出三種香調（一種必備香調為主香調，再挑選能凸顯主香調的兩種香調），符合你設定的「香水氣味主題」即可。

調香過程順利的話，香氣修改時，也只要從「必備香調」開始增加滴數，很快就可以完成一瓶香水。

Q2：創造多種香調瓶有什麼好處？

A2

新手讀了調香書，學習完各種精油的調性後，進入實作部分，經常會卡在不知如何判斷哪些精油加在一起才會和諧？也不清楚香水主題的必備精油是什麼？以及不知道要增加哪一種精油才能更符合理想中的香氣。

因此，在實作氣味豐富的香水之前，你依據設定的「香水氣味主題」，從本單元完成的 36 種創作香調中，挑選適合的「前調香調」、「中調香調」、「後調香調」組合，調香就變成 一項簡單的事情。

在「測試香氣」時，如發現某個香調瓶，氣味特別顯著，而它也不是你設定的「香水氣味主題」，這時如你有很多種香調瓶，你可以很快地挑選另一種更合適的香調瓶，再測試一次香氣。

本單元「36 種創作香調」分別有「10 種前調香調」、「11 種中調香調」和「15 種後調香調」。如果去計算可以有多少排列組合，答案是 1,650 種（10×11×15＝1650 種）。這組合數量相當驚人，如你想嘗試看看，可以都做一次。

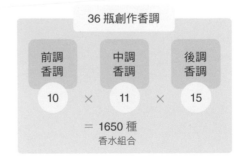

36 瓶創作香調

前調香調	中調香調	後調香調
10	× 11	× 15

= 1650 種
香水組合

本書 Part 7 的「18 種創意香水」，我們會「有目的」地去挑選香調，首先要設定香水氣味主題，這是步驟❶，然後依據設定的香水氣味主題，挑選香調組合。記得要挑選到「必備香調」，這是步驟❷。

當手邊有多種香調瓶時，在「步驟❸：測試香氣」，可以隨時更換，比較容易找到符合香水氣味主題的香調組合。

如你手邊精油不足，無法創作 36 種香調瓶，你至少要創作 9 瓶「香調瓶」——3 瓶「前調香調」、3 瓶「中調香調」、3 瓶「後調香調」。如果去計算可以有多少排列組合，答案是 27 組（3×3×3＝27種）。

在「步驟❸：測試香氣」階段，如你發現你需要一種新的香調瓶，可以馬上多做一種香調瓶，快速解決你的問題。

根據我的經驗，如你手邊的香調瓶有限，「測試香氣」時「將就」使用不適合的香調組合，以這情況進入「步驟❹：進行香氣修改（在香水瓶中）」，出來的香水氣味結果，不滿意且需要重做的機率通常較高。這也就是為什麼鼓勵你要做多種香調瓶的原因。

Part 7「18 種創意香水」中，每一類香水氣味主題，至少有一種瓶香水範例，你可以照著我的範例來調配多款香水瓶，或你參考我的範例，加入自己的想法，在香調配方中做一些小變化。

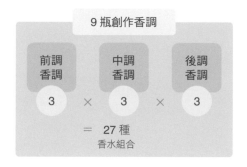

9 瓶創作香調

前調香調　3　×　中調香調　3　×　後調香調　3　＝　27 種香水組合

二、36 種創作香調一覽表

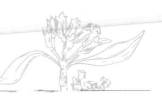

香調	編號	香調名稱	使用的精油			
前調			（主香氣）			
	1	羅馬洋甘菊香調	羅馬洋甘菊	永久花	紅桔	鷹爪豆原精
	2	黃檸檬香調	黃檸檬	綠檸檬	萊姆	甜橙
	3	甜橙香調	甜橙	苦橙	血橙	綠苦橙
	4	紅桔香調	紅桔	綠桔	甜橙	粉紅葡萄柚
	5	粉紅葡萄柚香調	粉紅葡萄柚	日本柚子	甜橙	血橙
	6	佛手柑香調	佛手柑	綠苦橙	日本柚子	鷹爪豆原精
	7	苦橙葉香調	苦橙葉	綠苦橙	甜橙	日本柚子
	8	胡椒薄荷香調	胡椒薄荷	甜橙	粉紅葡萄柚	金盞菊
	9	桉油醇迷迭香香調	桉油醇迷迭香	黃檸檬	快樂鼠尾草	甜馬鬱蘭
	10	快樂鼠尾草香調	快樂鼠尾草	格陵蘭喇叭茶	瑪黛茶原精	佛手柑

香調	編號	香調名稱	使用的精油			
			（主香氣）			
中調	1	真正薰衣草香調	真正薰衣草	紫羅蘭葉原精	芫荽籽	大馬士革玫瑰原精
	2	紫羅蘭葉原精香調	紫羅蘭葉原精	大馬士革玫瑰原精	奧圖玫瑰	銀合歡原精
	3	大馬士革玫瑰原精帶大花茉莉原精香調	大馬士革玫瑰原精	大花茉莉原精	完全依蘭	晚香玉原精
	4	阿拉伯茉莉原精香調	阿拉伯茉莉原精	完全依蘭	白玉蘭原精	橙花
	5	大馬士革玫瑰原精帶阿拉伯茉莉原精香調	大馬士革玫瑰原精	阿拉伯茉莉原精	橙花	銀合歡原精
	6	橙花帶白玉蘭原精香調	橙花	白玉蘭原精	晚香玉原精	鳶尾草原精
	7	晚香玉原精帶芫荽籽香調	晚香玉原精	鳶尾草原精	大馬士革玫瑰原精	芫荽籽
	8	晚香玉原精帶茉莉原精香調	晚香玉原精	阿拉伯茉莉原精	橙花	緬梔原精
	9	桂花原精香調	桂花原精	水仙原精	橙花	銀合歡原精
	10	橙花帶芫荽籽香調	橙花	白玉蘭原精	銀合歡原精	芫荽籽
	11	杜松漿果香調	杜松漿果	熏陸香	粉紅胡椒	橙花

香調	編號	香調名稱	使用的精油			
			（主香氣）			
後調	1	膠冷杉香調	膠冷杉	歐洲冷杉	西伯利亞冷杉	歐白芷根
	2	歐洲赤松香調	歐洲赤松	絲柏	東印度檀香	阿米香樹
	3	大西洋雪松香調	大西洋雪松	花梨木	維吉尼亞雪松	東印度檀香
	4	維吉尼亞雪松香調	維吉尼亞雪松	大西洋雪松	膠冷杉	西伯利亞冷杉
	5	東印度檀香香調	東印度檀香	澳洲檀香	阿米香樹	歐洲赤松
	6	花梨木香調	花梨木	芳樟	墨西哥沉香	大西洋雪松
	7	癒創木香調	癒創木	維吉尼亞雪松	阿米香樹	廣藿香
	8	橡木苔原精香調	橡木苔原精	癒創木	刺檜木	莎草
	9	廣藿香香調	廣藿香	岩蘭草	維吉尼亞雪松	古巴香脂
	10	岩蘭草香調	岩蘭草	莎草	癒創木	刺檜木
	11	阿拉伯乳香帶欖香脂香調	阿拉伯乳香	欖香脂	沒藥	紅沒藥
	12	阿拉伯乳香帶沒藥香調	阿拉伯乳香	沒藥	古巴香脂	墨西哥沉香
	13	沒藥香調	沒藥	紅沒藥	古巴香脂	巴西檀木
	14	安息香原精香調	安息香原精	香草酊劑	零陵香豆原精	乾草原精
	15	黃葵香調	黃葵	香草酊劑	零陵香豆原精	巴西檀木

香氣配角

本書中的「36 種香調」，是依照 Part 4「40 種主要精油履歷表」的順序進行。我將 32 種精油作為主香氣使用；另外 8 種精油，它們會以香氣配角的身分出現在香調中，這些精油分別是鷹爪豆原精、永久花、苦橙、完全依蘭、銀合歡原精、芫荽籽、阿米香樹、古巴香脂。如你很喜歡這 8 種精油，也可以將它們製作成香調瓶。這 8 種精油會成為配角出自於三種考量：

1. 氣味比較溫順，適合凸顯主香氣。

很適合去彰顯主香氣的氣味，但不適合做主角。這類的精油分別是鷹爪豆原精、銀合歡原精、阿米香樹、古巴香脂。

主要使用在前調的 NO.1 和 NO.6 香調；中調的 NO.2、NO.5、NO.9、NO.10 香調；後調的 NO.2、NO.5、NO.7、NO.9、NO.12、NO.13 香調。

香調	香調編號	香調名稱	香調	香調編號	香調名稱	香調	香調編號	香調名稱
前調	1	羅馬洋甘菊香調	中調	2	紫羅蘭葉原精香調	後調	2	歐洲赤松香調
	6	佛手柑香調		5	大馬士革玫瑰原精帶阿拉伯茉莉原精香調		5	東印度檀香香調
				9	桂花原精香調		7	癒創木香調
				10	橙花帶芫荽籽香調		9	廣藿香香調
							12	阿拉伯乳香帶沒藥香調
							13	沒藥香調

2. 氣味鮮明，適合凸顯主香氣。

氣味不算溫順，但很適合去彰顯主香氣的氣味，這類的精油是完全依蘭。主要使用在中調的 NO.3 和 NO.4 香調。

香調	香調編號	香調名稱
中調	3	大馬士革玫瑰原精帶大花茉莉原精香調
	4	阿拉伯茉莉原精香調

3. 特殊案例：永久花、苦橙、芫荽籽

■ 永久花

在創作香調時，依據我個人經驗，只要我將永久花設定為香調中主香氣的配角，調出來的香氣都很好聞。因此，我沒有特別做一款以永久花為主香調的香調。主要使用在前調的 NO.1 香調。

香調	香調編號	香調名稱
前調	1	羅馬洋甘菊香調

■ 苦橙

在 36 種香調中，有一款「橙家大軍」香調，和多款柑橘香調，因此，我沒有再多做一款以苦橙為主香氣的香調。主要使用在前調的 NO.3 香調。

香調	香調編號	香調名稱
前調	3	甜橙香調

■ 芫荽籽

依據我的經驗，將芫荽籽設定為香調中主香氣的配角，香氣更顯和諧，接受度也比較高，因此我沒有特別做一款以芫荽籽為主香氣的香調。主要使用在中調的 NO.1、NO.7、NO.10 香調。

香調	香調編號	香調名稱
	1	真正薰衣草香調
中調	7	晚香玉原精帶芫荽籽香調
	10	橙花帶芫荽籽香調

另外，有 4 種精油是香水的熱門人物，我會以它們為主香氣，製作兩種不同氣味走向的香調，這些精油分別是，大馬士革玫瑰原精、橙花、晚香玉原精、阿拉伯乳香。

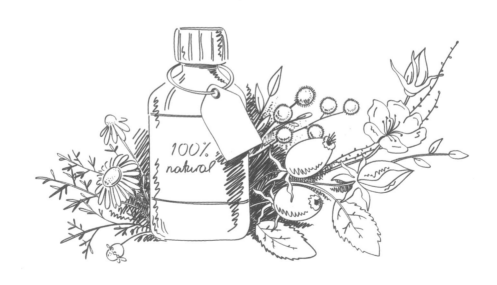

三、40 種主要精油對應 36 種香調一覽表

香調	香氣家族	精油編號	精油名稱	對應的香調編號和香調名稱 是以此支精油為主香氣	
前調	果香	1	鷹爪豆原精	-	-
		2	羅馬洋甘菊	NO.1 （羅馬洋甘菊香調）	-
		3	永久花	-	-
	柑橘	4	黃檸檬	NO.2 （黃檸檬香調）	-
		5	甜橙	NO.3 （甜橙香調）	-
		6	苦橙	-	-
		7	紅桔	NO.4 （甜橙香調）	-
		8	粉紅葡萄柚	NO.5 （粉紅葡萄柚香調）	-
		9	佛手柑	NO.6 （佛手柑香調）	-
		10	苦橙葉	NO.7 （苦橙葉香調）	-
	薄荷	11	胡椒薄荷	NO.8 （胡椒薄荷香調）	-
	草本	12	桉油醇迷迭香	NO.9 （桉油醇迷迭香香調）	-
		13	快樂鼠尾草	NO.10 （快樂鼠尾草香調）	-

香調	香氣家族	精油編號	精油名稱	對應的香調編號和香調名稱 是以此支精油為主香氣	
中調	草本	14	真正薰衣草	NO.1 （真正薰衣草香調）	-
	綠香	15	紫羅蘭葉原精	NO.2 （紫羅蘭葉原精香調）	
	花香	16	大馬士革玫瑰原精	NO.3 （大馬士革玫瑰原精 帶大花茉莉原精香調）	NO.5 （大馬士革玫瑰原精 帶阿拉伯茉莉 原精香調）
		17	阿拉伯茉莉原精	NO.4 （阿拉伯茉莉原精香調）	
		18	橙花	NO.6 （橙花帶白玉蘭原精 香調）	NO.10 （橙花帶芫荽籽 香調）
		19	晚香玉原精	NO.7 （晚香玉原精 帶芫荽籽香調）	NO.8 （晚香玉原精 帶茉莉原精香調）
		20	桂花原精	NO.9 （桂花原精香調）	
		21	完全依蘭	-	-
		22	銀合歡原精	-	-
	辛香	23	芫荽籽	-	-
		24	杜松漿果	NO.11 （杜松漿果香調）	-

香調	香氣家族	精油編號	精油名稱	對應的香調編號和香調名稱 是以此支精油為主香氣	
後調	松杉柏	25	膠冷杉	NO.1 （膠冷杉香調）	
		26	歐洲赤松	NO.2 （歐洲赤松香調）	
		27	大西洋雪松	NO.3 （大西洋雪松香調）	
		28	維吉尼亞雪松	NO.4 （維吉尼亞雪松香調）	
	木香	29	東印度檀香	NO.5 （東印度檀香香調）	
		30	阿米香樹	-	
		31	花梨木	NO.6 （花梨木香調）	
		32	癒創木	NO.7 （癒創木香調）	
	鄉野	33	橡木苔原精	NO.8 （橡木苔原精香調）	
		34	廣藿香	NO.9 （廣藿香香調）	
		35	岩蘭草	NO.10 （岩蘭草香調）	
	香脂	36	阿拉伯乳香	NO.11 （阿拉伯乳香 帶欖香脂香調）	NO.12 （阿拉伯乳香 帶沒藥香調）
		37	沒藥	NO.13 （沒藥香調）	
		38	古巴香脂	-	
		39	安息香原精	NO.14 （安息香原精香調）	
	動物性	40	黃葵	NO.15 （黃葵香調）	

四、36 種創作香調

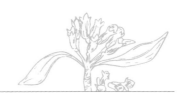

使用說明

在進入「36 種創作香調」前，讓我先解說如何使用香調配方表和其他資料。

1. 前調 NO.1 羅馬洋甘菊香調：這是香調的名稱，它是以香調的主香氣來命名。

2. 主香氣：是這款香調的主要氣味。我在調配時，也思考著如何幫助自己進入實作香水，挑選香調時，比較容易記得這款香調的氣味走向，因此我會加上它的副香氣敘述，例如：帶紅桔的氣味。

> **小提醒**
>
> 特別說明的是中調香調，我以橙花為例，我做了二款橙花香調，為了要區分他們的不同特性，香調名稱處我將副香氣的精油名稱也一併寫入，因此香調名稱會略顯長些。

3. 配方：是這款香調使用的四種精油，寫在第一位的精油就是這款

香調的主香氣。

4. 選香原理：可以幫助你了解為何我選這四種精油做為此款香調的組合。

5. 香氣敘述：是這款香調最後的氣味敘述。

6. 香調配方表

- 是將四種精油從「起始滴數」，就是各 1 滴，開始修改香氣的記錄。

- 共進行四次修改，最後滴數是 10 滴。

- 每次增加的滴數和氣味的變化，請參考香調配方表的下方，我特別標註「香氣記錄」之處。

7. 香氣記錄：每次增加滴數後的氣味變化，都記錄在此。

8. 實作香水時，建議嘗試跟下列香調搭配：以書中 18 種香水為範例，選出配方中有使用到這款香調的香水，也特別將配方中所搭配的另兩種香調的編號列出來，再依據所屬的香味調性歸類，提供你參考。

9. 實作香水時，建議朝向下列為氣味主題發展：以書中 18 種香水

為範例，我也在推薦的各氣味主題後面，註記香水編號；方便你隨時可以翻閱 Part 7「18 種創意香水」。

10. 完成香水：請將 10 滴原料，滴入準備的滴管瓶中，將酒精加入瓶中，不超過瓶子的「脖子」部分，請放置七天後再使用。

11 標示出這款香調的總濃度：如配方中精油或原精在購入時，廠商已稀釋在酒精中，此瓶 10%的總濃度則為大約值。

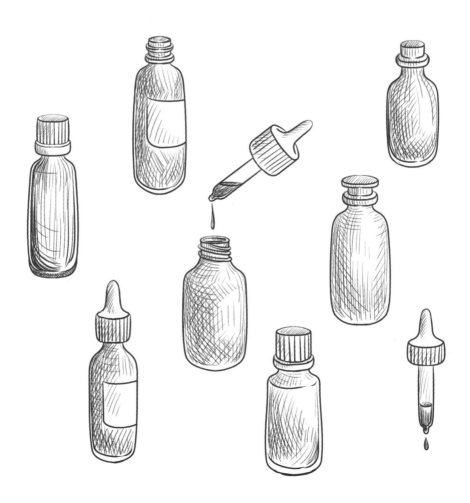

NO.1 羅馬洋甘菊香調

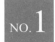

主香氣

羅馬洋甘菊（帶紅桔的氣味）

配方

羅馬洋甘菊＋永久花＋紅桔＋鷹爪豆原精

選香原理

這是一款以洋「柑」菊為發想的香調，透過明亮、鮮明的紅桔味，修飾羅馬洋甘菊「過熟的蘋果味」；永久花則是賦予香調中陽光感，讓整體氣味湧入一股暖流，而甜蜜蜜的鷹爪豆原精，再次點亮氣味中的果香味。

香氣敘述

菊花的氣味、桔子皮的氣味。

香調配方表

主香氣	精油名稱	精油濃度	起始滴數	增加滴數（1）	增加滴數（2）	增加滴數（3）	增加滴數（4）	總滴數
V	羅馬洋甘菊	100%	1					1
	永久花	100%	1					1
	紅桔	100%	1	+1	+1	+1		4
	鷹爪豆原精	90%	1	+1	+1		+1	4
	總滴數							10

★起始滴數：

　四種精油各 1 滴

　‧飽滿的羅馬洋甘菊氣味，依稀可以聞到永久花悶悶的，相似菊花的香氣。後續調整氣味時，將加強紅桔的氣味，借助它來緩和羅馬洋甘菊強烈的菊花味；增加鷹爪豆原精則是用來圓潤整體氣味。

★增加滴數（1）：

　紅桔和鷹爪豆原精各加 1 滴

　‧羅馬洋甘菊氣味有稍微減弱，但還是很強烈。

★增加滴數（2）：

　紅桔和鷹爪豆原精再各加 1 滴

　‧羅馬洋甘菊的氣味比上一步驟減弱一些，香氣中可以聞到紅桔的果皮味，也可以聞到淡淡的永久花的菊味。

★增加滴數（3）：

　紅桔加 1 滴

　‧紅桔的氣味稍微比羅馬洋甘菊突出，但很快又被菊花味蓋下去；永久花氣味雖不明顯，但有種豐收的水果園氛圍。

★增加滴數（4）：

　鷹爪豆原精加 1 滴

　‧與上一步驟相比，香氣雖沒有太大的變化，但氣味較為圓潤。

★實作香水時，建議嘗試跟下列香調搭配：

　‧中調：NO.6 橙花帶白玉蘭原精香調、NO.7 晚香玉原精帶芫荽籽香調、NO.8 晚香玉原精帶茉莉原精香調。

　‧後調：NO.11 阿拉伯乳香帶欖香脂香調、NO.12 阿拉伯乳香帶沒藥香調、NO.15 黃葵香調。

★實作香水時，建議朝向下列氣味主題發展：

　‧第二類：東方調（香水 NO.6）、第七類：果香調（香水 NO.11、NO.12）。

　‧要發展成上述推薦的香水氣味主題，可以參考香水編號的配方來發想。

★確認配方中四種精油的滴數後，將 10 滴原料，滴入準備的滴管瓶中，加入大約 5ml 酒精，請放置七天後再使用。

★因鷹爪豆原精購入時，廠商已稀釋在酒精中，此瓶 10％總濃度為大約值。

NO.2 黃檸檬香調

主香氣

黃檸檬（帶萊姆的氣味）

配方

· 黃檸檬＋綠檸檬＋萊姆＋甜橙

選香原理

這是一款由三種帶有檸檬氣味的精油組合而成的香調。最後再加入甜美氣味的甜橙，平衡整款香調的酸味。清新、活潑，摻雜酸、甜、鹹、澀的香氣是這款香調的特色。

香氣敘述

檸檬的氣味、酸酸的氣味。

香調配方表

主香氣	精油名稱	精油濃度	起始滴數	增加滴數（1）	增加滴數（2）	增加滴數（3）	增加滴數（4）	總滴數
V	黃檸檬	100%	1	+1	+1	+1		4
	綠檸檬	100%	1	+1				2
	萊姆	100%	1		+1			2
	甜橙	100%	1				+1	2
	總滴數							10

★起始滴數：

四種精油各 1 滴

・很好聞的檸檬味，有一點萊姆的香氣在其中。後續調整氣味時，將著重在檸檬氣味的強度，找到一個酸味適中點。

★增加滴數（1）：

黃檸檬和綠檸檬各加 1 滴

・相似檸檬糖，有淡淡的鹹味。

★增加滴數（2）：

黃檸檬和萊姆各加 1 滴

・萊姆帶出汽水的氣味，收尾有果皮青澀感。

★增加滴數（3）：

黃檸檬加 1 滴

・氣味的呈現，已接近設定的主香氣走向。

★增加滴數（4）：

甜橙加 1 滴

・稍微平衡整款香調的酸味。

★實作香水時，建議嘗試跟下列香調搭配：

・中調：NO.11 杜松漿果原精。

・後調：NO.8 橡木苔原精香調。

★實作香水時，建議朝向下列氣味主題發展：

・第三類：柑苔調（香水 NO.7）。

・要發展成上述推薦的香水氣味主題，可以參考香水編號的配方來發想。

★確認配方中四種精油的滴數後，將 10 滴原料，滴入準備的滴管瓶中，加入大約 5ml 酒精，請放置七天後再使用。

★此瓶的總濃度為 10％。

NO.3 甜橙香調

主香氣

甜橙（帶其他橙精油的氣味）

配方

甜橙＋苦橙＋血橙＋綠苦橙

選香原理

這是一款將我個人「氣味資料庫」中的「橙家大軍」，由四種橙精油組合而成的香調。它們的香氣中都有橙味，各具特色。這款香調很適合與任何香調做搭配，是個得力的幫手。

香氣敘述

橙的氣味、微酸的氣味、甜美柑橘的氣味。

香調配方表

主香氣	精油名稱	精油濃度	起始滴數	增加滴數（1）	增加滴數（2）	增加滴數（3）	增加滴數（4）	總滴數
V	甜橙	100%	1	+1	+1	+1	+1	5
	苦橙	100%	1		+1			2
	血橙	100%	1	+1				2
	綠苦橙	100%	1					1
	總滴數							<u>10</u>

香氣記錄

★起始滴數：

四種精油各 1 滴

・有柳丁的香氣，很討喜。後續調整氣味時，將著重在橙味的強度上，找到一個甜、酸適中的平衡點。

★增加滴數（1）：

甜橙和血橙各加 1 滴

・橙味更明顯，甜感還不錯。

★增加滴數（2）：

甜橙和苦橙各加 1 滴

・依據我個人的經驗，加大苦橙的滴數會比加大血橙氣味更好聞。

★增加滴數（3）：

甜橙加 1 滴

・繼續加強甜橙的甜味，香調的氣味變得更甜美。

★增加滴數（4）：

甜橙再加 1 滴

・甜味、酸味停在此點，除了好聞之外，也符合設定的氣味走向。

★實作香水時，建議嘗試跟下列香調搭配：

・中調：NO.5 大馬士革玫瑰原精帶阿拉伯茉莉原精香調、NO.9 桂花原精香調。

・後調：NO.6 花梨木香調、NO.9 廣藿香香調。

★實作香水時，建議朝向下列氣味主題發展：

・第一類：花香調（香水 NO.5）、第四類：柑橘調（香水 NO.8）。

・要發展成上述推薦的香水氣味主題，可以參考香水編號的配方來發想。

★確認配方中四種精油的滴數後，將 10 滴原料，滴入準備的滴管瓶中，加入大約 5ml 酒精，請放置七天後再使用。

★此瓶的總濃度為 10％。

前調　NO.4　紅桔香調

主香氣

紅桔（帶綠桔的氣味）

配方

紅桔＋綠桔＋甜橙＋粉紅葡萄柚

選香原理

這是一款以「大桔大利」為發想的香調，配方中選用紅桔和綠桔做主角，甜橙可以加添香調中的甜味，粉紅葡萄柚的參與可以幫助達成完美桔、橙、柚大團圓的香氣氛圍。

香氣敘述

豐富的桔、橙、柚的氣味。

香調配方表

主香氣	精油名稱	精油濃度	起始滴數	增加滴數（1）	增加滴數（2）	增加滴數（3）	增加滴數（4）	總滴數
V	紅桔	100%	1					1
	綠桔	100%	1		+1			2
	甜橙	100%	1	+1	+1	+1		4
	粉紅葡萄柚	100%	1	+1			+1	3
	總滴數							<u>10</u>

香氣記錄

★起始滴數：

四種精油各 1 滴

· 桔味飽滿，後續調整氣味時，將著重在桔味的強度，讓桔味表現得更有張力。

★增加滴數（1）：

甜橙和粉紅葡萄柚各加 1 滴

· 多了微微的甜味，桔的氣味仍是主角。

★增加滴數（2）：

綠桔和甜橙各加 1 滴

· 桔的氣味更適中，是一個很順的柑橘香氣。

★增加滴數（3）：

甜橙加 1 滴

· 整體氣味很厚實，有「大桔大利」的氛圍。

★增加滴數（4）：

粉紅葡萄柚加 1 滴

· 桔、橙、柚的氣味很平均。

★實作香水時，建議嘗試跟下列香調搭配：

· 中調：NO.6 橙花帶白玉蘭原精香調。

· 後調：NO.14 安息香原精香調。

★實作香水時，建議朝向下列氣味主題發展：

· 第 六 類： 美 食 調（ 香 水 NO.10 ）。

· 要發展成上述推薦的香水氣味主題，可以參考香水編號的配方來發想。

★確認配方中四種精油的滴數後，將 10 滴原料，滴入準備的滴管瓶中，加入大約 5ml 酒精，請放置七天後再使用。

★此瓶的總濃度為 10%。

NO.5 粉紅葡萄柚香調

主香氣

粉紅葡萄柚（帶日本柚子的氣味）

配方

粉紅葡萄柚＋日本柚子＋甜橙＋血橙

選香原理

這是一款以「柚香柚甜」為發想的香調，使用粉紅葡萄柚和日本柚子，帶出柚子甜美的香氣，再使用甜橙和血橙提高香氣的甜度。

香氣敘述

柚子的氣味、甜美的柑橘氣味。

香調配方表

主香氣	精油名稱	精油濃度	起始滴數	增加滴數（1）	增加滴數（2）	增加滴數（3）	增加滴數（4）	總滴數
V	粉紅葡萄柚	100％	1	＋1	＋1		＋1	4
	日本柚子	100％	1	＋1		＋1		3
	甜橙	100％	1					1
	血橙	100％	1		＋1			2
	總滴數							<u>10</u>

★起始滴數：

四種精油各 1 滴

・很柔和的香氣，但主香氣不夠明顯。後續調整氣味時，將加強柚香氣味的呈現。

★增加滴數（1）：

粉紅葡萄柚和日本柚子各加 1 滴

・柚香味有多一些，仍有再加強的空間。

★增加滴數（2）：

粉紅葡萄柚和血橙各加 1 滴

・我聞到柑橘果香中有股鹹味，滿特別的。

★增加滴數（3）：

日本柚子加 1 滴

・柚香味呈現得很漂亮。

★增加滴數（4）：

粉紅葡萄柚加 1 滴

・柚香味很豐富，很細緻的氣味。

★實作香水時，建議嘗試跟下列香調搭配：

・中調：NO.2 紫羅蘭葉原精香調、NO.3 大馬士革玫瑰原精帶大花茉莉原精香調。

・後調：NO.1 膠冷杉香調、NO.5 東印度檀香香調。

★實作香水時，建議朝向下列氣味主題發展：

・第一類：花香調（香水 NO.1）、第九類：綠意調（香水 NO.16）。

・要發展成上述推薦的香水氣味主題，可以參考香水編號的配方來發想。

★確認配方中四種精油的滴數後，將 10 滴原料，滴入準備的滴管瓶中，加入大約 5ml 酒精，請放置七天後再使用。

★此瓶的總濃度為 10％。

NO.6 佛手柑香調

主香氣

佛手柑（帶綠苦橙的氣味）

配方

佛手柑＋綠苦橙＋日本柚子＋鷹爪豆原精

選香原理

這是一款以青澀、綠色果皮味為發想的香調，佛手柑搭配綠苦橙，將青澀果皮氣味表達得淋漓盡致；日本柚子可以增加氣味的高級感，鷹爪豆原精的加入可以增添蜂蜜味。

香氣敘述

佛手柑的氣味、綠色果皮的氣味。

香調配方表

主香氣	精油名稱	精油濃度	起始滴數	增加滴數（1）	增加滴數（2）	增加滴數（3）	增加滴數（4）	總滴數
V	佛手柑	100%	1	+1	+1	+1		4
	綠苦橙	100%	1				+1	2
	日本柚子	100%	1	+1				2
	鷹爪豆原精	<u>90%</u>	1		+1			2
	總滴數							<u>10</u>

★起始滴數：

四種精油各 1 滴

・清新的柑橘味，帶有青澀果皮
香，佛手柑的氣味可以再加
強。後續調整氣味時，將加強
佛手柑氣味的強度，維持在一
定的青澀綠果皮氣味中。

★增加滴數（1）：

佛手柑和日本柚子各加 1 滴

・佛手柑的氣味變得較顯著，日
本柚子的香氣提升整體氣味的
質感。

★增加滴數（2）：

佛手柑和鷹爪豆原精各加 1 滴

・佛手柑的氣味大小適中，有種
微甜，近似蜂蜜氣味在其中。

★增加滴數（3）：

佛手柑加 1 滴

・再加大佛手柑的氣味後，主題
更明確。

★增加滴數（4）：

綠苦橙加 1 滴

・綠苦橙與佛手柑同工，增加更
多青澀綠果皮的氣味，香氣怡
人。

★實作香水時，建議嘗試跟下列

香調搭配：

・中調：NO.4 阿拉伯茉莉原精香
調、NO.7 晚香玉原精帶芫荽籽
香調。

・後調：NO.5 東印度檀香香調、
NO.13 沒藥香調。

★實作香水時，建議朝向下列氣
味主題發展：

・第 一 類： 花香調（ 香水
NO.2）、第十類：皮革調（香
水 NO.17）。

・要發展成上述推薦的香水氣味
主題，可以參考香水編號的配
方來發想。

★確認配方中四種精油的滴數
後，將 10 滴原料，滴入準備的
滴管瓶中，加入大約 5ml 酒
精，請放置七天後再使用。

★因鷹爪豆原精購入時，廠商已
稀釋在酒精中，此瓶 10％總濃
度為大約值。

NO.7 苦橙葉香調

主香氣

苦橙葉（帶柑橘皮的氣味）

配方

苦橙葉＋綠苦橙＋甜橙＋日本柚子

選香原理

這是一款以「窮人的橙花：苦橙葉」為發想的香調，嘗試將苦橙葉與綠苦橙一起使用，再加入有甜感的甜橙、日本柚子，可以調合氣味中的苦感，氣味會變得溫柔，是個經濟效益高的組合。

香氣敘述

微綠葉的氣味、相似橙花的氣味、微苦的氣味。

香調配方表

主香氣	精油名稱	精油濃度	起始滴數	增加滴數（1）	增加滴數（2）	增加滴數（3）	增加滴數（4）	總滴數
V	苦橙葉	100％	1	＋1	＋1	＋1		4
	綠苦橙	100％	1	＋1				2
	甜橙	100％	1				＋1	2
	日本柚子	100％	1		＋1			2
	總滴數							10

★起始滴數：

四種精油各 1 滴

・淡淡的苦味，苦橙葉已被另三
種柑橘精油中和掉它的苦感。
後續調整氣味時，將加強苦橙
葉的氣味，也需留意苦橙葉的
苦味不要過於強烈，進入 Part
7「實作氣味豐富的香水」單
元，比較容易與其他香調組合。

★增加滴數（1）：

苦橙葉和綠苦橙各加 1 滴

・加重苦橙葉的同時，同步增加
綠苦橙，所呈現的氣味效果很
不錯。

★增加滴數（2）：

苦橙葉和日本柚子各加 1 滴

・這次嘗試增加苦橙葉和日本柚
子，氣味變得更細緻，可以聞
到青澀的苦味。

★增加滴數（3）：

苦橙葉加 1 滴

・再加大苦橙葉的氣味後，主題
更明確。

★增加滴數（4）：

甜橙加 1 滴

・香氣的細緻感提升，沒有消弱

苦橙葉微苦回甘的特色。

★實作香水時，建議嘗試跟下列
香調搭配：

・中調：NO.6 橙花帶白玉蘭原
香調、NO.11 杜松漿果香調。

・後調：NO.3 大西洋雪松香調、
NO.10 岩蘭草香調。

★實作香水時，建議朝向下列氣
味主題發展：

・第 一 類：花 香 調（ 香 水
NO.3）、第十類：皮革調（香
水 NO.18）。

・要發展成上述推薦的香水氣味
主題，可以參考香水編號的配
方來發想。

★確認配方中四種精油的滴數
後，將 10 滴原料，滴入準備的
滴管瓶中，加入大約 5ml 酒
精，請放置七天後再使用。

★此瓶的總濃度為 10％。

NO.8 胡椒薄荷香調

主香氣

胡椒薄荷（帶柑橘的氣味）

配方

胡椒薄荷＋甜橙＋粉紅葡萄柚＋金盞菊

選香原理

這是一款以薄荷為主的香調，透過兩種帶有甜味的柑橘精油，幫助薄荷以柔和的氣味呈現，調配香水時，好與中調和後調香調輕鬆組合。金盞菊相似皮革的氣味，期待修飾薄荷尾韻的煙味、燒焦感。

香氣敘述

清涼的氣味、相似薄荷糖果的氣味。

香調配方表

主香氣	精油名稱	精油濃度	起始滴數	增加滴數（1）	增加滴數（2）	增加滴數（3）	增加滴數（4）	總滴數
V	胡椒薄荷	100％	1			＋1		2
	甜橙	100％	1	＋1			＋1	3
	粉紅葡萄柚	100％	1	＋1	＋1			3
	金盞菊	100％	1		＋1			2
	總滴數							<u>10</u>

★起始滴數：

四種精油各 1 滴

　・薄荷氣味所向無敵，在柑橘修
　　飾下，氣味溫和許多，金盞菊
　　有增加氣味的甜度。後續調整
　　氣味時，將著重在薄荷氣味的
　　強度，不多不少剛剛好，進入
　　Part 7「實作氣味豐富的香水」
　　單元，比較容易與其他香調組
　　合。

★增加滴數（1）：

甜橙和粉紅葡萄柚各加 1 滴

　・柑橘氣味賦予薄菏溫度，清涼
　　感仍在，柑橘果皮味有種相似
　　綠葉的氣味。

★增加滴數（2）：

粉紅葡萄柚和金盞菊各加 1 滴

　・薄荷氣味變得更討喜，金盞菊
　　味帶出相似皮革的氣味。

★增加滴數（3）：

胡椒薄荷加 1 滴

　・氣味上很像薄荷糖果。

★增加滴數（4）：

甜橙加 1 滴

　・薄荷氣味剛剛好。

★實作香水時，建議嘗試跟下列

香調搭配：

　・中調：NO.9 桂花原精香調、
　　NO.10 橙花帶芫荽籽香調。

　・後調：NO.4 維吉尼亞雪松香
　　調、NO.7 癒創木香調。

★實作香水時，建議朝向下列氣
味主題發展：

　・第八類：木質調（香水
　　NO.13、14）。

　・要發展成上述推薦的香水氣味
　　主題，可以參考香水編號的配
　　方來發想。

★確認配方中四種精油的滴數
後，將 10 滴原料，滴入準備的
滴管瓶中，加入大約 5ml 酒
精，請放置七天後再使用。

★此瓶的總濃度為 10%。

前調 **NO.9** 桉油醇迷迭香香調

主香氣

桉油醇迷迭香（帶黃檸檬的氣味）

配方

桉油醇迷迭香＋黃檸檬＋快樂鼠尾草＋甜馬鬱蘭

選香原理

這是一款以歐式料理調味為發想的香調，桉油醇迷迭香是主香氣，快樂鼠尾草、甜馬鬱蘭可以加強草本氣味；黃檸檬在此如同料理的概念，為香氣添加一些酸度，呈現出活潑感的氣息。

香氣敘述

相似茶的氣味、微涼的氣味、草本的氣味。

香調配方表

主香氣	精油名稱	精油濃度	起始滴數	增加滴數（1）	增加滴數（2）	增加滴數（3）	增加滴數（4）	總滴數
V	桉油醇迷迭香	100％	1	＋1	＋1			3
	黃檸檬	100％	1	＋1		＋1	＋1	4
	快樂鼠尾草	100％	1		＋1			2
	甜馬鬱蘭	100％	1					1
	總滴數							<u>10</u>

香氣記錄

★起始滴數：

四種精油各 1 滴

・很明顯聞到甜馬鬱蘭的氣味，桉油醇迷迭香和快樂鼠尾草的香氣，比較晚才能聞到。後續調整氣味時，將加強桉油醇迷迭香氣味的強度，黃檸檬味可以多一些些。

★增加滴數（1）：

桉油醇迷迭香和黃檸檬各加 1 滴

・第一時間可以聞到迷迭香的清新感，黃檸檬氣味雖微弱，但有幫迷迭香加分；甜馬鬱蘭的氣味減弱許多。

★增加滴數（2）：

桉油醇迷迭香和快樂鼠尾草各加 1 滴

・出現茶感、綠葉的氣味。

★增加滴數（3）：

黃檸檬加 1 滴

・氣味較活潑，迷迭香有被黃檸檬味間接帶出來，一種輕盈的草本香氣。

★增加滴數（4）：

黃檸檬再加 1 滴

・氣味變得更明亮，可以聞到淡淡的迷迭香味，有清新草木，綠葉的氣息。

★實作香水時，建議嘗試跟下列香調搭配：

・中調：NO.1 真正薰衣草香調。

・後調：NO.8 橡木苔原精香調。

★實作香水時，建議朝向下列氣味主題發展：

・第五類：馥奇調（香水 NO.9）。

・要發展成上述推薦的香水氣味主題，可以參考香水編號的配方來發想。

★確認配方中四種精油的滴數後，將 10 滴原料，滴入準備的滴管瓶中，加入大約 5ml 酒精，請放置七天後再使用。

★此瓶的總濃度為 10%。

NO.10 快樂鼠尾草香調

主香氣

快樂鼠尾草（帶佛手柑的氣味）

配方

快樂鼠尾草＋格陵蘭喇叭茶＋瑪黛茶原精＋佛手柑

選香原理

這是一款以綠色葉片味為發想的香調，快樂鼠尾草是主香氣，格陵蘭喇叭茶、瑪黛茶原精可以加強葉片味的呈現；佛手柑在此如同祕密武器，為香氣創造出登峰造極的綠色葉片的氣息。

香氣敘述

茶的氣味、葉片的氣味。

香調配方表

主香氣	精油名稱	精油濃度	起始滴數	增加滴數（1）	增加滴數（2）	增加滴數（3）	增加滴數（4）	總滴數
V	快樂鼠尾草	100％	1			+1	+1	3
	格陵蘭喇叭茶	100％	1		+1			2
	瑪黛茶原精	100％	1	+1				2
	佛手柑	100％	1	+1	+1			3
	總滴數							10

★起始滴數：

四種精油各 1 滴

・快樂鼠尾草和格陵蘭喇叭茶讓
香調中彌漫著綠葉的氣息。後
續調整氣味時，將著重在綠
葉、草本味的呈現，佛手柑的
氣味也不可少。

★增加滴數（1）：

瑪黛茶原精和佛手柑各加 1 滴

・佛手柑的柑橘皮香中有綠色葉
片味。

★增加滴數（2）：

格陵蘭喇叭茶和佛手柑各加 1
滴

・綠色葉片的氣味已有，快樂鼠
尾草需再加強。

★增加滴數（3）：

快樂鼠尾草加 1 滴

・接近所設定的氣味走向。

★增加滴數（4）：

快樂鼠尾草再加 1 滴

・明顯地聞到快樂鼠尾草溫和的
葉香，少許的柑橘皮味。

★實作香水時，建議嘗試跟下列
香調搭配：

・中調：NO.2 紫羅蘭葉原精香
調、NO.7 晚香玉原精帶芫荽籽
香調。

・後調：NO.2 歐洲赤松香調、
NO.15 黃葵香調。

★實作香水時，建議朝向下列氣
味主題發展：

・第 一 類： 花 香 調（ 香 水
NO.4）、第九類：綠意調（香
水 NO.15）。

・要發展成上述推薦的香水氣味
主題，可以參考香水編號的配
方來發想。

★確認配方中四種精油的滴數
後，將 10 滴原料，滴入準備的
滴管瓶中，加入大約 5ml 酒
精，請放置七天後再使用。

★此瓶的總濃度為 10％。

NO. 1 真正薰衣草香調

主香氣

真正薰衣草（帶紫羅蘭葉原精的氣味）

配方

真正薰衣草＋紫羅蘭葉原精＋芫荽籽＋大馬士革玫瑰原精

選香原理

這是一款真正薰衣草與紫羅蘭葉原精組合而成的香調，紫羅蘭葉原精在真正薰衣草的「溫柔擁抱」中，使其冷冰的小黃瓜味變得更有溫度；「加溫」的紫羅蘭葉原精，與真正薰衣草一起讓氣味彰顯出更多草本帶綠香，微微花味的特色。

香氣敘述

薰衣草的氣味、綠葉的氣味、草本的氣味、微微小黃瓜的氣味。

香調配方表

主香氣	精油名稱	精油濃度	起始滴數	增加滴數（1）	增加滴數（2）	增加滴數（3）	增加滴數（4）	總滴數
V	真正薰衣草	100％	1	＋1		＋1		3
	紫羅蘭葉原精	75％	1		＋1			2
	芫荽籽	100％	1	＋1			＋1	3
	大馬士革玫瑰原精	100％	1		＋1			2
	總滴數							10

香氣記錄

★起始滴數：

四種精油各 1 滴

- 清新的草本味，有薰衣草的香氣，也有紫羅蘭葉的綠葉味。後續調整氣味時，將著重在薰衣草和紫羅蘭葉氣味的平衡。

★增加滴數（1）：

真正薰衣草和芫荽籽各加 1 滴

- 薰衣草味較突出，真正薰衣草和紫羅蘭葉原精，兩種精油很適合一起搭配。

★增加滴數（2）：

紫羅蘭葉原精和大馬士革玫瑰原精各加 1 滴

- 紫羅蘭葉的氣味過於顯著，不能再增強。大馬士革玫瑰的加入，氣味呈現新鮮花束的氛圍。

★增加滴數（3）：

真正薰衣草加 1 滴

- 薰衣草的氣味大小適中。

★增加滴數（4）：

芫荽籽加 1 滴

- 間接提高薰衣草和紫羅蘭葉的香氣，是個柔順、不突兀的氣味。

★實作香水時，建議嘗試跟下列

香調搭配：

- 前調：NO.9 桉油醇迷迭香香調。
- 後調：NO.8 橡木苔原精香調。

★實作香水時，建議朝向下列氣味主題發展：

- 第五類：馥奇調（香水 NO.9）。
- 要發展成上述推薦的香水氣味主題，可以參考香水編號的配方來發想。

★確認配方中四種精油的滴數後，將 10 滴原料滴入準備的滴管瓶中，加入大約 5ml 酒精，請放置七天後再使用。

★因紫羅蘭葉原精購入時，廠商已稀釋在酒精中，此瓶 10％總濃度為大約值。

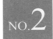

NO.2 紫羅蘭葉原精香調

主香氣

紫羅蘭葉原精（帶大馬士革玫瑰原精的氣味）

配方

紫羅蘭葉原精＋大馬士革玫瑰原精＋奧圖玫瑰＋銀合歡原精

選香原理

　　這是一款紫羅蘭葉原精與玫瑰花組合而成的香調，透過兩種玫瑰的熱情，讓紫羅蘭葉原精冰冷的小黃瓜味有了生命力，為香氣大大加分；銀合歡原精在此則是為香氣加點甜香味，讓氣味聯貫順暢、芳香噗鼻。

香氣敘述

　　相似小黃瓜的氣味、相似玫瑰葉子的氣味、微酸的氣味。

香調配方表

主香氣	精油名稱	精油濃度	起始滴數	增加滴數（1）	增加滴數（2）	增加滴數（3）	增加滴數（4）	總滴數
V	紫羅蘭葉原精	75%	1		＋1			2
	大馬士革玫瑰原精	100%	1	＋1		＋1		3
	奧圖玫瑰	100%	1	＋1				2
	銀合歡原精	66%	1		＋1		＋1	3
總滴數								10

★起始滴數：

四種精油各 1 滴

- 紫羅蘭葉中帶有玫瑰的香氣，銀合歡的氣味則是若隱若現。後續調整氣味時，將著重紫羅蘭葉和玫瑰花間氣味的強弱。

★增加滴數（1）：

大馬士革玫瑰原精和奧圖玫瑰各加 1 滴

- 新鮮玫瑰花的香氣愈來愈大，紫羅蘭葉的「小黃瓜」味被玫瑰花香包覆著。

★增加滴數（2）：

紫羅蘭葉原精和銀合歡原精各加 1 滴

- 沒有增加奧圖玫瑰，卻有它的香氣影子。

★增加滴數（3）：

大馬士革玫瑰原精加 1 滴

- 玫瑰和紫羅蘭葉香氣很平衡，也有銀合歡的蜜香味。

★增加滴數（4）：

銀合歡原精加 1 滴

- 氣味很好聞。

★實作香水時，建議嘗試跟下列香調搭配：

- 前調：NO.5 粉紅葡萄柚香調、NO.10 快樂鼠尾草香調。
- 後調：NO.1 膠冷杉香調、NO.2 歐洲赤松香調。

★實作香水時，建議朝向下列氣味主題發展：

- 第九類：綠意調（香水 NO.15、16）。
- 要發展成上述推薦的香水氣味主題，可以參考香水編號的配方來發想。

★確認配方中四種精油的滴數後，將 10 滴原料滴入準備的滴管瓶中，加入大約 5ml 酒精，請放置七天後再使用。

★因紫羅蘭葉原精和銀合歡原精購入時，廠商已稀釋在酒精中，此瓶 10％總濃度為大約值。

NO.3 大馬士革玫瑰原精 帶大花茉莉原精香調

主香氣

大馬士革玫瑰原精（帶大花茉莉原精的氣味）

配方

大馬士革玫瑰原精＋大花茉莉原精＋完全依蘭＋晚香玉原精

選香原理

這是一款「精油之王：茉莉」與「精油之后：玫瑰」，正面交鋒的香調。大馬士革玫瑰原精是主香氣，晚香玉原精近似奶香味的花香，將輔佐玫瑰的粉甜味；大花茉莉原精雖然它不是主香氣，氣味中依然有它的蹤跡。

香氣敘述

玫瑰花味、奶香味、微茉莉的氣味。

香調配方表

主香氣	精油名稱	精油濃度	起始滴數	增加滴數（1）	增加滴數（2）	增加滴數（3）	增加滴數（4）	總滴數
V	大馬士革玫瑰原精	100%	1	+2		+1	+1	5
	大花茉莉原精	100%	1		+1	+1		3
	完全依蘭	100%	1					1
	晚香玉原精	80%	1					1
總滴數								10

香氣記錄

★起始滴數：

四種精油各 1 滴

・完全依蘭和晚香玉的氣味跑得很快，玫瑰的香氣略不足。後續調整氣味時，將加強玫瑰花味，茉莉花香只需淡淡地圍繞在玫瑰氣味旁。

★增加滴數（1）：

大馬士革玫瑰原精加 2 滴

・濃郁的玫瑰花味，尾韻有粉粉的晚香玉花香。

★增加滴數（2）：

大花茉莉原精加 1 滴

・氣味比較活潑，玫瑰味中有茉莉花香，依稀聞到依蘭的氣味。

★增加滴數（3）：

大馬士革玫瑰原精和大花茉莉原精各加 1 滴

・厚實且濃郁的花香（玫瑰、茉莉的氣味，互相拉扯中），氣味很好聞。

★增加滴數（4）：

大馬士革玫瑰原精加 1 滴

・玫瑰的花味在第一時間出現，後續有奶香味，茉莉花香比較安靜。

★實作香水時，建議嘗試跟下列香調搭配：

・前調：NO.5 粉紅葡萄柚香調。

・後調：NO.5 東印度檀香香調。

★實作香水時，建議朝向下列氣味主題發展：

・第 一 類： 花 香 調（ 香 水 NO.1）。

・要發展成上述推薦的香水氣味主題，可以參考香水編號的配方來發想。

★確認配方中四種精油的滴數後，將 10 滴原料滴入準備的滴管瓶中，加入大約 5ml 酒精，請放置七天後再使用。

★因晚香玉原精購入時，廠商已稀釋在酒精中，此瓶 10％總濃度為大約值。

中調 NO.4 阿拉伯茉莉原精香調

主香氣
阿拉伯茉莉原精（帶完全依蘭的氣味）

配方
阿拉伯茉莉原精＋完全依蘭＋白玉蘭原精＋橙花

選香原理
　　這是一款以阿拉伯茉莉原精為主的香調，「霸氣」的茉莉花味，在白玉蘭原精和橙花的揉和下，變得溫柔許多。完全依蘭在此則是帶出阿拉伯茉莉原精的性感。

香氣敘述
　　茉莉花的氣味、繁花的氣味、濃郁的花香味。

香調配方表

主香氣	精油名稱	精油濃度	起始滴數	增加滴數（1）	增加滴數（2）	增加滴數（3）	增加滴數（4）	總滴數
V	阿拉伯茉莉原精	100％	1	＋1			＋1	3
	完全依蘭	100％	1					1
	白玉蘭原精	100％	1	＋1	＋1			3
	橙花	100％	1		＋1	＋1		3
	總滴數							<u>10</u>

香氣記錄

★起始滴數：

　四種精油各 1 滴

　・完全依蘭與白玉蘭的氣味幾乎
　　同步出現，完全依蘭的香氣稍
　　微高一些；阿拉伯茉莉的香氣
　　則是緩慢地現身。後續調整氣
　　味時，將加強茉莉花香，也找
　　到一個與另兩種白花氣味的平
　　衡點。

★增加滴數（1）：

　阿拉伯茉莉原精和白玉蘭原精
　各加 1 滴

　・完全依蘭的氣味似乎間接地被
　　提高，花香味很濃豔。

★增加滴數（2）：

　白玉蘭原精和橙花各加 1 滴

　・輕淡的白花味，有點「抹散」
　　阿拉伯茉莉濃豔的花香，完全
　　依蘭的氣味則在茉莉花香中打
　　轉。

★增加滴數（3）：

　橙花加 1 滴

　・氣味更加輕柔，果香味在前，
　　茉莉花味在後，要微微加大茉
　　莉花味。

★增加滴數（4）：

　阿拉伯茉莉原精加 1 滴

　・一開始先聞到茉莉味，再轉變
　　到橙花帶白玉蘭的氣味，依蘭
　　則是輕輕地點綴過去。

★實作香水時，建議嘗試跟下列
　香調搭配：

　・前調：NO.6 佛手柑香調。

　・後調：NO.5 東印度檀香香調。

★實作香水時，建議朝向下列香
　氣主題發展：

　・第一類：花香調（香水 NO.2）。

　・要發展成上述推薦的香水氣味
　　主題，可以參考香水編號的配
　　方來發想。

★確認配方中四種精油的滴數
　後，將 10 滴原料滴入準備的滴
　管瓶中，加入大約 5ml 酒精，
　請放置七天後再使用。

★此瓶的總濃度為 10%。

| 中調 | **NO.5** | 大馬士革玫瑰原精
帶阿拉伯茉莉原精香調 |

主香氣

大馬士革玫瑰原精帶阿拉伯茉莉原精的氣味

配方

大馬士革玫瑰原精＋阿拉伯茉莉原精＋橙花＋銀合歡原精

選香原理

這是一款「皇室家族同行」的香調,「精油之王:茉莉」、「精油之后:玫瑰」為主角,「精油公主:橙花」為配角,藉由橙花的花果味,襯托出大馬士革玫瑰原精的果香味,也凸顯阿拉伯茉莉原精的高雅感。

香氣敘述

濃郁的花香味、果香的氣味。

香調配方表

主香氣	精油名稱	精油濃度	起始滴數	增加滴數（1）	增加滴數（2）	增加滴數（3）	增加滴數（4）	總滴數
V	大馬士革玫瑰原精	100%	1	+1	+1	+1		4
	阿拉伯茉莉原精	100%	1					1
	橙花	100%	1	+1			+1	3
	銀合歡原精	<u>66%</u>	1		+1			2
	總滴數							<u>10</u>

★起始滴數：

四種精油各 1 滴

・最先聞到玫瑰花香，很快轉到茉莉味，依稀可以聞到銀合歡甜甜的香氣。後續調整氣味時，將加強玫瑰花香，也隨時注意茉莉氣味的強弱。

★增加滴數（1）：

大馬士革玫瑰原精和橙花各加 1 滴

・玫瑰氣味突出，橙花成功成為玫瑰和茉莉氣味的橋梁，香氣很圓滑。

★增加滴數（2）：

大馬士革玫瑰原精和銀合歡原精各加 1 滴

・玫瑰氣味更出色，銀合歡有幫忙修飾氣味中「尖略的角」。

★增加滴數（3）：

大馬士革玫瑰原精加 1 滴

・玫瑰味比茉莉味稍多一些（香調的設定是精油之后稍微大於精油之王）。

・橙花已融化在氣味中（精油公主很難與王和后相拼），它的果香味優雅的襯托出玫瑰和茉莉的貴氣感。

★增加滴數（4）：

橙花加 1 滴

・氣味更好聞，玫瑰中帶茉莉味，茉莉花香中有粉甜花味。

★實作香水時，建議嘗試跟下列香調搭配：

・前調：NO.3 甜橙香調。

・後調：NO.9 廣藿香香調。

★實作香水時，建議朝向下列香氣主題發展：

・第四類：柑橘調（香水 NO.8）。

・要發展成上述推薦的香水氣味主題，可以參考香水編號的配方來發想。

★確認配方中四種精油的滴數後，將 10 滴原料滴入準備的滴管瓶中，加入大約 5ml 酒精，請放置七天後再使用。

★因銀合歡原精購入時，廠商已稀釋在酒精中，此瓶 10% 總濃度為大約值。

中調 NO.6 橙花帶白玉蘭原精香調

主香氣

橙花（帶白玉蘭原精的氣味）

配方

橙花＋白玉蘭原精＋晚香玉原精＋鳶尾草原精

選香原理

這是一款以白花為主的香調，配方中挑選乾淨、高雅氣味的橙花和白玉蘭原精，再加入晚香玉原精的奶香味，和鳶尾草原精的粉味，讓白花香氣大放光采。

香氣敘述

花果的香氣、相近玉蘭花的氣味、奶甜的氣味。

香調配方表

主香氣	精油名稱	精油濃度	起始滴數	增加滴數（1）	增加滴數（2）	增加滴數（3）	增加滴數（4）	總滴數
V	橙花	100%	1	＋1	＋1	＋1	＋1	5
	白玉蘭原精	100%	1	＋1				2
	晚香玉原精	<u>80%</u>	1					1
	鳶尾草原精	<u>75%</u>	1		＋1			2
	總滴數							<u>10</u>

★起始滴數：

四種精油各 1 滴

· 一種經典且耐聞的白花味，晚香玉的粉味也特別突出。後續調整氣味時，將著重在加強橙花氣味的強度。

★增加滴數（1）：

橙花和白玉蘭原精各加 1 滴

· 清爽的白花香氣，白玉蘭的氣味大於橙花。

★增加滴數（2）：

橙花和鳶尾草原精各加 1 滴

· 橙花氣味衝的很快，鳶尾草的粉味間接加強了白玉蘭的花香；後味可以聞到晚香玉的粉甜味。

★增加滴數（3）：

橙花加 1 滴

· 美妙的橙花香氣，白玉蘭為配角，搭配的天衣無縫。

★增加滴數（4）：

橙花再加 1 滴

· 乾淨的白花組合，帶有少許的奶香甜味。

★實作香水時，建議嘗試跟下列香調搭配：

· 前調：NO.1 羅馬洋甘菊、NO.4 紅桔香調、NO.7 苦橙葉香調。

· 後調：NO.3 大西洋雪松香調、NO.14 安息香原精香調、NO.15 黃葵香調。

★實作香水時，建議朝向下列香氣主題發展：

· 第一類：花香調（香水 NO.3）、第六類：美食調（香水 NO.10）、第七類：果香調（香水 NO.12）。

· 要發展成上述推薦的香水氣味主題，可以參考香水編號的配方來發想。

★確認配方中四種精油的滴數後，將 10 滴原料滴入準備的滴管瓶中，加入大約 5ml 酒精，請放置七天後再使用。

★因晚香玉原精、鳶尾草原精購入時，廠商已稀釋在酒精中，此瓶 10% 總濃度為大約值。

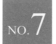

NO.7 晚香玉原精帶芫荽籽香調

主香氣

晚香玉原精（帶芫荽籽的氣味）

配方

晚香玉原精＋鳶尾草原精＋大馬士革玫瑰原精＋芫荽籽

選香原理

這是一款白花搭配芫荽籽的香調，近似奶香味的晚香玉原精是主香氣，芫荽籽是配角。晚香玉原精搭配芫荽籽氣味超合，再加上大馬士革玫瑰原精的協助，可以打造出浪漫的花香與奶香味。

香氣敘述

奶香味、粉粉的花味、若隱若現的芫荽籽的氣味。

香調配方表

主香氣	精油名稱	精油濃度	起始滴數	增加滴數（1）	增加滴數（2）	增加滴數（3）	增加滴數（4）	總滴數
V	晚香玉原精	80％	1	＋1		＋1		3
	鳶尾草原精	75％	1	＋1	＋1		＋1	4
	大馬士革玫瑰原精	100％	1		＋1			2
	芫荽籽	100％	1					1
	總滴數							10

香氣記錄

★起始滴數：

四種精油各 1 滴

・芫荽籽的氣味衝得很快，跟白花香很速配。後續調整氣味時，將加強晚香玉氣味的強度。

★增加滴數（1）：

晚香玉原精和鳶尾草原精各加 1 滴

・粉粉的奶香味，很出色。芫荽籽的氣味明顯下降。

★增加滴數（2）：

鳶尾草原精和大馬士革玫瑰原精各加 1 滴

・玫瑰氣味一增大，晚香玉的氣勢稍微被壓下去；奶香和粉味，需要再調整。

★增加滴數（3）：

晚香玉原精加 1 滴

・一加強晚香玉的香氣，芫荽籽的氣味也微微地被提上來。但會慢慢地減弱下來。

★增加滴數（4）：

鳶尾草原精加 1 滴

・原本擔心晚香玉的奶香味不夠強大，鳶尾草的加入，不只幫助了晚香玉的奶味，也適度地提出芫荽籽的「蔬菜」味，沒有搶走白花的風采。

★實作香水時，建議嘗試跟下列香調搭配：

・前調：NO.1 羅馬洋甘菊香調、NO.6 佛手柑香調、NO.10 快樂鼠尾草香調。

・後調：NO.12 阿拉伯乳香帶沒藥香調、NO.13 沒藥香調、NO.15 黃葵香調。

★實作香水時，建議朝向下列香氣主題發展：

・第一類：花香調（香水NO.4）、第二類：東方調（香水 NO.6）、第十類：皮革調（香水 NO.17）。

・要發展成上述推薦的香水氣味主題，可以參考香水編號的配方來發想。

★確認配方中四種精油的滴數後，將 10 滴原料滴入準備的滴管瓶中，加入大約 5ml 酒精，請放置七天後再使用。

★因晚香玉原精、鳶尾草原精購入時，廠商已稀釋在酒精中，此瓶 10％總濃度為大約值。

NO.8 晚香玉原精帶茉莉原精香調

主香氣

晚香玉原精（帶阿拉伯茉莉原精的氣味）

配方

晚香玉原精＋阿拉伯茉莉原精＋橙花＋緬梔原精

選香原理

這是一款以「致熱戀」為發想的香調，「精油之王：阿拉伯茉莉」與「夜的女主人：晚香玉」的結合，散發出動人心弦的氣味；緬梔原精和橙花的香味，可以幫助晚香玉原精的奶香味擁抱整個香調。

香氣敘述

奶香味、花香味、粉嫩的氣味。

香調配方表

主香氣	精油名稱	精油濃度	起始滴數	增加滴數（1）	增加滴數（2）	增加滴數（3）	增加滴數（4）	總滴數
V	晚香玉原精	80%	1	+1		+1		3
	阿拉伯茉莉原精	100%	1					1
	橙花	100%	1	+1	+1		+1	4
	緬梔原精	80%	1		+1			2
	總滴數							10

★起始滴數：

四種精油各 1 滴

- 粉嫩的晚香玉華麗登場，阿拉伯茉莉臣服在它的氣味之下，這也是一款白花香調。後續調整氣味時，將著重在整體白花氣味的強度，晚香玉是主角。

★增加滴數（1）：

晚香玉原精和橙花各加 1 滴

- 晚香玉的奶香味中帶有橙花的花果香，很好聞。

★增加滴數（2）：

橙花和緬梔原精各加 1 滴

- 緬梔的出現間接地加大晚香玉的香氣，「熱戀」的甜蜜感出現。

★增加滴數（3）：

晚香玉原精加 1 滴

- 晚香玉中帶有茉莉的氣味，有點酸又有點甜的氣味。

★增加滴數（4）：

橙花加 1 滴

- 平衡晚香玉的奶香味，不會太膩。

★實作香水時，建議嘗試跟下列香調搭配：

- 前調：NO.1 羅馬洋甘菊香調。
- 後調：NO.11 阿拉伯乳香帶欖香脂香調。

★實作香水時，建議朝向下列香氣主題發展：

- 第七類：果香調（香水 NO.11）。
- 要發展成上述推薦的香水氣味主題，可以參考香水編號的配方來發想。

★確認配方中四種精油的滴數後，將 10 滴原料滴入準備的滴管瓶中，加入大約 5ml 酒精，請放置七天後再使用。

★因晚香玉原精、緬梔原精購入時，廠商已稀釋在酒精中，此瓶 10% 總濃度為大約值。

中調 NO.9 桂花原精香調

主香氣

桂花原精（帶水仙原精的氣味）

配方

桂花原精＋水仙原精＋橙花＋銀合歡原精

選香原理

這是一款以「三味一體」為發想的香調，三味指的是果味、花味、木味。桂花原精為主香氣，水仙原精為配角。兩種精油結合，將放大花的香氣，同時也加強木頭的醇厚感。帶有柑橘果味的橙花，為氣味添加特有的果香味；銀合歡原精在此則是協調整體香氣，讓氣味聯貫順暢、芳香噗鼻。

香氣敘述

花香味、木頭的氣味、花果的氣味。

香調配方表

主香氣	精油名稱	精油濃度	起始滴數	增加滴數（1）	增加滴數（2）	增加滴數（3）	增加滴數（4）	總滴數
V	桂花原精	80%	1	+1		+1	+1	4
	水仙原精	80%	1		+1			2
	橙花	100%	1	+1	+1			3
	銀合歡原精	66%	1					1
	總滴數							10

★起始滴數：

四種精油各 1 滴

- 桂花氣味中有水仙的香氣，輕盈的銀合歡讓桂花香氣變得更活潑。後續調整氣味時，將著重在桂花和水仙間氣味的平衡度。

★增加滴數（1）：

桂花原精和橙花各加 1 滴

- 桂花的木質味變得輕盈，接著出現水仙的花果香味。

★增加滴數（2）：

水仙原精和橙花各加 1 滴

- 水仙氣味中帶有桂花果香味，銀合歡的氣味也被提上來。

★增加滴數（3）：

桂花原精加 1 滴

- 花香果味很豐富，桂花的氣味在前，水仙在後。

★增加滴數（4）：

桂花原精再加 1 滴

- 桂花與水仙氣味很合，果香味更明顯，尾韻有淡淡蜂蠟味。

★實作香水時，建議嘗試跟下列香調搭配：

- 前調：NO.3 甜橙香調、NO.8 胡椒薄荷香調。

- 後調：NO.6 花梨木香調、NO.7 癒創木香調。

★實作香水時，建議朝向下列香氣主題發展：

- 第一類：花香調（香水 NO.5）、第八類：木質調（香水 NO.14）。

- 要發展成上述推薦的香水氣味主題，可以參考香水編號的配方來發想。

★確認配方中四種精油的滴數後，將 10 滴原料滴入準備的滴管瓶中，加入大約 5ml 酒精，請放置七天後再使用。

★因桂花原精、水仙原精、銀合歡原精購入時，廠商已稀釋在酒精中，此瓶 10％總濃度為大約值。

NO.10 橙花帶芫荽籽香調

主香氣

橙花（帶芫荽籽的氣味）

配方

橙花＋白玉蘭原精＋銀合歡原精＋芫荽籽

選香原理

這是另一款白花搭配芫荽籽的香調，橙花是主香氣，白玉蘭原精將輔助橙花的花香，可以展現更多乾淨的氛圍。芫荽籽是配角，它很適合搭配白花；銀合歡原精在此可以加強氣味的甜度。

香氣敘述

高雅的白花氣味、橙花的果味、蜂蜜的氣味。

香調配方表

主香氣	精油名稱	精油濃度	起始滴數	增加滴數（1）	增加滴數（2）	增加滴數（3）	增加滴數（4）	總滴數
V	橙花	100%	1	+1	+1	+1	+1	5
	白玉蘭原精	100%	1	+1			+1	3
	銀合歡原精	66%	1					1
	芫荽籽	100%	1					1
	總滴數							10

★起始滴數：

四種精油各 1 滴

・銀合歡和白玉蘭的氣味很顯著；芫荽籽「遇見」白玉蘭，它的「菜味」融化在其中，出乎意外地好聞。後續調整氣味時，將加強橙花氣味的強度。

★增加滴數（1）：

橙花和白玉蘭原精各加 1 滴

・白玉蘭的花味略勝橙花一籌，芫荽籽的氣味柔柔的在花香中。

★增加滴數（2）：

橙花加 1 滴

・白玉蘭與橙花的氣味不相上下，銀合歡將它們包覆得很漂亮，似乎可以再加強橙花味。仍可以聞到芫荽籽淡淡的氣味。

★增加滴數（3）：

橙花再加 1 滴

・橙花氣味明顯很多，整體的氣味很輕盈，但少了白玉蘭的果香味。

★增加滴數（4）：

橙花和白玉蘭原精各加 1 滴

・橙花的氣味中，隱約可以聞到白玉蘭的花香味，花味中有甜甜的蜂蜜味；芫荽籽內斂的與白花共處，這比例我個人滿喜歡的。

★實作香水時，建議嘗試跟下列香調搭配：

・前調：NO.8 胡椒薄荷香調。

・後調：NO.4 維吉尼亞雪松香調。

★實作香水時，建議朝向下列香氣主題發展：

・第八類：木質調（香水 NO.13）。

・要發展成上述推薦的香水氣味主題，可以參考香水編號的配方來發想。

★確認配方中四種精油的滴數後，將 10 滴原料滴入準備的滴管瓶中，加入大約 5ml 酒精，請放置七天後再使用。

★因銀合歡原精購入時，廠商已稀釋在酒精中，此瓶 10%總濃度為大約值。

NO.11 杜松漿果香調

主香氣

杜松漿果（帶熏陸香的氣味）

配方

杜松漿果＋熏陸香＋粉紅胡椒＋橙花

選香原理

這是一款以琴酒為發想的香調，杜松漿果為主香氣，熏陸香和粉紅胡椒為配角。當漿果遇見漆樹科的熏陸香和粉紅胡椒，是難得一見高品味的香氣，橙花的存在則賦予香氣一些柔和感。

香氣敘述

漿果味、針葉味、乾燥木頭的氣味。

香調配方表

主香氣	精油名稱	精油濃度	起始滴數	增加滴數（1）	增加滴數（2）	增加滴數（3）	增加滴數（4）	總滴數
V	杜松漿果	100%	1	＋1	＋1		＋1	4
	熏陸香	100%	1		＋1			2
	粉紅胡椒	100%	1	＋1		＋1		3
	橙花	100%	1					1
	總滴數							10

★起始滴數：

四種精油各 1 滴

· 香氣中有明顯的漿果味，一些些乾燥、清涼感。後續調整氣味時，將加強杜松漿果的氣味，也要與粉紅胡椒和熏陸香的氣味達到一個平衡點。

★增加滴數（1）：

杜松漿果和粉紅胡椒各加 1 滴

· 漿果的氣味清楚呈現出來，後韻有輕淡微甜的香氣。

★增加滴數（2）：

杜松漿果和熏陸香各加 1 滴

· 出現一股清新、乾淨的漿果氣味，帶有些許的乾燥木頭氣息在其中。

★增加滴數（3）：

粉紅胡椒加 1 滴

· 細緻的氣味。

★增加滴數（4）：

杜松漿果加 1 滴

· 漿果味更清晰，依稀可以聞到粉紅胡椒和豆蔻的微涼感，熏陸香的木味也在其中。

★實作香水時，建議嘗試跟下列香調搭配：

· 前調：NO.2 黃檸檬香調、NO.7 苦橙葉香調。

· 後調：NO.8 橡木苔原精香調、NO.10 岩蘭草香調。

★實作香水時，建議朝向下列香氣主題發展：

· 第三類：柑苔調（香水NO.7）、第十類：皮革調（香水 NO.18）。

· 要發展成上述推薦的香水氣味主題，可以參考香水編號的配方來發想。

★確認配方中四種精油的滴數後，將 10 滴原料滴入準備的滴管瓶中，加入大約 5ml 酒精，請放置七天後再使用。

★此瓶的總濃度為 10%。

後調　NO.1　膠冷杉香調

主香氣

膠冷杉（帶歐白芷根的氣息）

配方

膠冷杉＋歐洲冷杉＋西伯利亞冷杉＋歐白芷根

選香原理

這是一款以「杉」為主的香調，使用三種杉精油（膠冷杉、歐洲冷杉、西伯利亞冷杉），針葉樹中的甜味各有千秋；歐白芷根輕盈的泥土味，則帶出幽幽的綠草香，讓這款香調的氣味更出類拔萃。

香氣敘述

綠葉的氣味、針葉樹的氣味、微甜的氣味、大地的氣味。

香調配方表

主香氣	精油名稱	精油濃度	起始滴數	增加滴數（1）	增加滴數（2）	增加滴數（3）	增加滴數（4）	總滴數
V	膠冷杉	100%	1	+1			+1	3
	歐洲冷杉	100%	1		+1			2
	西伯利亞冷杉	100%	1		+1	+1		3
	歐白芷根	100%	1	+1				2
	總滴數							10

★起始滴數：

四種精油各 1 滴

・甜美的杉味平順且討喜，歐白
芷根的氣味與三種杉類精油融
合得相當好。後續調整氣味
時，將著重在「杉」的氣味，
也注意歐白芷根的香氣微微出
現即可。

★增加滴數（1）：

膠冷杉和歐白芷根各加 1 滴

・更彰顯膠冷杉的葉片味。

★增加滴數（2）：

歐洲冷杉和西伯利亞冷杉各加
1 滴

・集中在杉的氣味上，尾韻帶有
清甜感。

★增加滴數（3）：

西伯利亞於杉加 1 滴

・有股甜甜的綠葉香，「杉」的氣
味更佳出色。

★增加滴數（4）：

膠冷杉加 1 滴

・第一時間明顯聞到膠冷杉的香
氣，再轉到甜味的針葉樹味，
歐白芷根的氣味也很柔和。

★實作香水時，建議嘗試跟下列
香調搭配：

・前調：NO.5 粉紅葡萄柚香調。

・中調：NO.2 紫羅蘭葉原精香
調。

★實作香水時，建議朝向下列香
氣主題發展：

・第九類：綠意調（香水
NO.16）。

・要發展成上述推薦的香水氣味
主題，可以參考香水編號的配
方來發想。

★確認配方中四種精油的滴數
後，將 10 滴原料滴入準備的滴
管瓶中，加入大約 5ml 酒精，
請放置七天後再使用。

★此瓶的總濃度為 10％。

NO.2 歐洲赤松香調

主香氣

歐洲赤松（帶絲柏和木頭的氣味）

配方

歐洲赤松＋絲柏＋東印度檀香＋阿米香樹

選香原理

這是一款歐洲赤松搭配絲柏的香調，歐洲赤松是主香氣，絲柏則是配角。歐洲赤松搭配絲柏讓清脆針葉香氣更凸顯；沉穩的東印度檀香，可以柔和氣味中相似松節油的刺鼻味，阿米香樹在此則是加強整體的木香，為香氣添加一些些溫暖感。

香氣敘述

綠意的氣味、針葉樹林的氣味、木頭的氣味。

香調配方表

主香氣	精油名稱	精油濃度	起始滴數	增加滴數（1）	增加滴數（2）	增加滴數（3）	增加滴數（4）	總滴數
V	歐洲赤松	100％	1		＋1			2
	絲柏	100％	1	＋1				1
	東印度檀香	100％	1			＋1	＋1	3
	阿米香樹	100％	1	＋1	＋1	＋1		4
	總滴數							<u>10</u>

香氣記錄

★起始滴數：

四種精油各 1 滴

‧歐洲赤松的氣味最突出，滿滿的針葉樹味，一點點木頭的甜味。後續調整氣味時，將著重歐洲赤松氣味的強度，可以多一些木頭溫暖的氣息。

★增加滴數（1）：

絲柏和阿米香樹各加 1 滴

‧走進森林的感覺。

★增加滴數（2）：

歐洲赤松和阿米香樹各加 1 滴

‧滿滿的森林綠葉味，大口吸著芬多精的情境。

★增加滴數（3）：

東印度檀香和阿米香樹各加 1 滴

‧多了一點木頭味，氣味穩重，也加強整體的留香度。

★增加滴數（4）：

東印度檀香加 1 滴

‧留香度更棒，木香也很清晰。

★實作香水時，建議嘗試跟下列香調搭配：

‧前調：NO.10 快樂鼠尾草香調。

‧中調：NO.2 紫羅蘭葉原精香調。

★實作香水時，建議朝向下列香氣主題發展：

‧第九類：綠意調（香水NO.15）。

‧要發展成上述推薦的香水氣味主題，可以參考香水編號的配方來發想。

★確認配方中四種精油的滴數後，將 10 滴原料滴入準備的滴管瓶中，加入大約 5ml 酒精，請放置七天後再使用。

★此瓶的總濃度為 10％。

NO.3 大西洋雪松香調

主香氣

大西洋雪松（帶花梨木的氣味）

配方

大西洋雪松＋花梨木＋維吉尼亞雪松＋東印度檀香

選香原理

這是一款以大西洋雪松為主的香調，透過花梨木甜美花香和木頭味，可以修飾大西洋雪松尾韻中不討喜的酸感；東印度檀香和維吉尼亞雪松則可以壯大木頭的甜味，以致於創作出一款木香滿溢的香調。

香氣敘述

雪松的氣味、微甜的氣味、木頭的氣味。

香調配方表

主香氣	精油名稱	精油濃度	起始滴數	增加滴數（1）	增加滴數（2）	增加滴數（3）	增加滴數（4）	總滴數
V	大西洋雪松	100％	1	＋1	＋1		＋1	4
	花梨木	100％	1		＋1			2
	維吉尼亞雪松	100％	1	＋1		＋1		3
	東印度檀香	100％	1					1
	總滴數							<u>10</u>

香氣記錄

★起始滴數：

四種精油各 1 滴

- 花梨木甜甜的木頭味與東印度
檀香沉靜的木香，擦撞出漂亮
的氣味，大西松雪松的香氣則
是緩慢地出現。後續調整氣味
時，將加強大西洋雪松氣味的
強度，也希望保有現有的木頭
甜感。

★增加滴數（1）：

大西洋雪松和維吉尼亞雪松各
加 1 滴

- 所有香氣均勻的結合在一起，
大西洋雪松的氣味有變甜的趨
勢。

★增加滴數（2）：

大西洋雪松和花梨木各加 1 滴

- 氣味的層次感很好。

★增加滴數（3）：

維吉尼亞雪松加 1 滴

- 氣味變得厚實，甜味也足夠。
花梨木和維吉尼亞雪松發揮效
能，成功地覆蓋住大西洋雪松
酸酸的氣味。

★增加滴數（4）：

大西洋雪松加 1 滴

- 第一時間先聞到雪松，再轉到
甜美的木頭味，很討喜的香氣。

★實作香水時，建議嘗試跟下列
香調搭配：

- 前調：NO.7 苦橙葉香調。
- 中調：NO.6 橙花帶白玉蘭原精
香調。

★實作香水時，建議朝向下列香
氣主題發展：

- 第 一 類： 花香調（ 香 水
NO.3）。
- 要發展成上述推薦的香水氣味
主題，可以參考香水編號的配
方來發想。

★確認配方中四種精油的滴數
後，將 10 滴原料滴入準備的滴
管瓶中，加入大約 5ml 酒精，
請放置七天後再使用。

★此瓶的總濃度為 10%。

NO.4 維吉尼亞雪松香調

主香氣

維吉尼亞雪松（帶大西洋雪松的氣味）

配方

維吉尼亞雪松＋大西洋雪松＋膠冷杉＋西伯利亞冷杉

選香原理

這是一款以維吉尼亞雪松為主的香調，維吉尼亞雪松的鉛筆味，除了可以壯大木頭的氣味，還可以覆蓋住大西洋雪松的酸味，讓木頭味更芳香好聞。兩種杉類精油在此（膠冷杉和西伯利亞冷杉），可以給予整體香氣更多柔美的甜味。

香氣敘述

木頭的氣味、微甜的氣味、相似檀木的氣味。

香調配方表

主香氣	精油名稱	精油濃度	起始滴數	增加滴數（1）	增加滴數（2）	增加滴數（3）	增加滴數（4）	總滴數
V	維吉尼亞雪松	100％	1	＋1	＋2		＋1	5
	大西洋雪松	100％	1	＋1		＋1		3
	膠冷杉	100％	1					1
	西伯利亞冷杉	100％	1					1
	總滴數							10

★起始滴數：

四種精油各 1 滴

· 兩種杉精油氣味很強大，仍可以聞到大西洋雪松的氣味，維吉尼亞雪松的氣味稍顯不足。後續調整氣味時，將加強維吉尼亞雪松的氣味，也找出兩種雪松氣味的平衡點。

★增加滴數（1）：

維吉尼亞雪松和大西洋雪松各加 1 滴

· 一種來到高山上的氣味，大西洋雪松的香氣超越兩種杉類精油，尾韻偏甜，維吉尼亞雪松氣味可以再大一些。

★增加滴數（2）：

維吉尼亞雪松加 2 滴

· 感覺很多葉子包圍著鉛筆味，可以多一些陽剛的氣息。

★增加滴數（3）：

大西洋雪松加 1 滴

· 兩種雪松精油融合得很漂亮，一開始聞到大西洋雪松的氣味，很快轉到維吉尼亞雪松的香氣，相似具甜感的檀香味。

★增加滴數（4）：

維吉尼亞雪松加 1 滴

· 先聞到維吉尼亞雪松的鉛筆木頭味，帶一些杉類精油的甜感。

★實作香水時，建議嘗試跟下列香調搭配：

· 前調：NO.8 胡椒薄荷香調。

· 中調：NO.10 橙花帶芫荽籽香調。

★前實作香水時，建議朝向下列香氣主題發展：

· 第八類：木質調（香水NO.13）。

· 要發展成上述推薦的香水氣味主題，可以參考香水編號的配方來發想。

★確認配方中四種精油的滴數後，將 10 滴原料滴入準備的滴管瓶中，加入大約 5ml 酒精，請放置七天後再使用。

★此瓶的總濃度為 10%。

後調 ┊ **NO.5** 東印度檀香香調

主香氣

東印度檀香（帶歐洲赤松針葉的氣味）

配方

東印度檀香＋澳洲檀香＋阿米香樹＋歐洲赤松

選香原理

這是一款以東印度檀香為主的香調，澳洲檀香是來輔助東印度檀香的氣味，讓香氣不要太像廟宇的氛圍。歐洲赤松和「窮人的檀香：阿米香樹」在此是用來控制檀香使用的成本，這會是一款「微經濟實惠」的檀香香調。除此之外它們也可以協助檀香跳脫宗教感，朝向年輕化的氣味發展。

香氣敘述

檀木的氣味、輕盈木頭味、淡淡針葉的氣味。

香調配方表

主香氣	精油名稱	精油濃度	起始滴數	增加滴數（1）	增加滴數（2）	增加滴數（3）	增加滴數（4）	總滴數
V	東印度檀香	100%	1	+1	+1			3
	澳洲檀香	100%	1	+1	+1		+1	4
	阿米香樹	100%	1			+1		2
	歐洲赤松	100%	1					1
	總滴數							<u>10</u>

香氣記錄

★起始滴數：

四種精油各 1 滴

· 歐洲赤松氣味比三種木香香氣
家族精油們的氣味高昂，等待
一些時間後，才會聞到檀香的
木頭味，是輕盈的檀木味。後
續調整氣味時，將著重在檀香
氣味中帶有一絲絲歐洲赤松的
針葉味。

★增加滴數（1）：

東印度檀香和澳洲檀香各加 1
滴

· 檀香的氣味比前一步驟更突
出，歐洲赤松幫助了檀香，讓
它的氣味不會過於沉重，有微
微上揚的感覺。

★增加滴數（2）：

東印度檀香和澳洲檀香再各加
1 滴

· 檀香味更突出，是輕盈的檀木
味。

★增加滴數（3）：

阿米香樹加 1 滴

· 增強了檀香和木頭味的厚度，
更多樹林的氣息。

★增加滴數（4）：

澳洲檀香加 1 滴

· 仍保有檀香氣味的精髓。

★實作香水時，建議嘗試跟下列
香調搭配：

· 前調：NO.5 粉紅葡萄柚香調、
NO.6 佛手柑香調。

· 中調：NO.3 大馬士革玫瑰原精
帶大花茉莉原精香調、NO.4 阿
拉伯茉莉原精香調。

★實作香水時，建議朝向下列香
氣主題發展：

· 第一類：花香調（香水 NO.1、
2）。

· 要發展成上述推薦的香水氣味
主題，可以參考香水編號的配
方來發想。

★確認配方中四種精油的滴數
後，將 10 滴原料滴入準備的滴
管瓶中，加入大約 5ml 酒精，
請放置七天後再使用。

★此瓶的總濃度為 10%。

NO.6 花梨木香調

主香氣

花梨木（帶墨西哥沉香的氣味）

配方

花梨木＋芳樟＋墨西哥沉香＋大西洋雪松

選香原理

這是一款由三種含有沉香醇成分的精油（花梨木、芳樟、墨西哥沉香）組合而成的香調，再借助大西洋雪松來增強尾韻氣味的厚度。這會是一款人見人愛的「後調香調」，很容易與「前調香調」、「中調香調」搭配出好聞的香水氣味。

香氣敘述

木頭的氣味、微甜的氣味、淡淡花的氣味。

香調配方表

主香氣	精油名稱	精油濃度	起始滴數	增加滴數（1）	增加滴數（2）	增加滴數（3）	增加滴數（4）	總滴數
V	花梨木	100%	1	+1				2
	芳樟	100%	1			+1	+1	3
	墨西哥沉香	100%	1	+1	+1		+1	4
	大西洋雪松	100%	1					1
	總滴數							10

★起始滴數：

四種精油各 1 滴

・大西洋雪松的氣味較為顯著，另三種精油的沉香醇氣味很平均。後續調整氣味時，將著重在花梨木和芳樟氣味的強度。

★增加滴數（1）：

花梨木和墨西哥沉香各加 1 滴

・木頭味中呈現甜甜的香氣，大西洋雪松的氣味會逐漸下降，也可以聞到一絲絲針葉樹味。

★增加滴數（2）：

墨西哥沉香加 1 滴

・出現好聞的果香味，相似佛手柑的香氣。

★增加滴數（3）：

芳樟加 1 滴

・沉香醇的氣味很足夠，這是個好方法，只使用少量的花梨木，就可有「複方花梨木」的香氣出現，遇到花梨木缺貨時，可以試試這方法。

★增加滴數（4）：

芳樟和墨西哥沉香各加 1 滴

・三種含有沉香醇成分的精油，氣味組合後，有異曲同工之妙。

★實作香水時，建議嘗試跟下列香調搭配：

・前調：NO.3 甜橙香調。

・中調：NO.9 桂花原精香調。

★實作香水時，建議朝向下列香氣主題發展：

・第一類：花香調（香水 NO.5）。

・要發展成上述推薦的香水氣味主題，可以參考香水編號的配方來發想。

★確認配方中四種精油的滴數後，將 10 滴原料滴入準備的滴管瓶中，加入大約 5ml 酒精，請放置七天後再使用。

★此瓶的總濃度為 10%。

NO.7 癒創木香調

主香氣

癒創木（帶廣藿香的氣味）

配方

癒創木＋維吉尼亞雪松＋阿米香樹＋廣藿香

選香原理

這是一款以「生命樹木」為發想的香調。配方中選用三種帶有木頭氣味的精油（癒創木、維吉尼亞雪松、阿米香樹），搭配帶有書卷氣息的廣藿香，讓這生命樹木別有一番風味。

香氣敘述

草本的氣味、木頭的氣味、木櫃的氣味、書卷的氣味。

香調配方表

主香氣	精油名稱	精油濃度	起始滴數	增加滴數（1）	增加滴數（2）	增加滴數（3）	增加滴數（4）	總滴數
V	癒創木	<u>75%</u>	1	+1	+1	+1		4
	維吉尼亞雪松	100%	1		+1			2
	阿米香樹	100%	1	+1			+1	3
	廣藿香	100%	1					1
	總滴數							<u>10</u>

★起始滴數：

四種精油各 1 滴

· 廣藿香的氣味很明顯，慢慢會出現木頭味，微微的甜感。後續調整氣味時，將加強癒創木氣味的強度。

★增加滴數（1）：

癒創木和阿米香樹各加 1 滴

· 癒創木的氣味稍微凸顯一些，廣藿香的木櫃味，依然明顯。

★增加滴數（2）：

癒創木和維吉尼亞雪松各加 1 滴

· 可以聞到一股甜甜的木頭味，尾韻有種乾燥的木頭帶煙燻感。

★增加滴數（3）：

癒創木加 1 滴

· 廣藿香跑在香氣前面，但很快轉到癒創木，整體氣味讓人聯想到木頭、森林和木櫃。

★增加滴數（4）：

阿米香樹加 1 滴

· 在阿米香樹的幫助下，癒創木的氣味完美的呈現出來。廣藿香已融在木頭味中。仔細嗅聞時，仍可以發現它的蹤跡。

★實作香水時，建議嘗試跟下列香調搭配：

· 前調：NO.8 胡椒薄荷香調。

· 中調：NO.9 桂花原精香調。

★實作香水時，建議朝向下列香氣主題發展：

· 第八類：木質調（香水 NO.14）。

· 發展成上述推薦的香水氣味主題，可以參考香水編號的配方來發想。

★確認配方中四種精油的滴數後，將 10 滴原料滴入準備的滴管瓶中，加入大約 5ml 酒精，請放置七天後再使用。

★因癒創木購入時，廠商已稀釋在酒精中，此瓶 10％總濃度為大約值。

後調 NO.8 橡木苔原精香調

主香氣

橡木苔原精（刺檜木的氣味）

配方

橡木苔原精 1% ＋癒創木＋刺檜木＋莎草

選香原理

　　這是一款以橡木苔原精為主的香調，為要符合歐盟用量規定，本書使用濃度 1% 的橡木苔原精，最多 5 滴在香調配方中。為要解決微弱的橡木苔氣味狀況，將利用癒創木的木頭味和微煙燻感，與刺檜木獨有的「瀝青柏油味」，最後加上莎草來加強木香，讓這款橡木苔原精香調仍具獨特性。

香氣敘述

　　淡淡苔蘚的氣味、微煙燻的氣味、輕皮革的氣味。

香調配方表

主香氣	精油名稱	精油濃度	起始滴數	增加滴數（1）	增加滴數（2）	增加滴數（3）	增加滴數（4）	總滴數
V	橡木苔原精	<u>1%</u>	1	＋1	＋1	＋1	＋1	5
	癒創木	<u>75%</u>	1	＋1				2
	刺檜木	100%	1		＋1			2
	莎草	100%	1					1
	總滴數							<u>10</u>

• 　　橡木苔原精請稀釋為 1% 濃度再使用。

香氣記錄

★起始滴數：

四種精油各 1 滴

・刺檜木和莎草的氣味很明顯，橡木苔因使用 1%的濃度，氣味上弱了很多（為符合歐盟用量規定，本書最多使用 5 滴）。後續調整氣味時，因橡木苔最高只能使用 5 滴，將由另三種精油來補強氣味。

★增加滴數（1）：

橡木苔原精和癒創木各加 1 滴

・橡木苔氣味還是很弱，在癒創木的幫忙下，木頭味微微增加，隱約可以聞到刺檜木的香氣。

★增加滴數（2）：

橡木苔原精和刺檜木各加 1 滴

・橡木苔的氣味很後面才會出現，非常薄弱。刺檜木的氣味，間接幫橡木苔加分。

★增加滴數（3）：

橡木苔原精加 1 滴

・淡雅的皮革味出現，雖然橡木苔氣味不太明顯，但仍是一款好聞的香調。

★增加滴數（4）：

橡木苔原精再加 1 滴

・為安全考量，橡木苔的滴數已達最高量，不能再加大，請大家努力嗅聞，仍可以在香氣中聞到它的身影。

★實作香水時，建議嘗試跟下列香調搭配：

・前調：NO.2 黃檸檬香調、NO.9 桉油醇迷迭香香調。

・中調：NO.1 真正薰衣草香調、NO.11 杜松漿果香調。

★實作香水時，建議朝向下列香氣主題發展：

・第三類：柑苔調（香水 NO.7）、第五類：馥奇調（香水 NO.9）。

・要發展成上述推薦的香水氣味主題，可以參考香水編號的配方來發想。

★確認配方中四種精油的滴數後，將 10 滴原料滴入準備的滴管瓶中，加入大約 5ml 酒精，請放置七天後再使用。

★因橡木苔原精是自行稀釋，癒創木是購入時，廠商已稀釋在酒精中，此瓶 10%總濃度為大約值。

NO.9 廣藿香香調

主香氣

廣藿香（帶岩蘭草味）

配方

廣藿香＋岩蘭草＋維吉尼亞雪松＋古巴香脂

選香原理

這是一款廣藿香搭配岩蘭草的香調，廣藿香是主香氣，岩蘭草則是配角。我形容廣藿香和岩蘭草是「好哥兒們」，它們的結合帶出一種古老、懷舊的氛圍。維吉尼亞雪松是用來延續氣味中的木頭味，古巴香脂在此則是加強整體的留香度和點綴一絲絲的甜味。

香氣敘述

泥土的氣味、大地的氣味、木頭的氣味、書卷的氣味。

香調配方表

主香氣	精油名稱	精油濃度	起始滴數	增加滴數（1）	增加滴數（2）	增加滴數（3）	增加滴數（4）	總滴數
V	廣藿香	100%	1		+1			2
	岩蘭草	100%	1	+1				2
	維吉尼亞雪松	100%	1	+1		+1		3
	古巴香脂	100%	1		+1		+1	3
	總滴數							10

★起始滴數：

　四種精油各 1 滴

　・廣藿香的氣味很明顯，仍可以聞到岩蘭草的土味、草蓆味。後續調整氣味時，將著重在廣藿香和岩蘭草間氣味的強度。

★增加滴數（1）：

　岩蘭草和維吉尼亞雪松各加 1 滴

　・岩蘭草的香氣變得更明顯，仍有廣藿香氣味的身影。

★增加滴數（2）：

　廣藿香和古巴香脂各加 1 滴

　・主香氣廣藿香強勢回歸，古巴香脂有稍稍粉飾廣藿香的「強勢感」。

★增加滴數（3）：

　維吉尼亞雪松加 1 滴

　・氣味一開始是廣藿香的香氣，過一會兒，會轉到木頭的氣味。

★增加滴數（4）：

　古巴香脂加 1 滴

　・平順的香氣，古巴香脂成功地修飾氣味中「尖略的角」，木香、土味更讓亮麗、好聞。

★實作香水時，建議嘗試跟下列

香調搭配：

　・前調：NO.3 甜橙香調。

　・中調：NO.5 大馬士革玫瑰原精帶阿拉伯茉莉原精香調。

★實作香水時，建議朝向下列香氣主題發展：

　・第四類：柑橘調（香水 NO.8）。

　・要發展成上述推薦的香水氣味主題，可以參考香水編號的配方來發想。

★確認配方中四種精油的滴數後，將 10 滴原料滴入準備的滴管瓶中，加入大約 5ml 酒精，請放置七天後再使用。

★此瓶的總濃度為 10%。

NO.10 岩蘭草香調

主香氣

岩蘭草（帶莎草煙燻的氣味）

配方

岩蘭草＋莎草＋癒創木＋刺檜木

選香原理

這是一款以煙燻氣味為發想的香調，配方中挑選的四種帶有煙燻味的精油，煙燻感各有特色，整體氣味的獨特性是打造男士香水的首選香調。

香氣敘述

皮革的氣味、煙燻的氣味、草蓆的氣味。

香調配方表

主香氣	精油名稱	精油濃度	起始滴數	增加滴數（1）	增加滴數（2）	增加滴數（3）	增加滴數（4）	總滴數
V	岩蘭草	100%	1	+1	+1	+1		4
	莎草	100%	1				+1	2
	癒創木	<u>75%</u>	1	+1				2
	刺檜木	100%	1		+1			2
	總滴數							<u>10</u>

★起始滴數：

四種精油各 1 滴

· 刺檜木和莎草氣味很明顯，也可以聞到癒創木的香氣；岩蘭草的氣味比較慢出現，似乎弱了一些。後續調整氣味時，將加強岩蘭草氣味的強度。

★增加滴數（1）：

岩蘭草和癒創木各加 1 滴

· 癒創木仍比岩蘭草「跑」的快一些，隱約可以聞到莎草的氣味，有些相似皮革味。

★增加滴數（2）：

岩蘭草和刺檜木各加 1 滴

· 岩蘭草的氣味明顯許多，刺檜木讓氣味中的皮革味不減。

★增加滴數（3）：

岩蘭草加 1 滴

· 濃郁的土香味，微煙燻感。

★增加滴數（4）：

莎草加 1 滴

· 氣味中煙燻感和皮革味的呈現滿不錯的。

★實作香水時，建議嘗試跟下列香調搭配：

· 前調：NO.7 苦橙葉香調。

· 中調：NO.11 杜松漿果香調。

★實作香水時，建議朝向下列香氣主題發展：

· 第十類：皮革調（香水 NO.18）。

· 要發展成上述推薦的香水氣味主題，可以參考香水編號的配方來發想。

★確認配方中四種精油的滴數後，將 10 滴原料滴入準備的滴管瓶中，加入大約 5ml 酒精，請放置七天後再使用。

★因癒創木購入時，廠商已稀釋在酒精中，此瓶 10％總濃度為大約值。

NO.11 阿拉伯乳香帶欖香脂香調

主香氣

阿拉伯乳香（帶欖香脂的氣味）

配方

阿拉伯乳香＋欖香脂＋沒藥＋紅沒藥

選香原理

這是一款由四種橄欖科植物組合而成的香調，它們的氣味有的帶有香料味，有的有皮件感，相當多元化；在滴數充分的分配下，將會是一款美妙且具代表性的樹脂香調。

香氣敘述

香脂的氣味、胡椒的氣味、相似柑橘皮的氣味、淡淡皮革的氣味。

香調配方表

主香氣	精油名稱	精油濃度	起始滴數	增加滴數（1）	增加滴數（2）	增加滴數（3）	增加滴數（4）	總滴數
V	阿拉伯乳香	100％	1	+1		+1		3
	欖香脂	100％	1		+1			2
	沒藥	100％	1		+1			2
	紅沒藥	100％	1	+1			+1	3
	總滴數							<u>10</u>

香氣記錄

★起始滴數：

四種精油各 1 滴

・氣味很平均，很好聞，有一點胡椒氣味，收尾的香氣落在沒藥。後續調整氣味時，將著重在各精油氣味的協調性，仍以乳香為主香氣。

★增加滴數（1）：

阿拉伯乳香和紅沒藥各加 1 滴

・阿拉伯乳香氣味變重，也間接提出欖香脂的橄欖、胡椒味。

★增加滴數（2）：

欖香脂和沒藥各加 1 滴

・明顯的橄欖味，酸味也變大，尾韻明顯聞到沒藥的氣味，有點類似皮件味，有些人會覺得像塑膠味。

★增加滴數（3）：

阿拉伯乳香加 1 滴

・阿拉伯乳香氣味突出，微帶欖香脂的氣味，沒藥做收尾。

★增加滴數（4）：

紅沒藥加 1 滴

・多一些甜感，整體香氣很和諧。

★實作香水時，建議嘗試跟下列香調搭配：

・前調：NO.1 羅馬洋甘菊香調。

・中調：NO.8 晚香玉帶茉莉原精香調。

★實作香水時，建議朝向下列香氣主題發展：

・第七類：果香調（香水 NO.11）。

・要發展成上述推薦的香水氣味主題，可以參考香水編號的配方來發想。

★確認配方中四種精油的滴數後，將 10 滴原料滴入準備的滴管瓶中，加入大約 5ml 酒精，請放置七天後再使用。

★此瓶的總濃度為 10％。

NO.12 阿拉伯乳香帶沒藥香調

主香氣

阿拉伯乳香（帶沒藥的氣味）

配方

阿拉伯乳香＋沒藥＋古巴香脂＋墨西哥沉香

選香原理

　　這是一款向偉大的歷史致敬的香調，阿拉伯乳香為主香氣，沒藥則為配角。阿拉伯乳香和沒藥與宗教有深厚關聯性，它們的價值象徵如同黃金一樣珍貴，兩支原料的結合，將不同凡響。選用古巴香脂來延長留香度，墨西哥沉香點則是點綴一些花果味。

香氣敘述

　　樹脂的氣味、淡淡花的氣味，隱約有辛香料的氣味。

香調配方表

主香氣	精油名稱	精油濃度	起始滴數	增加滴數（1）	增加滴數（2）	增加滴數（3）	增加滴數（4）	總滴數
V	阿拉伯乳香	100%	1	+1		+1		3
	沒藥	100%	1	+1	+1			3
	古巴香脂	100%	1		+1			2
	墨西哥沉香	100%	1				+1	2
	總滴數							<u>10</u>

香氣記錄

★起始滴數：

四種精油各 1 滴

・墨西哥沉香為整體氣味加添少許的花香味，降低阿拉伯乳香中的香料感，沒藥的氣味也很微弱。後續調整氣味時，將著重乳香和沒藥間氣味的強弱。

★增加滴數（1）：

阿拉伯乳香和沒藥各加 1 滴

・前一步驟乳香的氣味太柔順，現在很明顯。

★增加滴數（2）：

沒藥和古巴香脂各加 1 滴

・古巴香脂的加入，間接提出阿拉伯乳香的香料味，氣味會慢慢地轉到沒藥，有種歷史深遠的感覺。

★增加滴數（3）：

阿拉伯乳香加 1 滴

・乳香跑在沒藥的前面，留香度也更好。

★增加滴數（4）：

墨西哥沉香加 1 滴

・多一點花果香味的點綴，讓整體香氣更柔美。

★實作香水時，建議嘗試跟下列

香調搭配：

・前調：NO.1 羅馬洋甘菊香調。

・中調：NO.7 晚香玉原精帶芫荽籽香調。

★實作香水時，建議朝向下列香氣主題發展：

・第二類：東方調（香水 NO.6）。

・要發展成上述推薦的香水氣味主題，可以參考香水編號的配方來發想。

★確認配方中四種精油的滴數後，將 10 滴原料滴入準備的滴管瓶中，加入大約 5ml 酒精，請放置七天後再使用。

★此瓶的總濃度為 10%。

NO.13　沒藥香調

主香氣

沒藥（帶紅沒藥的氣味）

配方

沒藥＋紅沒藥＋古巴香脂＋巴西檀木

選香原理

　　這是一款由兩種科別的精油結合而成的香調，沒藥是主香氣，紅沒藥則是配角。沒藥和紅沒藥的結合，一種微帶苦味，另一種則有甜感，兩種精油（橄欖科）都有著相以皮革的氣味。香調中另兩種精油是隸屬豆科（古巴香脂、巴西檀木），它們則是延長整體的氣味，營造出收尾有甜甜的香氣。

香氣敘述

　　相似皮件的氣味、微甜的氣味、微苦的氣味。

香調配方表

主香氣	精油名稱	精油濃度	起始滴數	增加滴數（1）	增加滴數（2）	增加滴數（3）	增加滴數（4）	總滴數
V	沒藥	100%	1	+1	+1	+1		4
	紅沒藥	100%	1	+1				2
	古巴香脂	100%	1		+1		+1	3
	巴西檀木	100%	1					1
	總滴數							<u>10</u>

★起始滴數：

四種精油各 1 滴

・沒藥和紅沒藥的氣味同時出現，有種甜甜的樹皮味，很清爽的氣味。後續調整氣味時，將加強沒藥氣味的強度。

★增加滴數（1）：

沒藥和紅沒藥各加 1 滴

・一種相似輕淡版的皮革味，隱約可以聞到古巴香脂淡淡的甜味。

★增加滴數（2）：

沒藥和古巴香脂各加 1 滴

・香氣不會太苦感，有股淡淡的香甜味。

★增加滴數（3）：

沒藥加 1 滴

・相似塑膠味出現，氣味收尾有微苦感。

★增加滴數（4）：

古巴香脂加 1 滴

・古巴香脂的甜味，使沒藥的苦味維持適中，不會太突兀。

★實作香水時，建議嘗試跟下列香調搭配：

・前調：NO.6 佛手柑香調。

・中調：NO.7 晚香玉原精帶芫荽籽香調。

★實作香水時，建議朝向下列香氣主題發展：

・第十類：皮革調（香水 NO.17）。

・要發展成上述推薦的香水氣味主題，可以參考香水編號的配方來發想。

★確認配方中四種精油的滴數後，將 10 滴原料滴入準備的滴管瓶中，加入大約 5ml 酒精，請放置七天後再使用。

★此瓶的總濃度為 10%。

NO.14 安息香原精香調

主香氣

安息香原精（帶乾草原精的氣味）

配方

安息香原精＋香草酊劑＋零陵香豆原精＋乾草原精

選香原理

這是一款以甜而不膩為發想的香調，安息香原精為主香氣，乾草原精則是配角。乾草原精的氣味繚繞在另三種甜味的原料中（安息香原精、香草酊劑、零陵香豆原精），在氣味上將帶出一個新穎的突破。

香氣敘述

甜甜的氣味、相似感冒糖漿的氣味、可可（Cacao）的氣味、微酸的氣味。

香調配方表

主香氣	精油名稱	精油濃度	起始滴數	增加滴數（1）	增加滴數（2）	增加滴數（3）	增加滴數（4）	總滴數
V	安息香原精	100％	1	＋1	＋1			3
	香草酊劑	100％	1	＋1	＋1			3
	零陵香豆原精	30％	1			＋1	＋1	3
	乾草原精	75％	1					1
	總滴數							10

★起始滴數：

四種精油各 1 滴

 ・乾草原精的氣味很強大，這個
　甜味滿新穎的，溫暖且厚重。
　後續調整氣味時，將修飾乾草
　原精的氣味，讓甜味清爽一些。

★增加滴數（1）：

安息香原精和香草酊劑各加 1
滴

 ・乾草的氣味仍很明顯，有點像
　糖果的甜味。

★增加滴數（2）：

安息香原精和香草酊劑再各加
1 滴

 ・相似感冒糖漿的氣味，後味有
　微酸感。

★增加滴數（3）：

零陵香豆原精加 1 滴

 ・有可可（微甜巧克力）的氣味，
　後味有粉粉的香味。

★增加滴數（4）：

零陵香豆原精再加 1 滴

 ・甜味表現適中，還帶有輕輕的
　香料感。

★實作香水時，建議嘗試跟下列
　香調搭配：

 ・前調：NO.4 紅桔香調。

 ・中調：NO.6 橙花帶白玉蘭原精
　香調。

★實作香水時，建議朝向下列香
　氣主題發展：

 ・第四類：第六類：美食調（香
　水 NO.10）。

 ・要發展成上述推薦的香水氣味
　主題，可以參考香水編號的配
　方來發想。

★確認配方中四種精油的滴數
　後，將 10 滴原料滴入準備的滴
　管瓶中，加入大約 5ml 酒精，
　請放置七天後再使用。

★因零陵香豆原精、乾草原精購
　入時，廠商已稀釋在酒精中，
　此瓶 10％總濃度為大約值。

NO. 15　黃葵香調

主香氣

黃葵（帶巴西檀木的木頭味）

配方

黃葵＋香草酊劑＋零陵香豆原精＋巴西檀木

選香原理

　　這是一款以仿動物麝香氣味為發想的香調，黃葵是主香氣。香草酊劑和零陵香豆原精的甜味，可以美化黃葵氣味；巴西檀木淡雅的木香、細微的花味，則增添黃葵美妙、動人的香氣，將是一款特別的香調。

香氣敘述

　　相似麝香的氣味。

香調配方表

主香氣	精油名稱	精油濃度	起始滴數	增加滴數（1）	增加滴數（2）	增加滴數（3）	增加滴數（4）	總滴數
V	黃葵	100%	1				＋1	2
	香草酊劑	100%	1	＋1	＋1	＋1		4
	零陵香豆原精	<u>30%</u>	1	＋1	＋1			3
	巴西檀木	100%	1					1
	總滴數							<u>10</u>

香氣記錄

★起始滴數：

四種精油各 1 滴

· 可以聞到巴西檀木輕盈的木頭味，黃葵的氣味也在其中，有種潔白的氛圍，已有麝香氣味的雛形。後續調整氣味時，將先加強甜味，再看黃葵的氣味是否需補強。

★增加滴數（1）：

香草酊劑和零陵香豆原精各加 1 滴

· 有種甜感的麝香味，相似嬰兒痱子粉味。

★增加滴數（2）：

香草酊劑和零陵香豆原精各再加 1 滴

· 氣味更加甜美，黃葵氣味也相當出色。後味約略可以聞到巴西檀木的木質香氣。

★增加滴數（3）：

香草酊劑加 1 滴

· 甜甜的氣味與黃葵搭配起來，特別好聞。

★增加滴數（4）：

黃葵加 1 滴

· 黃葵的氣味更明確，留香度滿好的。

★實作香水時，建議嘗試跟下列香調搭配：

· 前調：NO.1 羅馬洋甘菊香調、NO.10 快樂鼠尾草香調。

· 中調：NO.6 橙花帶白玉蘭原精香調、NO.7 晚香玉原精帶芫荽籽香調。

★實作香水時，建議朝向下列香氣主題發展：

· 第一類：花香調（香水 NO.4）、第七類：果香調（香水 NO.12）。

· 要發展成上述推薦的香水氣味主題，可以參考香水編號的配方來發想。

★確認配方中四種精油的滴數後，將 10 滴原料滴入準備的滴管瓶中，加入大約 5ml 酒精，請放置七天後再使用。

★因零陵香豆原精購入時，廠商已稀釋在酒精中，此瓶 10％總濃度為大約值。

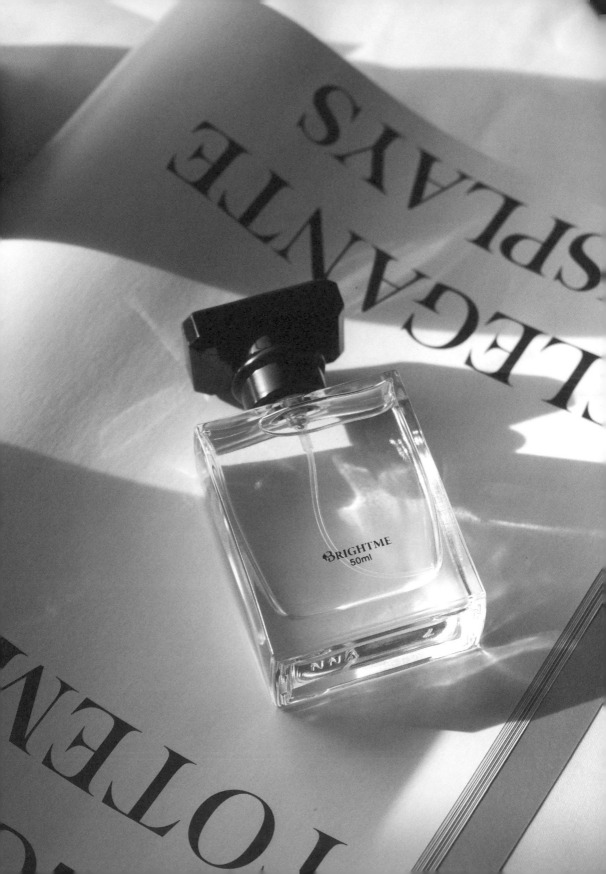

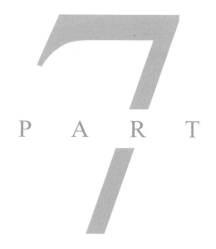

PART 7

實作氣味豐富的
18 種創意香水

調香師，

猶如身兼作家、作曲家、表演者身分。

我們以一種眾人都懂，

卻不是直接說出的語言進行對話。

我將感受幻化為香氣的音符。」

（A Day Magazine, 2018）

François Demachy

Dior 上任調香師

一、一種香水由十二種氣味堆疊而成

如前面單元所敘述，一款氣味豐富的香水由十二種精油氣味組合，分別來自三種香調，任一種香調由四種精油組合而成，因而一款香水是由十二種精油氣味堆疊而成。（與簡單版香水的概念稍有不同。）

為什麼要用「十二」這數字，這是我多年在調香中學習到的經驗，我以《聖經》中十二使徒來做說明，耶穌在眾多門徒中挑選了十二位做使徒，十二使徒有共同的使命，就是用自己的生命，為上帝做光做鹽，也幫助別人的生命發光、發熱。

他們來自各行各業，有不同的個性和長才，有的人是領導者，有的人是幫助者；有的人很衝動，有的人則很害羞、安靜。一起生活時，免不了會有火花、磨擦和爭執。但因著「共同使命」，大家彼此學習、包容、謙卑，就像十二種精油在香水中的作用。

在一般調香中，我們同樣要在眾多精油裡，選出適合所設定「香水氣味主題」的原料。各原料都有自己的氣味特色，有的很搶味，有的很溫順，有的很容易與其他原料相處，有的很適合做領導香氣，有的真的不好使用，使用一滴就已是極限。

如何使各原料相處融洽？如何互相幫助？「創作香調」是個解決的好方法。要達到設定的「香水氣味主題」，在所選的三種香調中，要挑選到「必備香調」，才更容易完成「共同使命」。這「共同使命」就是讓香水氣味好聞，讓聞到的人，愛上它，且大受好評。

使用十二種精油在一種香水中，不多不少，「十二」這數字在《聖經》中代表著完全，將它運用在調香中，一定會讓你的香水，力上加力、人見人愛、大受讚賞。

二、常讓人搞不懂的香水氣味敘述

前調與前味的差別？

經常有學員問我：「『前調、中調、後調』和『前味、中味、後味』有什麼不同啊？」

在正式進入「實作氣味豐富的香水」前，我們花點時間來談談這兩者的差別。前調、中調、後調是指「精油依香氣揮發度來區分香氣調性」；前味、中味、後味是指「一款香水從一開始到結束（收尾、最後留香）的不同氣味」。

單一支原料（精油、原精）依香氣揮發度分為，前調、中調和後調，我們在 Part 3 已有詳細介紹。而一種香水是由多種原料結合而成，分布在配方表中前調、中調，和後調位置。

香水氣味的前味指的是所有原料集合後，第一時間出現的氣味，這時不再單單只聞到依香氣揮發度分類為「前調」的精油氣味，你也同時會聞到依香氣揮發度分類為「中調和後調」的精油氣味。只是各原料所呈現的氣味強度有所不同。

我以「簡單版香水」配方中使用三種精油來說明：

示範（一）

以佛手柑、大馬士革玫瑰原精、東印度檀香為例，它們依「香氣揮發度分類」，分別是前調、中調、後調。在配方表中，要將它們寫入它們所屬的位置，這目的除了方便閱讀，配方表中各原料的位置也會維持一致性。如有機會展示給其他調香朋友們參考，對方比較容易知道你的想法。

香調	精油名稱	精油濃度
前調	佛手柑	100%
中調	大馬士革玫瑰原精	100%
後調	東印度檀香	100%

在相同濃度和相同滴數下，三種精油各 1 滴，滴入陶瓷水彩盤的同一格中或玻璃空瓶中。請使用聞香紙嗅聞。

香調	精油名稱	精油濃度	滴數
前調	佛手柑	100％	1
中調	大馬士革玫瑰原精	100％	1
後調	東印度檀香	100％	1

小提醒

在描述香水氣味時，如果使用前調、中調、後調，很容易讓人混淆，以為香氣是按照配方表中，所使用的精油前中後調，分別只出現在某一段時間。但是，看上方的前中後味的說明，我們可以知道其實前中後調精油的香氣會同時出現，只是氣味強弱的差別。

因此，在本書中，我會使用前味、中味、後味表示香水不同階段的氣味。有時會使用「一開始的氣味」，「第一時間的氣味」、「中段的氣味」、或「尾韻的氣味」，或「收尾的氣味」等文字，來形容香水的氣味走向。

■ 前味

第一時間，我不只聞到佛手柑的氣味，它還帶有玫瑰味，檀香只有一點點，這是香水氣味的前味。

■ 中味

隨著時間過去，我聞到玫瑰味更明顯，佛手柑味仍有一點點，檀香味比一開始的氣味更明顯，這階段是香水氣味的中味。

■ 後味

繼續觀察香氣，我發現佛手柑氣味不見了，玫瑰氣味還有，最後留香是淡淡的玫瑰味和檀香的氣味，這是香水氣味的後味。

接下來的香氣修改，如果你對香水氣味沒有特別預想時，通常你會將你喜歡的那支精油氣味變大；邊做、邊聞、邊想，香氣修改後覺得好聞，就停在那裡。這方法看似很自由，但對初學者而言，常會不知道修改到哪，或不知道下一步該如何繼續。

因此，我繼續上述的舉例，但這次是「有目的」的進行香氣修改。

示範（二）

同樣以佛手柑、大馬士革玫瑰原精、束印度檀香為例，但我在一開始時，先設定好這款香水的「香水氣味主題」是花香調，配方中使用到「必備原料」大馬士革玫瑰原精。

• 如果你忘記什麼是「必備原料」，你可以翻閱 Part 2「六、10 類香水氣味主題的必備原料」，重溫一下。

■ 修改香氣

因為我一開始已設定好這款香水的「香水氣味主題」是花香調，配方中也有用到「必備原料」大馬士革玫瑰原精，因此我在開始增加滴數時，會先確認「大馬士革玫瑰原精」的氣味是否足夠，如果太微弱，就先將「大馬士革玫瑰原精」的滴數加 1 滴，使用聞香紙嗅聞。

香水配方表

主香氣	香調	精油名稱	精油濃度	滴數
	前調	佛手柑	100%	1
V	中調	大馬士革玫瑰原精	100%	1＋1＋1＝3
	後調	束印度檀香	100%	1
香水總滴數：				5
香水濃度：5 滴精油在 5ml 酒精中				5%

■ 前味

第一時間，我聞到玫瑰味，佛手柑似乎融入花香中，依稀聞到一點點果皮味，只有聞到一點點檀香味，這是香水氣味的前味。

■ 中味

隨著時間過去，玫瑰氣味更明顯，佛手柑已不見了，檀香的氣味比一開始更明顯，這階段是香水氣味的中味。

■ 後味

繼續觀察香氣，我發現佛手柑的氣味完全不見了，玫瑰氣味仍很明顯，最後留香是玫瑰味中帶有檀香的氣息，這是香水氣味的後味。

因為香水氣味主題是花香調，最後我又將「大馬士革玫瑰原精」的滴數再加 1 滴。成為 Part 5「祝福香水 NO.1 愛」

配方表中調的原料變成前味

你是否發現配方表「中調位置」的大馬士革玫瑰原精，在進行香氣修改，隨著滴數的增加，成為香水氣味的前味，在第一時間就被聞到。

這就是為什麼我在描述香水氣味時，我使用前味、中味、後味這些字樣，與配方表中的前調、中調、後調做區別。

依據我的經驗來解釋，一瓶香水氣味的前味、中味、後味是此款香水的最終產物，跟配方表中的香調位置會不同。

配方表中我們所寫下的前中後調原料，它們是依據「香氣揮發度」給予原料在配方中「一個位置」。

因一款香水，香氣的修改方向會依據所設定「香水氣味主題」來

決定。當我們在描述一款香水氣味的前味、中味、後味時，與我們所設定的「香水氣味主題」有很大的關係。這時就不能再以「原料依香氣揮發度分為的前調、中調和後調」來敘述香水的前中後味。

本單元「十類香水氣味主題」，可以幫助大家在「實作氣味豐富的香水」，或調配「簡單版香水」時，預先設定好你想要的「香水氣味主題」。

以上的介紹是針對「簡單版香水」，對於「實作氣味豐富的香水」概念是一樣的，同樣要挑選好香調組合，測試香氣，在進行香氣修改時，與「簡單版香水」有些不同，但目標是一樣的，就是讓所設定的「香水氣味主題」在第一時間可以被聞到。

在增加滴數時，通常會以一組香調來進行，會從「必備香調」那組開始；因「香水氣味是活的」，有時會有些不同，需依據當下的氣味做彈性調整。更詳細的說明可以參考 Part 2「九、實作氣味豐富的香水七步驟」。

如何知道哪些香調是調配什麼香水氣味主題的「必備香調」？下一章節「十類香水氣味主題」，我們將一一指出「36 種香調」是調配哪種香水氣味主題的「必備香調」，是不能被遺忘的重要元素。我們一起繼續看下去吧！

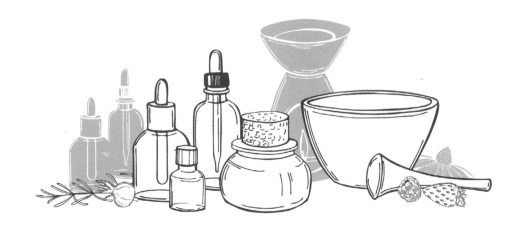

三、香水濃度種類

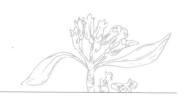

參考國外香水資料，香水依濃度可分為五類：香精、香水、淡香水、古龍水、清淡香水（或鬍後水），這樣的分類是依據香料（精油、單體或香精）佔整瓶香水的比例而來。一般來說，香料成分佔比愈高，香氣持久度亦會愈高。

我發現國內外對各香水種類中香料濃度佔比有不同的百分比範圍，下列的資料是依據我個人的經驗和參考國外資料，歸納出一個適中的百分比數字：

香精 Parfum

香料濃度在 30% 以上
香氣持續力：6～8 小時

香水 Eau de Parfum（EDP）

香料濃度在 15～30%
香氣持續力：4～5 小時

淡香水 Eau De Toilette（EDT）

香料濃度在 5～15%
香氣持續力：3～4 小時

古龍水 Eau de Cologne（EDC）

香料濃度在 2～5%
香氣持續力：1～2 小時

清淡香水 Eau Fraiche

香料濃度在 2% 以下，鬍後水也是屬於這個等級
香氣持續力：0.5～1 小時

香料（精油、單體或香精）佔香水瓶比例：

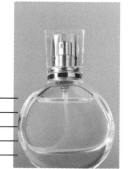

30% 香精
15～30% 香水
5~15% 淡香水
2~5% 古龍水
2%上下 清淡香水

四、10 類香水氣味主題×18 種創意香水

對於香水氣味主題的分類根據時代演進而不同，不同香水師的分類也不太一樣。

本書中介紹的「十類香水氣味主題」，前五類（花香調、東方調、柑苔調、柑橘調、馥奇調）屬於較傳統的香水氣味，排列的順序是按香水演進的時間。隨著時代的更新，這五類香水，都有些改革和變化了。

後五類（美食調、水果調、木質調、綠意調、皮革調）是近代流行趨勢下的產物。因有很多香水氣味主題，本書中的後五類，是依據我的經驗，選出比較常見的氣味主題，將它們列出來討論和實作香水。

在介紹「十類香水氣味主題」前，先讓我為你說明「氣味主題」是什麼，接下來也透過舉例的方式，幫助你在閱讀本章節時，更得心應手。

「氣味主題」指的是每一種香水的核心氣味。也就是說，香水配方中要挑選到必使用的原料才能符合這氣味主題。

幫大家複習一下，調配一瓶「簡單版香水」，配方是由前調、中調、後調各選一種精油，由三種精油架構而成。要達到某種「香水氣味主題」配方中必使用的原料，我稱它為「必備原料」。

本書以「創作香調」的方法來實作氣味豐富的香水，因此要達到某種「香水氣味主題」那必使用的原料，我稱它們為「必備香調」。它們分布在「前調香調」、「中調香調」或「後調香調」。

以「柑苔調香水」來說，它是本書「十類香水氣味主題」中的第三類，核心氣味是以「柑橘香調＋橡木苔原精香調」為主。這兩種就是要達到柑苔調香水氣味主題的「必備香調」。

本書的 Part 6〈36 種創作香調〉中有五種柑橘香調，都是前調香調，分別為：NO.2 黃檸檬香調、NO.3 甜橙香調、NO.4 紅桔香調、NO.5 粉紅葡萄柚香調、NO.6 佛手柑香調。然而，本書只有一種橡木苔香調，它是屬於後調的 NO.8 橡木苔原精香調。

所以，如果你想要製作柑苔調香水，你要選一種「前調柑橘味香調」與「後調橡木苔原精香調」一起使用，成為配方中「必備原料」，再從 11 種中調香調裡，挑選你喜歡的香氣即可。

現在，馬上帶大家來認識這十類香水氣味主題。每一類香水氣味主題的「必備香調」，我會依據書中 36 種香調，幫大家歸類出來。

同時也將 18 種創意香水，屬於這香水氣味主題的編號，整理成一覽表（見下表），表中有每種香水使用到的香調組合。

五、18 種創意香水的前中後香調一覽表

香水主題	編號	香水名稱	使用的香調		
			前調	中調	後調
花香調	1	迷醉人心 P.354	NO.5 粉紅葡萄柚香調	NO.3 大馬士革玫瑰原精帶大花茉莉原精香調	NO.5 東印度檀香香調
	2	珍愛之吻 P.357	NO.6 佛手柑香調	NO.4 阿拉伯茉莉原精香調	NO.5 東印度檀香香調
	3	傾心愛慕 P.360	NO.7 苦橙葉香調	NO.6 橙花帶白玉蘭原精香調	NO.3 大西洋雪松香調
	4	粉紅泡泡 P.364	NO.10 快樂鼠尾草香調	NO.7 晚香玉原精帶芫荽籽香調	NO.15 黃葵香調
	5	清秀佳人 P.367	NO.3 甜橙香調	NO.9 桂花原精香調	NO.6 花梨木香調
東方調	6	明亮晨星 P.371	NO.1 羅馬洋甘菊香調	NO.7 晚香玉原精帶芫荽籽香調	NO.12 阿拉伯乳香帶沒藥香調

香水主題	編號	香水名稱	使用的香調		
			前調	中調	後調
柑苔調	7	青春活力 P.376	NO.2 黃檸檬香調	NO.11 杜松漿果香調	NO.8 橡木苔原精香調
柑橘調	8	金色暖陽 P.380	NO.3 甜橙香調	NO.5 大馬士革玫瑰原精 帶阿拉伯茉莉香調	NO.9 廣藿香香調
馥奇調	9	英倫紳士 P.385	NO9 桉油醇迷迭香香調	NO.1 真正薰衣草香調	NO.8 橡木苔原精香調
美食調	10	甜點饗宴 P.389	NO.4 紅桔香調	NO.6 橙花帶白玉蘭原精香調	NO.14 安息香原精香調
果香調	11	花果滿園 P.394	NO.1 羅馬洋甘菊香調	NO.8 晚香玉原精 帶茉莉原精香調	NO.11 阿拉伯乳香 帶欖香脂香調
果香調	12	果茶時光 P.398	NO.1 羅馬洋甘菊香調	NO.6 橙花帶白玉蘭原精香調	NO.15 黃葵香調
木質調	13	沐浴更「新」 P.403	NO.8 胡椒薄荷香調	NO.10 橙花帶芫荽籽香調	NO.4 維吉尼亞雪松香調
木質調	14	酷帥輕奢 P.406	NO.8 胡椒薄荷香調	NO.9 桂花原精香調	NO.7 癒創木香調
綠意調	15	自然「森」活 P.411	NO.10 快樂鼠尾草香調	NO.2 紫羅蘭葉原精香調	NO.2 歐洲赤松香調
綠意調	16	春意盎然 P.414	NO.5 粉紅葡萄柚香調	NO.2 紫羅蘭葉原精香調	NO.1 膠冷杉香調
皮革調	17	品味時尚 P.419	NO.6 佛手柑香調	NO.7 晚香玉原精 帶芫荽籽香調	NO.13 沒藥香調
皮革調	18	獨領風潮 P.422	NO.7 苦橙葉香調	NO.11 杜松漿果香調	NO.10 岩蘭草香調

使用說明

在進入「18 種創意香水」前，讓我先解說如何使用這些資料：

1. 香水 NO.5 清秀佳人：這是香水的編號和名稱。

2. 香水氣味主題：為了方便在每一種香水範例篇幅中，知道這款香水是屬於哪一種氣味主題，因而加入此項目。

3. 香水香氣走向：是這款香水的氣味走向，例如：桂花帶果香味。我在調配香水時，也思考著如何幫助自己，進行香氣修改的過程不會亂掉，為要讓氣味維持在設定的香氣走向中，因此加入此項目。

4. 香水濃度種類：18 種創意香水，都是淡香水的濃度。可以參考 Part 2〈四、稀釋精油、計算香水與香調濃度〉。

5. 選香原理：可以幫助你了解為什麼我選這三種香調做為此款香水的配方。

6. 香氣敘述：是這款香水的氣味敘述。

7. 香水配方表：

- 分別寫出三種香調中使用的精油和滴數。

- 「起始滴數」，每種香調都是 10 滴。

- 共進行兩次修改（分別為「增加滴數（1）」、「增加滴數（2）」欄位）

8. 香水總滴數：香水總滴數是不再變動配方中，精油滴數的總和。

9. 香水濃度：如配方中的精油有使用到非 100％（精油廠商已稀釋在酒精中），香水濃度則為大約值。

10. 香氣記錄：是記錄每次增加精油滴數的氣味變化。每瓶香水都需要進行下列三步驟：

- 請將配方中三種香調使用到的精油滴數，滴入香水瓶中。

- 滴入的順序，將引用蓋房子的概念，先從配方表中後調的精油滴數開始加入，再進入中調，最後才是前調。

- 精油滴數都滴入香水瓶中後，拴緊瓶蓋，請搖均勻，使用聞香紙嗅聞，觀察並記錄香氣。每瓶香水的香氣記錄，會從十二種精油結合後的氣味開始敘述。

11. 推薦香水：在每一種香水配方表後面，我推薦兩種香水，共有 36 種香水；在尋找香水時，先是以書中各香水的主香氣為主，再去尋找香水界調香大師

們的作品，也藉此機會向他們致敬。每一種香水我都有放上香水品牌、香水名字、年分和調香師的名字給大家參考。

下列「18 種創意香水」，它們不是仿香，是依據十類香水氣味主題發想出來的組合；每一種配方都是我精心設計出來的，期望在香氣中帶給你不同的啟發。你可以跟著每一個步驟，進行香氣觀察；你也可以參考配方中的滴數，直接作成香水。或你想加入自己的創意，稍微改變配方，凡事都行。香氣的世界是如此的廣大，相信你會樂在其中，享受每一種香水的獨特氣味。

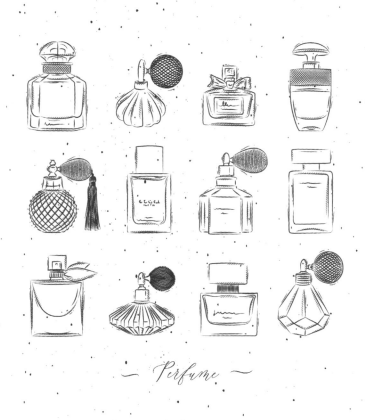

~ Perfume ~

| 第一類 | 花香調（Floral Accord）香水

花香調是女性香水系列中最具代表性的香氣主題，它的核心氣味常會以大家熟悉的玫瑰和茉莉花為主。本書中有八種香調，是要達到「花香調香水氣味主題」的「必備香調」，而它們都是中調香調，資料如下：

中調編號	香調名稱	中調編號	香調名稱
3	大馬士革玫瑰原精帶大花茉莉原精香調	7	晚香玉原精帶芫荽籽香調
4	阿拉伯茉莉原精香調	8	晚香玉原精帶茉莉原精香調
5	大馬士革玫瑰原精帶阿拉伯茉莉原精香調	9	桂花原精香調
6	橙花帶白玉蘭原精香調	10	橙花帶芫荽籽香調

18 種創意香水中，有五種花香調香水，上述八種「必備香調」，我使用五種。

這八種「必備香調」，很適合搭配「前調柑橘味香調」。我分別選用「NO.3 甜橙香調」、「NO.5 粉紅葡萄柚香調」、「NO.6 佛手柑香調」。

為了跳脫香氣的框架，我也嘗試使用一些帶有微葉子感的香調，例如：「NO.7 苦橙葉香調」、「NO.10 快樂鼠尾草香調」，讓香氣仍保留在經典中，但多一些變化感。

在後調香調選擇，我使用帶有木頭氣味（NO.3 大西洋雪松香調、NO.5 東印度檀香香調、NO.6 花梨木香調）和相似麝香氣味（NO.15 黃葵香調）的香調，共同打造出多款花香調氣味主題的香水。

你也可以多方嘗試，跳脫出我上述的香調組合，書中還有兩種「前調柑橘味香調」，三種「中調花味香調」和多種「後調香調」可以使用，進而創造出你喜歡的花香調香水。我將 18 種創意香水中，花香調香水使用的香調組合整理如下：

花香調香水使用到的香調組合一覽表

香水編號	香水名稱	使用的香調		
		前調	中調	後調
1	迷醉人心	NO.5 粉紅葡萄柚香調	NO.3 大馬士革玫瑰原精 帶大花茉莉原精 香調	NO.5 東印度檀香香調
2	珍愛之吻	NO.6 佛手柑香調	NO.4 阿拉伯茉莉原精 香調	NO.5 東印度檀香香調
3	傾心愛慕	NO.7 苦橙葉香調	NO.6 橙花帶白玉蘭原精 香調	NO.3 大西洋雪松香調
4	粉紅泡泡	NO.10 快樂鼠尾草香調	NO.7 晚香玉原精 帶芫荽籽香調	NO.15 黃葵香調
5	清秀佳人	NO.3 甜橙香調	NO.9 桂花原精香調	NO.6 花梨木香調

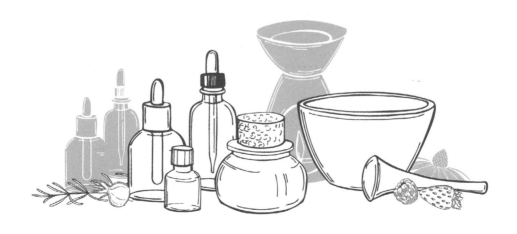

迷醉人心

氣味一開始，可以聞到輕柔帶甜的柑橘味；香氣很快來到粉味的玫瑰花香，香氣中的柑橘味，宛如和煦的陽光，為玫瑰加溫，使它綻放出迷人的氣息。

尾韻氣味圍繞在輕盈的檀木味，香氣久久不散。這是一款帶有玫瑰、檀香、柑橘味，芳香四溢的香水，這經典的氣味，激盪出迷醉人心的香氣，令人難以抵擋它的魅力。

香水氣味主題

花香調

香水設定香氣走向

玫瑰帶檀木味

香水濃度種類

淡香水（Eau De Toilette）

選香原理

・前調 NO.5（粉紅葡萄柚香調）

精緻的「葡萄柚香調」，柑橘的甜酸味，可以為花香加添獨有的風味。

・中調 NO.3（大馬士革玫瑰原精帶大花茉莉原精香調）

玫瑰味的「大馬士革玫瑰原精帶大花茉莉原精香調」，是調配女香的首選香調之一。玫瑰香調搭配檀香香調是經典的組合，再加上柑橘香氣提味，更是經典中的經典。

・後調 NO.5（東印度檀香香調）

輕盈的「東印度檀香香調」，可以使整體香氣不會過於成熟；也借助檀香氣味的特性，捕抓更多玫瑰花的氣息。

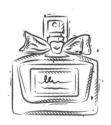

香水配方表

香調瓶編號	精油名稱	精油濃度	起始滴數	增加滴數（1）	增加滴數（2）	總滴數	香調小計
前調 NO.5	粉紅葡萄柚	100%	4	-	-	4	
	日本柚子	100%	3	-	-	3	
	甜橙	100%	1	-	-	1	
	血橙	100%	2	-	-	2	
	小計						10
中調 NO.3	大馬士革玫瑰原精	100%	5	+5	-	10	
	大花茉莉原精	100%	3	+3	-	6	
	完全依蘭	100%	1	+1	-	2	
	晚香玉原精	<u>80%</u>	1	+1	-	2	
	小計						20
後調 NO.5	東印度檀香	100%	3	-	-	3	
	澳洲檀香	100%	4	-	-	4	
	阿米香樹	100%	2	-	-	2	
	歐洲赤松	100%	1	-	-	1	
	小計						10
香水總滴數						40	
香水濃度為大約值						8%	

★起始滴數：

- 十二種精油結合後，馬上可以聞到柑橘的香氣，很明顯跑在花香的前面；玫瑰和其他花味是緩慢地出現。在此階段檀香和木頭味很薄弱。

★增加滴數（1）

- 香水設定的香氣走向是「玫瑰帶檀木味」，在此階段，花味明顯不足，需將「中調 NO.3」的四種精油，依照「起始滴數」再加一次入香水瓶中。
- 增加後：完全依蘭的香氣依稀將柑橘味輕輕地帶出，很快又回轉到花香；花的香氣比前一步驟更濃郁，檀香的木頭味也愈來愈明顯。
- 放置、等待一至三天，再決定是否繼續調整。

★完成

- 放置三天後，葡萄柚的香氣加強玫瑰的微酸感，帶出活潑的氣息；檀香味撲鼻而來，玫瑰、檀香讓人迷醉，想一聞再聞。最後決定此香水，不需再做任何調整。將瓶子加滿酒精，放置七天後再正式使用。

花香調的大師香水

推薦香水 1：Bottega Veneta Parco Palladiano VI（帕拉迪奧數字花園-六號-玫瑰）

年分：2016

調香大師：Michel Almairac & Mylene Alran

推薦香水 2：Frédéric Malle Une Rose（一枝玫瑰）

年分：2003

調香大師：Edouard Fléchier

NO.2 珍愛之吻

氣味一開始，可以聞到暖陽般的柑橘氣味，茉莉和白花很快地接續露出，清新、高雅的香氣，是一種簡單的幸福感。

來到氣味尾韻，茉莉和檀木「相遇」，宛如熱戀時的場景，散發出幸福洋溢的氛圍。這是一款相近口紅氣味的香水，像極了戀愛中留下的香吻，讓人珍惜喜愛。

香水氣味主題
花香調

香水設定香氣走向
茉莉帶檀木味

香水濃度種類
淡香水（Eau De Toilette）

選香原理

・前調 NO.6（佛手柑香調）
微帶青澀感的「佛手柑香調」，可以幫助花香味不過於濃豔；再透過佛手柑氣味的特點，可以使各精油們輕鬆結合。

・中調 NO.4（阿拉伯茉莉原精香調）
嬌豔的「阿拉伯茉莉原精香調」，遇見「東印度檀香香調」，花味將更加亮麗。期望打造出幸福、浪漫的氛圍。

・後調 NO.5（東印度檀香香調）
輕盈的「東印度檀香香調」，可以使整體香氣不會過於老練，也借助檀香氣味的特性，期待勾勒出中調香調中花兒精油們的韻味。

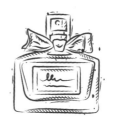

香水配方表

香調瓶編號	精油名稱	精油濃度	起始滴數	增加滴數（1）	增加滴數（2）	總滴數	香調小計
前調 NO.6	佛手柑	100%	4	-	-	4	
	綠苦橙	100%	2	-	-	2	
	日本柚子	100%	2	-	-	2	
	鷹爪豆原精	<u>90%</u>	2	-	-	2	
	小計						10
中調 NO.4	阿拉伯茉莉原精	100%	3	+3	-	6	
	完全依蘭	100%	1	+1	-	2	
	白玉蘭原精	100%	3	+3	-	6	
	橙花	100%	3	+3	-	6	
	小計						20
後調 NO.5	東印度檀香	100%	3	-	-	3	
	澳洲檀香	100%	4	-	-	4	
	阿米香樹	100%	2	-	-	2	
	歐洲赤松	100%	1	-	-	1	
	小計						10
香水總滴數						40	
香水濃度為大約值						8%	

香氣記錄

★起始滴數：

・十二種精油結合後，若有若無
的佛手柑果皮味，出沒在茉莉
花香中；檀香木質的氣味也格
外清澈，不會太沉重。

★增加滴數（1）

・香水設定的香氣走向是「茉莉
帶檀木味」，在此階段，可以選
擇不再變動精油滴數或再加強
「中調 NO.4」。我決定再加強花
香，需將「中調 NO.4」的四種
精油，照「起始滴數」再加一
次入香水瓶中。

・增加後：柔軟的白花香中，茉
莉和白玉蘭氣味特別分明；伴

隨新鮮柑橘味，香氣瀰漫著簡
單的幸福感。檀木味不多不
少，非常到位。

・放置、等待一至三天，再決定
是否繼續調整。

★完成

・放置三天後，茉莉花香中，浮
現輕柔的柑橘果皮味；檀香的
木頭香氣讓白花的香味持續盛
開，幸福指數破表。（註記：依
據我個人的觀察，香水的氣味
讓我聯想到口紅味。）最後決
定此香水，不需再做任何調
整。將瓶子加滿酒精，放置七
天後再正式使用。

花香調的大師香水

推薦香水 3：Le Labo
Jasmin 17（茉莉 17）
年分：2006
調香大師：Maurice Roucel

推薦香水 4：Floris London
Night Scented Jasmine（夜魅茉
莉）
年分：2006
調香大師：The House of Floris

傾心愛慕

氣味一開始，柑橘們很安靜地與橙花氣味同行；氣味的中段，一絲絲苦橙葉的苦味，沒有搶走白花的風采，反而襯托出它的甜美。

進入氣味尾韻，橙花的花果香持續綻放，晚香玉的奶香味中依稀聞到大西洋雪松香甜的木頭味，收尾的香氣落落大方。

這是一款經典的白花香水，橙花公主是香氣的主角，苦橙葉和大西洋雪松彷彿是橙花的愛慕者，一遇見就傾心。心中有愛慕者的你，是否也想試試這香氣？！

香水氣味主題

花香調

香水設定香氣走向

中性橙花味

香水濃度種類

淡香水（Eau De Toilette）

選香原理

• 前調 NO.7（苦橙葉香調）

微苦的「苦橙葉香調」，相近橙花的氣味，透過這特點，更加高舉橙花的氣味。

• 中調 NO.6（橙花帶白玉蘭原精香調）

高雅的「橙花香調」搭配「大西洋雪松香調」是經典香氣組合，再加上「苦橙葉香調」點綴微苦感，期待是款男士和女士都可以「穿戴」的香水。

• 後調 NO.3（大西洋雪松香調）

木味中帶甜感的「大西洋雪松香調」，期待為白花氣味添加分量，使花香、木味、甜感、苦味，香氣完美的呈現。

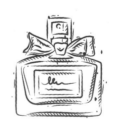

香水配方表

香調瓶編號	精油名稱	精油濃度	起始滴數	增加滴數（1）	增加滴數（2）	總滴數	香調小計
前調 NO.7	苦橙葉	100%	4	-	-	4	
	綠苦橙	100%	2	-	-	2	
	甜橙	100%	2	-	-	2	
	日本柚子	100%	2	-	-	2	
	小計						10
中調 NO.6	橙花	100%	5	+5	+5	15	
	白玉蘭原精	100%	2	+2	+2	6	
	晚香玉原精	80%	1	+1	-	2	
	鳶尾草原精	75%	2	+2	-	4	
	小計						27
後調 NO.3	大西洋雪松	100%	4	-	-	4	
	花梨木	100%	2	-	-	2	
	維吉尼亞雪松	100%	3	-	-	3	
	東印度檀香	100%	1	-	-	1	
	小計						10
香水總滴數						47	
香水濃度為大約值						9.4%	

★起始滴數：

- 十二種精油結合後，明顯地聞到雪松氣味，是柔和的雪松味；隨後有微微的柑橘果皮香氣。白花的香味，接續在雪松後面；花香可以加強。持續觀察氣味，發現苦橙葉的苦呈現地恰到其分，幫花朵的氣味額外加分。

★增加滴數（1）

- 香水設定的香氣走向是「中性橙花味」，在此階段，花的氣味可以稍加補強一下，需將「中調 NO.6」的四種精油，照「起始滴數」再加一次入香水瓶中。
- 增加後：明亮的橙花，氣味豐富，甜美的柑橘味也微微被拉高；仍可以聞到大西洋雪松的香氣，一種被花香、果味包圍的景象。
- 放置、等待一至三天，再決定是否繼續調整。

★增加滴數（2）

- 放置三天後，這是一款經典橙花帶大西洋雪松的香氣，苦橙葉的葉香在其中，可以停在此階段，不再做任何調整；或只加強橙花和白玉蘭的花味，因晚香玉和鳶尾草，可能會帶出過多的甜美、粉嫩氣味，暫不變動。
- 進行調整：橙花加 5 滴，白玉蘭原精加 2 滴
- 調整後：橙花的潔白氛圍更加清晰，香水氣味很順鼻，收尾有甜甜的木頭氣味。
- 放置、等待一至三天，再決定是否繼續調整。

★完成

- 放置三天後，最後決定此香水，不需再做任何調整。將瓶子加滿酒精，放置七天後再正式使用。

花香調的大師香水

推薦香水 5：

Miller Harris

Lumière Dorée（初晨之光）

年分：2016

調香大師：Mathieu Nardin

推薦香水 6：

FLORAÏKU

Cricket Song（謎之花蟋蟀之歌）

年分：2017

調香大師：Alienor Massenet

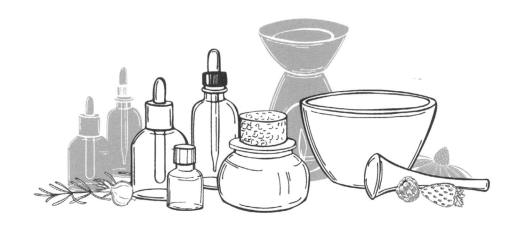

NO.4 粉紅泡泡

氣味一開始，超級粉味的花香，令人無法抗拒；來到氣味中段，粉嫩感沒有減弱的趨勢，宛如正在熱戀的情侶，粉紅泡泡不停冒出。

尾韻有相似嬰兒痱子粉的氣味，淡淡的奶香味，喜歡這一味的女孩們，將難以招架。這是一款約會必備的香水，讓你香到不要不要的，更加迷人。

香水氣味主題
花香調

香水設定香氣走向
晚香玉帶粉甜味

香水濃度種類
淡香水（Eau De Toilette）

選香原理

· 前調 NO.10（快樂鼠尾草香調）

出色的「快樂鼠尾草香調」，相似麝香的氣味，期待它遇上「黃葵香調」，將麝香的特質（粉嫩、純淨、清新、乾淨、持久）展露無疑。

· 中調 NO.7（晚香玉原精帶芫荽籽香調）

奶香味十足的「晚香玉原精帶芫荽籽香調」，期待粉味、奶香與麝香味的「團圓」，浪漫滿天飛。

· 後調 NO.15（黃葵香調）

粉甜的「黃葵香調」，可以增添晚香玉花的粉味，也可以延長花香味，期待持香度無限放大。

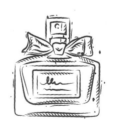

香水配方表

香調瓶編號	精油名稱	精油濃度	起始滴數	增加滴數（1）	增加滴數（2）	總滴數	香調小計
前調 NO.10	快樂鼠尾草	100%	3	-	-	3	
	格陵蘭喇叭茶	100%	2	-	-	2	
	瑪黛茶原精	100%	2	-	-	2	
	佛手柑	100%	3	-	-	3	
	小計						10
中調 NO.7	晚香玉原精	80%	3	+3	-	6	
	鳶尾草原精	75%	4	+4	-	8	
	大馬士革玫瑰原精	100%	2	+2	-	4	
	芫荽籽	100%	1	-	-	1	
	小計						19
後調 NO.15	黃葵	100%	2	-	-	2	
	香草酊劑	100%	4	-	-	4	
	零陵香豆原精	30%	3	-	-	3	
	巴西檀木	100%	1	-	-	1	
	小計						10
香水總滴數						39	
香水濃度為大約值						7.8%	

★起始滴數：

‧十二種精油結合後，鮮明的粉甜味，好似花香飄滿園的情境；接續在氣味後面的是乾淨、相似麝香的黃葵香氣，浪漫指數破表。

★增加滴數（1）

‧香水設定的香氣走向是「晚香玉帶粉甜味」，在此階段，香氣已很好聞，稍加補強花的氣味即可，將「中調 NO.7」三種花朵精油（芫荽籽暫不變動），照「起始滴數」再加一次入香水瓶中。

‧增加後：明媚的白花，落落大方的綻放，氣味中的甜感，讓白花更加溫柔。

‧放置、等待一至三天，再決定是否繼續調整。

★完成

‧放置三天後，最後決定此香水，不需再做任何調整。將瓶子加滿酒精，放置七天後再正式使用。

花香調的大師香水

推薦香水 7：

Louis Vuitton

Turbulences（湍流）

年分：2016

調香大師：Jacques Cavallier

推薦香水 8：

Elie Saab

Essence NO.9 Tuberose（9 號晚香玉精醉）

年分：2016

調香大師：Fracis Kurkdjian

NO.5 清秀佳人

氣味一開始，柑橘的果香味，甜美可口，芬芳多汁；輕盈的桂花、水仙香氣緊隨在後，一絲絲甜美的花香，勾畫出楚楚動人畫面。尾韻清爽，不做作；淡雅的木頭氣味，輕柔的花香，為香水贏得秀氣的封號。這是一款少女們搶著購入的香水，身上散發這氣味，顯得特別秀外慧中，必是眾人追求的對象。

香水氣味主題
花香調

香水設定香氣走向
桂花帶果香味

香水濃度種類
淡香水（Eau De Toilette）

選香原理

・前調 NO.3（甜橙香調）
充滿甜味的「甜橙香調」，氣味溫柔，可以透過它的香氣間接帶出花的甜味。

・中調 NO.9（桂花原精香調）
氣味豐富的「桂花原精香調」，期待花中的甜味與「甜橙香調」的甜美，花果合鳴，營造出甜美撲鼻的香水氣味。而輕柔的木質原料，可以幫助香水更持久。

・後調 NO.6（花梨木香調）
輕柔的木香，帶柔順花味的「花梨木香調」，可以延長香水的花香氣息，期待氣味收尾有穩重感，但又不會過於沉重。

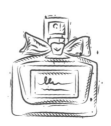

香水配方表

香調瓶編號	精油名稱	精油濃度	起始滴數	增加滴數（1）	增加滴數（2）	總滴數	香調小計
前調 NO.3	甜橙	100%	5	-	+2	7	
	苦橙	100%	2	-	-	2	
	血橙	100%	2	-	-	2	
	綠苦橙	100%	1	-	-	1	
	小計						12
中調 NO.9	桂花原精	80%	4	+4	-	8	
	水仙原精	80%	2	+2	-	4	
	橙花	100%	3	+3	-	6	
	銀合歡原精	66%	1	+1	-	2	
	小計						20
後調 NO.6	花梨木	100%	2	-	-	2	
	芳樟	100%	3	-	-	3	
	墨西哥沉香	100%	4	-	-	4	
	大西洋雪松	100%	1	-	-	1	
	小計						10
香水總滴數						42	
香水濃度為大約值						8.6%	

★起始滴數：

・十二種精油結合後，甜美的柑橘果香，輕柔地勾勒出桂花的清香，一種簡單、純粹的氣味；後味散發出淡淡的木頭味。

★增加滴數（1）

・香水設定的香氣走向是「桂花帶果香味」，在此階段柑橘果香略偏大，桂花的氣味需要補強一下，需將「中調 NO.9」的四種精油，照「起始滴數」再加一次入香水瓶中。

・增加後：桂花味清香、持久且甜美，水仙的花果香，隱隱若現，讓香水變得格外高貴。

・放置、等待一至三天，再決定是否繼續調整。

★增加滴數（2）

・放置三天後，花香味強度適宜，桂花香氣中有水仙香味的身影，而柑橘果香味可以加強。

・進行調整：甜橙加 2 滴。

・調整後：一點點柑橘，氣味變得青春洋溢，桂花的果香味也間接被提出。

・放置、等待一至三天，再決定是否繼續調整。

★完成

・放置三天後，最後決定此香水，不需再做任何調整。將瓶子加滿酒精，放置七天後再正式使用。

花香調的大師香水

推薦香水 9：

The Different Company

Osmanthus（桂花）

年分：2000

調香大師：Jean-Claude Ellena

推薦香水 10：

Ormonde Jayne

Osmanthus（奧施慕）

年分：2006

調香大師：Geza Schoen

|第二類|東方調（Oriental Accord）香水

東方調香水常帶有異國風味，展現神祕且迷人的香氣，給人溫暖、魅惑、性感的氛圍。它的核心氣味使用焚香、樹脂、琥珀、辛香料、香草、檀香、麝香等原料為主。

本書中有兩種香調，是要達到「東方調香水氣味主題」的「必備香調」，而它是後調香調，資料如下：

後調編號	香調名稱	後調編號	香調名稱
11	阿拉伯乳香帶欖香脂香調	12	阿拉伯乳香帶沒藥香調

18 種創意香水中，有一種東方調香水，上述兩種「必備香調」，我使用一種。

在前調香調選擇，我嘗試與帶有果香菊味（NO.1 羅馬洋甘菊香調）做搭配，讓香氣保留在經典中，但多一些變化感。

在中調香調選擇，為要打造出略帶花香味的東方調氣味主題的香水，我使用「NO.7 晚香玉原精帶芫荽籽香調」，讓香氣保留在經典中，但多一些變化感。

你也可以多方嘗試，跳脫出我上述的香調組合，創造出你喜歡的東方調香水。我將 18 種創意香水中，東方調香水使用的香調組合整理如下：

東方調香水使用的香調組合一覽表

香水編號	香水名稱	使用的香調		
		前調	中調	後調
6	明亮晨星	NO.1 羅馬洋甘菊香調	NO.7 晚香玉原精帶芫荽籽香調	NO.12 阿拉伯乳香帶沒藥香調

NO.6　明亮晨星

氣味一開始，粉嫩的晚香玉花味優雅地現身，這夜晚的女主人，只是出來打聲招呼，很快地融入氣味裡。來到香氣的中段，乳香和沒藥輕柔地接上晚香玉的位置，花味、果香和諧地交流著。

尾調顯出甜甜的氣味，打破經典東方調的沉重感。這是一款花香東方調的香水，氣味輕盈且保有現代風味。在夜晚女主人，同為白花的晚香玉高舉下，乳香和沒藥的氣味如同明亮晨星般，在黑夜、白晝持續綻放。

香水氣味主題

　　東方調

香水設定香氣走向

　　阿拉伯乳香帶花香味

香水濃度種類

　　淡香水（Eau De Toilette）

選香原理

・前調 NO.1（羅馬洋甘菊香調）

果香、陽光感的「羅馬洋甘菊香調」，可以借助它的溫度，期待與各精油，共同營造出恬靜的情境。

・中調 NO.7（晚香玉原精帶芫荽籽香調）

動人的「晚香玉原精帶芫荽籽香調」，氣味中一絲絲的芫荽籽氣味，可以微妙地將各精油氣味接連起來。

・後調 NO.12（阿拉伯乳香帶沒藥香調）

宗教意諭深厚的「阿拉伯乳香帶沒藥香調」，期待借助花香的柔美、果香的輕巧，打破既有的東方調香水的刻板印象，縮短香氣與人之間的距離。

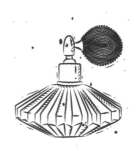

香水配方表

香調瓶編號	精油名稱	精油濃度	起始滴數	增加滴數（1）	增加滴數（2）	總滴數	香調小計
前調 NO.1	羅馬洋甘菊	100%	1	-	-	1	
	永久花	100%	1	-	-	1	
	紅桔	100%	4	-	-	4	
	鷹爪豆原精	90%	4	-	-	4	
	小計						10
中調 NO.7	晚香玉原精	80%	3	+3	-	6	
	鳶尾草原精	75%	4	-	-	4	
	大馬士革玫瑰原精	100%	2	-	-	2	
	元荽籽	100%	1	-	-	1	
	小計						13
後調 NO.12	阿拉伯乳香	100%	3	+3	-	6	
	沒藥	100%	3	+3	-	6	
	古巴香脂	100%	2	+2	-	4	
	墨西哥沉香	100%	2	+2	-	4	
	小計						20
香水總滴數						43	
香水濃度為大約值						8.6%	

★起始滴數：

· 十二種精油結合後，帶有香料味的阿拉伯乳香「撞見」羅馬洋甘菊，讓香氣暖和起來。晚香玉的奶香味，不太明顯，但似乎柔軟一些香料味，氣味比較平易近人。

★增加滴數（1）

· 香水設定的香氣走向是「阿拉伯乳香帶花香味」，在此階段阿拉伯乳香的氣味可以凸顯一些，需將「後調 NO.12」的四種精油，依照「起始滴數」再加一次加入香水瓶中。

· 同步加晚香玉原精 3 滴入香水瓶中，讓花香味不被藏起來。

· 增加後：乳香、沒藥的氣味不會太沉重，有種平安的氛圍。

· 放置、等待一至三天，再決定是否繼續調整。

★完成

· 放置三天後，最後決定此香水，不需再做任何調整。將瓶子加滿酒精，放置七天後再正式使用。

東方調的大師香水

推薦香水 11：

Yves Saint Laurent

Caftan（異國長袍）

年分：2015

調香大師：Calice Becker

推薦香水 12：

Frédéric Malle

Portrait of a Lady（貴婦肖像）

年分：2010

調香大師：Dominique Ropion

｜第三類｜柑苔調（Chypre Accord）香水

柑苔調（Chypre）也被稱為西普調，它的核心氣味是以橡木苔結合柑橘為主（橡苔是一種寄生在溫帶山林中的地衣類生物），再加上一些花香、木香或麝香，都是經典的柑苔調。

柑苔調香水的氣味層次比較豐富，帶有一絲絲綠意感，對於香水入門者來說可能比較強烈。近年來，歐盟對於香水原料的限制愈來愈多，原因是歐盟認為其可能造成歐洲人（1~3％）過敏反應的元凶之一，就是香水中的原料：橡木苔。

新柑苔調香水，有些調香師會以廣藿香來取代橡木苔；有些品牌想盡辦法，將橡木苔原料中，敏感成分去除，好使經典香水保留原始的風味。

為符合歐盟的規定（香水中使用到限制的原料時，不超過整體的0.01％），本書中我使用稀釋為1％濃度的橡木苔原精在25ml香水中，共使用5滴。橡木苔氣味的表現會減弱很多。計算公式如下：

25ml*0.01/100＝0.0025ml，這是使用100％濃度的橡木苔，可以使用的ml數。如使用1％濃度的橡木苔，則為0.25ml。1ml約等於20滴，計算出來是（0.25ml*20＝5）5滴。

本書中有五種柑橘香調，一種橡木苔香調，這兩類香調是要達到「柑苔調香水氣味主題」的「必備香調」。柑橘香調是前調香調，橡木苔原精香調是後調香調，資料如下：

前調編號	香調名稱	後調編號	香調名稱
2	黃檸檬香調	8	橡木苔原精香調
3	甜橙香調		
4	紅桔香調		
5	粉紅葡萄柚香調		
6	佛手柑香調		

18 種創意香水中，有一種柑苔調香水，上述五種前調柑橘香調，我使用一種，橡木苔香調只有一種，所以必選。

　　在中調香調選擇，我選用「NO.11 杜松漿果香調」，來幫忙因受到劑量限制，氣味略顯不足的橡木苔香氣，讓香水的核心氣味不走味。如此一來，讓香氣保留在經典中，進而打造出一種柑苔調氣味主題的香水。

　　你也可以多方嘗試，跳脫出我上述的香調組合，書中還有四種「前調柑橘味香調」可以使用，創造出你喜歡的柑苔調香水。我將 18 種創意香水中，柑苔調香水使用的香調組合整理如下：

柑苔調香水使用的香調組合一覽表

香水編號	香水名稱	使用的香調		
		前調	中調	後調
7	青春活力	NO.2 黃檸檬香調	NO.11 杜松漿果香調	NO.8 橡木苔原精香調

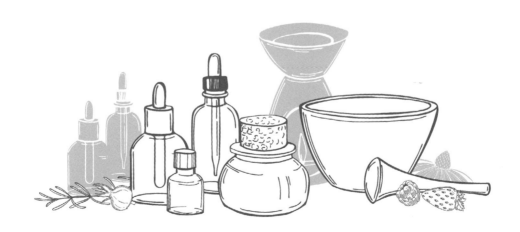

NO.7 青春活力

氣味一開始，檸檬的清香，亮眼又充滿活力；氣味中段注入漿果和一絲香料味，滿載了清新的氣息。後味微微地散發煙燻感、輕皮革味。這是一款致青春的香水，青年、中年、老年人都適合擁有它。

香水氣味主題

柑苔調

香水設定香氣走向

檸檬帶淡淡橡木苔味

香水濃度種類

淡香水（Eau De Toilette）

選香原理

・前調 NO.2（黃檸檬香調）

酸、甜、鹹、澀的「檸檬香調」，可以為香水帶出清新、活潑感。

・中調 NO.11（杜松漿果香調）

琴酒風味的「杜松漿果香調」，內含漿果、木頭的氣味，期待可以提高香氣的質感，受到男士們的青睞。

・後調 NO.8（橡木苔原精香調）

淡淡苔蘚味的「橡木苔原精香調」，遇上檸檬、漿果、木頭，香水氣味不再老沉，反有活潑的氛圍。

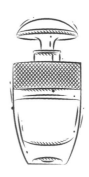

香調瓶編號	精油名稱	精油濃度	起始滴數	增加滴數（1）	增加滴數（2）	總滴數	香調小計
前調 NO.2	黃檸檬	100%	4	+4	-	8	
	綠檸檬	100%	2	+2	-	4	
	萊姆	100%	2	+2	-	4	
	甜橙	100%	2	+2	-	4	
	小計						20
中調 NO.11	杜松漿果	100%	4	-	-	4	
	熏陸香	100%	2	-	-	2	
	粉紅胡椒	100%	3	-	-	3	
	橙花	100%	1	-	-	1	
	小計						10
後調 NO.8	橡木苔原精	1%	5	-	-	5	
	癒創木	75%	2	-	-	2	
	刺檜木	100%	2	-	-	2	
	沙草	100%	1	-	-	1	
	小計						10
香水總滴數						40	
香水濃度為大約值						8%	

香氣記錄

★起始滴數：

· 十二種精油結合後，新鮮的檸檬味如陽光般灑在香氣中，極致清新；淡淡的木質氣息，幽幽地橡木苔味，不減男香的魅力。

★增加滴數（1）

· 香水設定的香氣走向是「檸檬帶淡淡橡木苔味」，在此階段柑橘氣味的檸檬香調，可以再增大一些，需將「前調 NO.2」的四種精油，依照「起始滴數」再加一次入香水瓶中。（為符合歐盟使用橡木苔劑量規定，單支橡木苔原精不再增加滴數）

· 增加後：活潑、青春的檸檬柑橘味，令人神清氣爽；雖不能再加大橡木苔的苔蘚味，整瓶香水氣味仍頗為豐富；氣味的尾韻散發柔和的漿果香氣，是一款男士、女士都適用的中性香水。

· 放置、等待一至三天，再決定是否繼續調整。

★完成

· 放置三天後，最後決定此香水，不需再做任何調整。將瓶子加滿酒精，放置七天後再正式使用。

柑苔調的大師香水

推薦香水 13：
MEOM
Energy Burst（活力綻放）
年分：2017
調香大師：Beverley Bayne

推薦香水 14：
État Libre d' Orange
Remarkable People（卓越的人）
年分：2015
調香大師：Cécile Matton Polge

| 第四類 | 柑橘調（Citrus Accord）香水

柑橘調是中性香水系列中最具代表性的香氣主題，香氣接受度高，比較不會讓人暈香。它的核心氣味是以檸檬、橙、桔、佛手柑這些柑橘類水果的香味為主。

本書中有五種香調，是要達到「柑橘調香水氣味主題」的「必備香調」，它們都是前調香調，資料如下：

前調編號	香調名稱	前調編號	香調名稱
2	黃檸檬香調	5	粉紅葡萄柚香調
3	甜橙香調	6	佛手柑香調
4	紅桔香調		

18 種創意香水中，有一種柑橘調香水，我使用了上述五種「必備香調」的其中一種。在創造柑橘調香水，很適合搭配「中調花味香調」，在此我選用「NO.5 大馬士革玫瑰原精帶阿拉伯茉莉原精香調」。

在後調香調選擇，我嘗試與鄉野氣味（NO.9 廣藿香香調）做搭配，讓香氣多一些變化感，打造出一種柑橘調氣味主題的香水。

你可以多方嘗試，跳脫出我上述的香調組合，書中還有四種「前調柑橘味香調」和多款「中調花味香調」可以用。柑橘調香水使用的香調組合如下：

柑橘調香水使用的香調組合一覽表

香水編號	香水名稱	使用的香調		
		前調	中調	後調
8	金色暖陽	NO.3 甜橙香調	NO.5 大馬士革玫瑰原精帶阿拉伯茉莉原精香調	NO.9 廣藿香香調

金色暖陽

氣味一開始，金黃色、燦爛的柑橘香氣，如同暖陽般令人開心；玫瑰花香順著「暖陽」而進，茉莉高貴的花香，賦予氣味層次感。

氣味尾韻，依稀有土壤、木頭的氣味，讓香水氣味有溫暖的感覺。這是一款由柑橘果香、花香、木香、泥土味交織而成的香水，擁有細緻的香氛輪廓，宛如沐浴在金色暖陽、享受陽光普照，是多麼美好的事。

香水氣味主題

柑橘調

香水設定香氣走向

柑橘橙帶花香味

香水濃度種類

淡香水（Eau De Toilette）

選香原理

·前調 NO.3（甜橙香調）

充滿甜味的「甜橙香調」，氣味溫柔，透過它可以提升花兒們的芬芳氣息。

·中調 NO.5（大馬士革玫瑰帶阿拉伯茉莉原精香調）

「精油皇室家族同行」的「大馬士革玫瑰原精帶阿拉伯茉莉原精香調」，是創造溫暖氛圍的首選香調之一，期待可以更凸顯香水的高貴感。

·後調 NO.9（廣藿香香調）

大地氣息的「廣藿香香調」，期待增強香水的厚度，幫助柑橘果香、花朵氣味持久誘人。

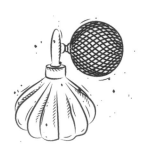

香水配方表

香調瓶編號	精油名稱	精油濃度	起始滴數	增加滴數（1）	增加滴數（2）	總滴數	香調小計
前調 NO.3	甜橙	100%	5	+5	-	10	
	苦橙	100%	2	+2	-	4	
	血橙	100%	2	+2	-	4	
	綠苦橙	100%	1	+1	-	2	
	小計						20
中調 NO.5	大馬士革玫瑰原精	100%	4	-	-	4	
	阿拉伯茉莉原精	100%	1	-	-	1	
	橙花	100%	2	-	-	2	
	銀合歡原精	<u>66%</u>	1	-	-	1	
	小計						10
後調 NO.9	廣藿香	100%	2	-	-	2	
	岩蘭草	100%	2	-	-	2	
	維吉尼亞雪松	100%	3	-	-	3	
	古巴香脂	100%	3	-	-	3	
	小計						10
香水總滴數						40	
香水濃度為大約值						8%	

★起始滴數：

・十二種精油結合後，飄送出玫瑰、茉莉美豔動人的花香，柑橘果味在其中，溫暖心靈；懷舊的「廣藿香香調」被包覆在花味中，整體氣味不失活潑感。

★增加滴數（1）

・香水設定的香氣走向「柑橘橙帶花香味」，在此階段柑橘的香氣比花香味弱，需將「前調NO.3」的四種精油，依照「起始滴數」再加一次入香水瓶中。

・增加後：四種橙類精油氣味光采奪目，玫瑰氣味比茉莉先出現，花味中參雜土壤、木頭的氣息，給予香水溫度感，也讓香氣比較穩重，不會太輕飄。

・放置、等待一至三天，再決定是否繼續調整。

★完成

・放置三天後，最後決定此香水，不需再做任何調整。將瓶子加滿酒精，放置七天後再正式使用。

柑橘調的大師香水

推薦香水 15：

Floris London

Cefiro（微風輕拂）

年分：2001

調香大師：The House of Floris

推薦香水 16：

The Different Company

Bergamote（柑香拂手）

年分：2003

調香大師：Jean-Claude Ellena

｜第五類｜馥奇調（Fougère Accord）香水

馥奇調有人稱它是「所有香調的結合」，由它的核心氣味，可以清楚了解，它是以柑橘、薰衣草、花香、苔蘚、木頭，或微辛辣的香料所組成的。

因薰衣草的草本味，苔蘚的潮溼、泥土的氣息，所帶出的 Man 味，讓馥奇調香水常出現在男士香水中。

隨著時代轉變，馥奇調香水開始加入花香調或木質調，凸顯出溫柔感，深受女士們的喜愛。

本書中有一種薰衣草香調，一種橡木苔香調，這兩類香調是要達到「馥奇調香水氣味主題」的「必備香調」。薰衣草香調是中調香調，橡木苔原精香調是後調香調，資料如下：

中調編號	香調名稱	後調編號	香調名稱
1	真正薰衣草香調	8	橡木苔原精香調

18 種創意香水中，有一種馥奇調香水，上述兩種「必備香調」都有使用到。

在前調香調選擇，我選用「NO.10 桉油醇迷迭香香調」，來加強一些中性陽剛的氣味，讓香氣保留在經典中（圍繞在薰衣草和橡木苔味），但多一些變化感，進而打造出一種馥奇調氣味主題的香水。

為符合歐盟的規定（香水中使用到限制的原料時，不超過整體的0.01％），本書中我使用稀釋為 1％ 濃度的橡木苔原精在香水中，共使用 5 滴。橡木苔氣味的表現會減弱很多。（詳細計算請參考：第三類柑苔調）

你也可以多方嘗試，跳脫出我上述的香調組合，創造出你喜歡的馥奇調香水。我將 18 種創意香水中，馥奇調香水使用的香調組合整理如下：

馥奇調香水使用的香調組合一覽表

香水編號	香水名稱	使用的香調		
		前調	中調	後調
9	英倫紳士	NO.9 桉油醇迷迭香 香調	NO.1 真正薰衣草香調	NO.8 橡木苔原精香調

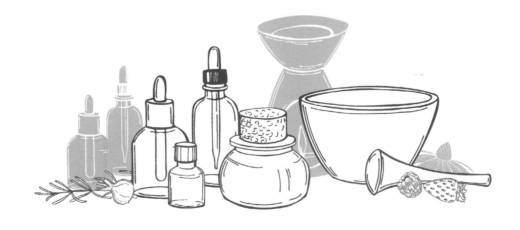

NO.9 英倫紳士

氣味一開始，淡涼的桉油醇迷迭香喚醒感官知覺；薰衣草的草本味和紫羅蘭葉的葉片味緊跟在後，有如紳士般的優雅氣度。來到香氣後味，看似平庸的薰衣草味，與橡木苔和刺檜木完美地融合。這是一款高雅內斂的香水，薰衣草、草本味、木頭味持久迷人，表露出英倫紳士的風度，將成功地征服女士們的心。

香水氣味主題
馥奇調

香水設定香氣走向
薰衣草帶淡淡橡木苔味

香水濃度種類
淡香水（Eau De Toilette）

選香原理

・前調 NO.9（桉油醇迷迭香香調）
清涼草本味的「桉油醇迷迭香香調」，與「真正薰衣草香調」同為草本香氣家族，期待為馥奇調（Fougère Accord）氣味主題香水，締造不同凡響的氣味。

・中調 NO.1（真正薰衣草香調）
平易近人的「真正薰衣草香調」，它的草本味是有溫度的，期待與茶、苔鮮、木頭，激盪出收服鼻子的香味。

・後調 NO.8（橡木苔原精香調）
淡淡苔蘚味的「橡木苔原精香調」，遇上薰衣草，是創造馥奇調（Fougère Accord）香水氣味主題的必備香調。

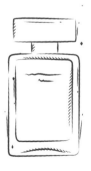

香水配方表

香調瓶編號	精油名稱	精油濃度	起始滴數	增加滴數（1）	增加滴數（2）	總滴數	香調小計
前調 NO.9	桉油醇迷迭香	100%	3	-	-	3	
	黃檸檬	100%	4	-	-	4	
	快樂鼠尾草	100%	2	-	-	2	
	甜馬鬱蘭	100%	1	-	-	1	
	小計						10
中調 NO.1	真正薰衣草	100%	3	+3	+3	9	
	紫羅蘭葉原精	75%	2	+2	-	4	
	芫荽籽	100%	3	+3	-	6	
	大馬士革玫瑰原精	100%	2	+2	-	4	
	小計						23
後調 NO.8	橡木苔原精	1%	5	-	-	5	
	癒創木	75%	2	-	+1	3	
	刺檜木	100%	2	-	+1	3	
	沙草	100%	1	-	-	1	
	小計						12
香水總滴數						45	
香水濃度為大約值						9%	

★起始滴數：

- 十二種精油結合後，桉油醇迷迭香的清涼、草本香味，迅速沁入鼻尖；薰衣草的草本味和紫羅蘭葉的葉片味，帶出大自然的氛圍。氣味尾韻是橡木苔帶木質氣味，淡淡的，有穩定整款香水厚度的作用。

★增加滴數（1）

- 香水設定的香氣走向是「薰衣草帶淡淡橡木苔味」，在此階段「真正薰衣草香調」可以多凸顯一些，需將「中調 NO.1」的四種精油，依照「起始滴數」再加一次入香水瓶中。（為符合歐盟使用橡木苔劑量規定，單支橡木苔原精不再增加滴數。）
- 增加後：桉油醇迷迭香的草香有稍稍減弱，氣味快速來到薰衣草和其他新鮮草味，而木香味可以加大一些。
- 放置、等待一至二天，再決定是否繼續調整。

★增加滴數（2）

- 放置三天後，決定加重真正薰衣草的氣味。也微調癒創木、刺檜木的香氣。
- 進行調整：真正薰衣草加 3 滴，癒創木加 1 滴、刺檜木加 1 滴。
- 調整後：薰衣草、木頭味的氣味優雅迷人。
- 放置、等待一至三天，再決定是否繼續調整。

★完成

- 放置三天後，最後決定此香水，不需再做任何調整。將瓶子加滿酒精，放置七天後再正式使用。

馥奇調的大師香水

推薦香水 17：
Tom Ford
Fougère d'Argeut（經典靈感）
年分：2018
調香大師：Linda Song & Olivier Gillotin

推薦香水 18：
Tom Ford
Lavender Extreme（夢想無極限）
年分：2019
調香大師：Olivier Gillotin

|第六類|美食調（Gourmand Accord）香水

美食調是很多人喜歡的香水氣味主題之一，它聞起來甜美可口，有蛋糕、甜點的氛圍，但對甜味香水排斥的人為數不少。它的核心氣味以焦糖、棉花糖、巧克力、冰淇淋、蜂蜜及各種甜的香味為主。

本書中有一種香調，是要達到「美食調香水氣味主題」的「必備香調」。它是後調香調，資料如下：

後調編號	香調名稱
14	安息香原精香調

18 種創意香水中，有一種美食調香水，上述只有一種「必備香調」，所以必選。

在創造美食調香水時，很適合搭配「前調柑橘味香調」，它們是打造美食調香水氣味主題的好幫手。在此我選用「NO.4 紅桔香調」。

在中調香調選擇，我選用「NO.6 橙花帶白玉蘭原精香調」，淡雅的白花味，不會搶走美食調香水的風采，反而為香水增添更多甜美感。

美食調變得愈來愈流行，你也可以多方嘗試，與書中其他「前調柑橘味香調」和「中調花味香調」組合，創造出你喜歡的美食調香水。我將 18 種創意香水中，美食調香水使用的香調組合整理如下：

美食調香水使用的香調組合一覽表

香水編號	香水名稱	使用的香調		
		前調	中調	後調
10	甜點饗宴	NO.4 紅桔香調	NO.6 橙花帶白玉蘭原精香調	NO.14 安息香原精香調

NO.10　甜點饗宴

氣味一開始自由奔放的桔子味、多汁的甜橙和葡萄柚，開啟嗅覺的感官之旅；接著來到花香味，白花們氣味溫順，平衡香水中的酸感。

香氣後韻的甜味，香甜滑順，有如甜點的口感。這是一款甜滋滋、好似可口甜點、令人垂涎欲滴；噴灑它在身上，宛如進行一場甜點饗宴，可以收服許多喜愛甜點人的心。

香水氣味主題
美食調

香水設定香氣走向
美食甜味帶柑橘果味

香水濃度種類
淡香水（Eau De Toilette）

選香原理

・前調 NO.4（紅桔香調）

鮮明的「紅桔香調」，可以藉由它的桔子皮味，加添氣味的亮度。

・中調 NO.6（橙花帶白玉蘭原精香調）

奶香、粉味的「橙花帶白玉蘭原精香調」，可以捕足美食調香水的粉甜、奶香味，讓香水大放光采。

・後調 NO.14（安息香原精香調）

甜而不膩的「安息香原精香調」，是個新穎的甜味，可以與桔子的果味、白花的花香，交織出奇妙的氣味火花。

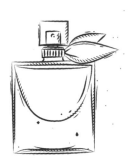

香水配方表

香調瓶編號	精油名稱	精油濃度	起始滴數	增加滴數（1）	增加滴數（2）	總滴數	香調小計
前調 NO.4	紅桔	100%	1	＋1	-	2	
	綠桔	100%	2	＋2	-	4	
	甜橙	100%	4	＋4	-	8	
	粉紅葡萄柚	100%	3	＋3	-	6	
	小計						20
中調 NO.6	橙花	100%	5	-	-	5	
	白玉蘭原精	100%	2	-	-	2	
	晚香玉原精	80%	1	-	-	1	
	鳶尾草原精	75%	2	-	-	2	
	小計						10
後調 NO.14	安息香原精	100%	3	-	-	3	
	香草酊劑	100%	3	-	-	3	
	零陵香豆原精	30%	3	-	-	3	
	乾草原精	75%	1	-	-	1	
	小計						10
香水總滴數						40	
香水濃度為大約值						8%	

★起始滴數：

・十二種精油結合後，一開始聞到清爽、甜美的花香味；乾草原精散發出來的甜味帶有微木頭香，後味有微酸感，氣味濃郁。

★增加滴數（1）

・香水設定的香氣走向是「美食甜味帶柑橘果味」，在此階段已有明顯甜味，可以再凸顯柑橘氣味，需將「前調 NO.4」的四種精油，依照「起始滴數」再加一次入香水瓶中。

・增加後：桔了的酸甜味，讓人忍不住想流口水，花香味適中，不太搶戲，甜滋滋的氣味，似乎喚醒對甜點的渴望。

・放置、等待一至三天，再決定是否繼續調整。

★完成

・放置三天後，最後決定此香水，不需再做任何調整。將瓶子加滿酒精，放置七天後再正式使用。

美食調的大師香水

推薦香水 19：

Prada

Candy Gloss（蜜糖香吻）

年分：2017

調香大師：Daniela（Roche）Andrier

推薦香水 20：

Atelier Cologne

Vanille Insensee（夢幻香草）

年分：2011

調香大師：Ralf Schwieger

| 第七類 | 果香調（Fruity Accord）香水

果香調與柑橘調很容易混淆，通常指的是柑橘以外的水果，比較偏甜的香氣。它的核心氣味以梨、蘋果、鳳梨、草莓、桃子、杏子、李子、覆盆子等為主，很遺憾的是，這些氣味都需要以香精來達成。

為了不放棄果香調，本書仍嘗試做兩種果香調氣味主題的香水，雖然氣味無法與商業香水相比，但我們願意嘗試的心，出來的成果更為可貴。

本書中有一種香調，是要達到「果香調香水氣味主題」的「必備香調」。它是前調香調，資料如下：

前調編號	香調名稱
1	羅馬洋甘菊香調

18 種創意香水中，有兩種果香調香水，因上述只有一種「必備香調」，所以必選。

在中調香調選擇，為了讓香水的核心氣味盡量不走味，搭配帶有果香的「NO.6 橙花帶白玉蘭原精香調」、「NO.8 晚香玉帶茉莉原精香調」。

在後調香調選擇，我挑選氣味輕盈的「NO.11 阿拉伯乳香帶欖香脂香調」、「NO.15 黃葵香調」，來加強果香味，讓香氣保留在經典中，但多一些變化感，進而打造出兩種果香調氣味主題的香水。

你也可以多方嘗試，跳脫出我上述的香調組合，創造出你喜歡的果香調香水。我將 18 種創意香水中，果香調香水使用的香調組合整理如下：

果香調香水使用的香調組合一覽表

香水編號	香水名稱	使用的香調		
		前調	中調	後調
11	花果滿園	NO.1 羅馬洋甘菊香調	NO.8 晚香玉原精 帶茉莉原精香調	NO.11 阿拉伯乳香 帶欖香脂香調
12	果茶時光	NO.1 羅馬洋甘菊香調	NO.6 橙花帶白玉蘭原精 香調	NO.15 黃葵香調

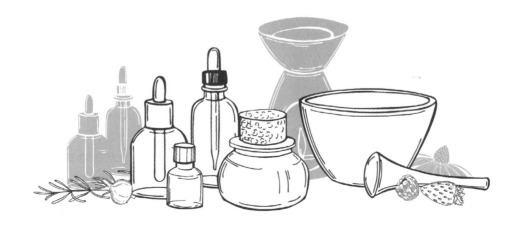

花果滿園

氣味一開始，清甜的果香與茉莉花味緊緊相繫，宛如來到種滿花朵和水果的園中；氣味中段，悠悠然地飄出好似葉子、土壤的氣味，為園中增添大自然的氣息。

氣味尾韻，藉由乳香和沒藥氣味的特色，香氣持續綻放。這是一款果香、蜜香，花香氣味瀰漫的香水，想整天浸泡在花香果園中，使用這款香水最適合不過。

香水氣味主題
果香調

香水設定香氣走向
羅馬洋甘菊帶花味

香水濃度種類
淡香水（Eau De Toilette）

選香原理

- 前調 NO.1（羅馬洋甘菊香調）

果香味的「羅馬洋甘菊香調」，可以借助它的氣味，營造出花香、果味滿園香的景象。

- 中調 NO.8（晚香玉原精帶茉莉原精香調）

奶香、花味的「晚香玉原精帶茉莉原精香調」，透過「羅馬洋甘菊香調」的修飾，讓奶香味不會過於強烈，也期待給予果香調香水添加更多花果的氣息。

- 後調 NO.11（阿拉伯乳香帶欖香脂香調）

留香效果十足的「阿拉伯乳香帶欖香脂的香調」，氣味不沉重，期待與果香、花香精油們激盪出陶醉的氣味。

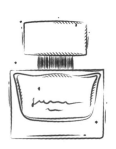

香水配方表

香調瓶編號	精油名稱	精油濃度	起始滴數	增加滴數（1）	增加滴數（2）	總滴數	香調小計
前調 NO.1	羅馬洋甘菊	100％	1	＋1	-	2	
	永久花	100％	1	＋1	-	2	
	紅桔	100％	4	＋4	＋1	9	
	鷹爪豆原精	<u>90％</u>	4	＋4	＋4	12	
	小計						25
中調 NO.8	晚香玉原精	<u>80％</u>	3	-	-	3	
	阿拉伯茉莉原精	100％	1	-	-	1	
	橙花	100％	4	-	-	4	
	緬梔原精	<u>80％</u>	2	-	-	2	
	小計						10
後調 NO.11	阿拉伯乳香	100％	3	-	-	3	
	欖香脂	100％	2	-	-	2	
	沒藥	100％	2	-	-	2	
	紅沒藥	100％	3	-	-	3	
	小計						10
香水總滴數						45	
香水濃度為大約值						9％	

香氣記錄

★起始滴數：

- 十二種精油結合後，羅馬洋甘菊的菊花、蘋果味，撞見晚香玉和茉莉的花味，花香滿溢，而果香味的呈現則是少了一些。

★增加滴數（1）

- 香水設定的香氣走向是「羅馬洋甘菊帶花味」，在此階段「羅馬洋甘菊香調」的水果氣味不足，需將「前調 NO.1」的四種精油，照「起始滴數」再加一次入香水瓶中。
- 增加後：清甜的水果味會慢慢地引出花香，花香會再轉回到鷹爪豆，相似蜂蜜的香氣；收尾有微皮件的氣味。
- 放置、等待一至三天，再決定是否繼續調整。

★增加滴數（2）

- 放置三天後，花香、菊花味交織在一起，羅馬洋甘菊和永久花的菊花味環繞在花味中。將調整紅桔和鷹爪豆原精，利用紅桔做氣味的亮點，提出更多羅馬洋甘菊的蘋果味；再透過鷹爪豆來修飾氣味中「尖銳的角」。
- 進行調整：紅桔加 1 滴，鷹爪豆原精加 4 滴。
- 調整後：羅馬洋甘菊氣味雖不是第一時間出現，但氣味表現卓越，如再加大它，恐失去花香、果味、樹脂、皮件氣味的平衡度。
- 放置、等待一至三天，再決定是否繼續調整。

★完成

- 放置三天後，最後決定此香水，不需再做任何調整。將瓶子加滿酒精，放置七天後再正式使用。

果香調的大師香水

推薦香水 21：

Van Cleef Arpels

California Reverie（加州幻想曲）

年分：2014

調香大師：Antoine Maisondieu

推薦香水 22：

Jo Malone London

Nectarine Blossom & Honey（杏桃花與蜂蜜）

年分：2005

調香大師：Jo Malone

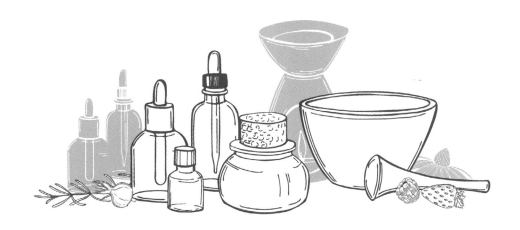

NO.12 果茶時光

氣味一開始，菊花、蘋果的香氣，營造出午茶的氛圍；中段的氣味乘載著淡雅的花香，宛如啜飲著香味滿滿的茶品，令人不禁想把這畫面編織成一幅唯美的圖畫。

後段輕柔、粉嫩的甜味，賦予香水溫柔的吸引力。這是一款溫暖心靈的香水，菊花、蘋果味是氣味的亮點，這別緻的香氣，讓聞到的人分外輕鬆自在。

香水氣味主題
果香調

香水設定香氣走向
羅馬洋甘菊帶粉甜味

香水濃度種類
淡香水（Eau De Toilette）

選香原理

・前調 NO.1（羅馬洋甘菊香調）

菊花味的「羅馬洋甘菊香調」，搭配「橙花帶白玉蘭原精香調」、「黃葵香調」，期待更凸顯它獨有的蘋果香氣味，打造出家喻戶曉的菊花、蘋果花草茶味。

・中調 NO.6（橙花帶白玉蘭原精香調）

白花的「橙花帶白玉蘭原精香調」，乾淨、高雅是它的特點，奶香、粉味可以幫助香水氣味格外可人。

・後調 NO.15（黃葵香調）

粉甜的「黃葵香調」，可以增添花香的嫵媚度，也可以延長氣味中的粉甜味。

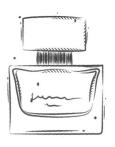

香水配方表

香調瓶編號	精油名稱	精油濃度	起始滴數	增加滴數（1）	增加滴數（2）	總滴數	香調小計
前調 NO.1	羅馬洋甘菊	100%	1	+1	-	2	
	永久花	100%	1	+1	-	2	
	紅桔	100%	4	+4	-	8	
	鷹爪豆原精	90%	4	+4	-	8	
	小計						20
中調 NO.6	橙花	100%	5	-	-	5	
	白玉蘭原精	100%	2	-	-	2	
	晚香玉原精	80%	1	-	-	1	
	鳶尾草原精	75%	2	-	-	2	
	小計						10
後調 NO.15	黃葵	100%	2	-	-	2	
	香草酊劑	100%	4	-	-	4	
	零陵香豆原精	30%	3	-	-	3	
	巴西檀木	100%	1	-	-	1	
	小計						10
香水總滴數						40	
香水濃度大約值：						8%	

香氣記錄

★起始滴數：

・十二種精油結合後，「羅馬洋甘菊香調」的菊花味略帶柑橘味，清新怡人；一絲絲的白花漫舞在其中。帶有麝香味的黃葵，幫助修飾氣味，使其圓滑許多。

★增加滴數（1）

・香水設定的香氣走向是「羅馬洋甘菊帶粉甜味」，在此階段粉甜味比「羅馬洋甘菊香調」突出，需故「前調 NO.1」的四種精油，依照「起始滴數」再加一次入香水瓶中。

・增加後：羅馬洋甘菊和永久花及柑橘的氣味變得活躍許多，。

・放置、等待一至三天，再決定是否繼續調整。

★完成

・放置三天後，最後決定此香水，不需再做任何調整。將瓶子加滿酒精，放置七天後再正式使用。

果香調的大師香水

推薦香水 23：

FLORAÏKU

I See The Clouds Go By（謎之花 閒雲絮語）

年分：2017

調香大師：Alienor Massenet

推薦香水 24：

Jo Malone London

Elderflower Cordial Cologne（接骨木果醬）

年分：2021

調香大師：Nicolas Bonneville & Marie Salamagne

| 第八類 | 木質調（Woody Accord）香水

木質調香水是男士、女士都可以使用的香氣主題，深受大眾偏愛。它的核心氣味以雪松、檀香、廣藿香以及岩蘭草等為主。

本書中有七種香調，是要達到「木質調香水氣味主題」的「必備香調」。它們都是後調香調，資料如下：

後調編號	香調名稱	後調編號	香調名稱
3	大西洋雪松香調	7	癒創木香調
4	維吉尼亞雪松香調	9	廣藿香香調
5	東印度檀香香調	10	岩蘭草香調
6	花梨木香調		

18 種創意香水中，有兩種木質調香水，我使用上述七種「必備香調」的其中兩種。

在前調香調選擇，我做了變化，跳出傳統不選用「柑橘味香調」，而挑選帶有涼味的香調（NO.8 胡椒薄荷香調），讓香氣多一些變化感。

在中調香調選擇，想透過花香味來柔化木頭的剛硬感，分別搭配「NO.9 桂花原精香調」、「NO.10 橙花帶芫荽籽香調」，進而打造出兩種木質調氣味主題的香水。

你也可以多方嘗試，跳脫出我上述的香調組合，書中還有五種「後調木質味香調」可以使用，而「前調柑橘味香調」更是百搭的選擇，至於「中調香調」則建議你選用氣味柔和，不會搶過木質香氣的花香味，進而創造出你喜歡的木質調香水。

我將 18 種創意香水中，木質調香水使用的香調組合整理如下：

木質調香水使用的香調組合一覽表

香水編號	香水名稱	使用的香調		
		前調	中調	後調
13	沐浴更「新」	NO.8 胡椒薄荷香調	NO.10 橙花帶芫荽籽香調	NO.4 維吉尼亞雪松香調
14	酷帥輕奢	NO.8 胡椒薄荷香調	NO.9 桂花原精香調	NO.7 癒創木香調

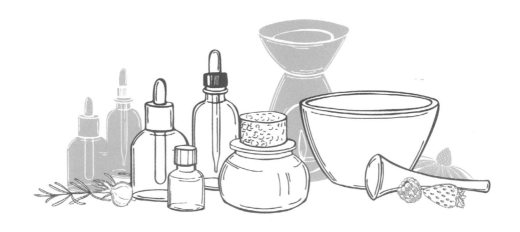

NO.13 沐浴更「新」

氣味一開始，清涼的薄荷味如一道清泉，在氣味中流動著；氣味輾轉來到葉子味，與薄荷交織出相似菸草的香氣。中、後段來到維吉尼亞雪松恬靜又溫柔的木頭味。

尾味的香甜感，拉近香氣與人的距離。這是一款充滿木香、綠葉的香水，男女都適用。在香氣中，彷彿進入樹林，讓疲憊的心靈沐浴在大自然裡，使人重新獲得力量。

香水氣味主題
木質調

香水設定香氣走向
維吉尼亞雪松帶薄荷味

香水濃度種類
淡香水（Eau De Toilette）

選香原理
・前調 NO.8（胡椒薄荷香調）

微涼感的「胡椒薄荷香調」，期望在香水氣味中輕輕地透出薄荷的涼意，稍微跳出木質調常規路線。

・中調 NO.10（橙花帶芫荽籽香調）

微甜味的「橙花帶芫荽籽香調」，將是各精油的好夥伴，可以巧妙地將氣味串連起來。期望香氣有新的突破點，不致怪異。

・後調 NO.4（維吉尼亞雪松香調）

帶有相似鉛筆氣味的「維吉尼亞雪松香調」，它不像文字上看來的剛硬，擁有柔美的木香，木香中有甜味，期待這特質讓這款香水以柔美姿態呈現。

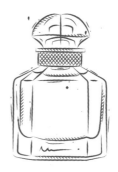

香水配方表

香調瓶編號	精油名稱	精油濃度	起始滴數	增加滴數（1）	增加滴數（2）	總滴數	香調小計
前調 NO.8	胡椒薄荷	100％	2	-	-	2	
	甜橙	100％	3	-	-	3	
	粉紅葡萄柚	100％	3	-	-	3	
	金盞菊	100％	2	-	-	2	
	小計						10
中調 NO.10	橙花	100％	5	-	-	5	
	白玉蘭原精	100％	3	-	-	3	
	銀合歡原精	66％	1	-	-	1	
	芫荽籽	100％	1	-	-	1	
	小計						10
後調 NO.4	維吉尼亞雪松	100％	5	＋5	＋3	13	
	大西洋雪松	100％	3	＋3	-	6	
	膠冷杉	100％	1	＋1	-	2	
	西伯利亞冷杉	100％	1	＋1	-	2	
	小計						23
香水總滴數						43	
香水濃度為大約值						8.6％	

★起始滴數：

・十二種精油結合後，清爽的薄荷味氣息，清新撲鼻；配上維吉尼亞雪松特有的鉛筆氣味，香氣極致振奮感官。

★增加滴數（1）

・香水設定的香氣走向是「維吉尼亞雪松帶薄荷味」，在此階段薄荷的清涼味比「維吉尾亞雪松香調」明顯，需將「後調NO.4」的四種精油，依照「起始滴數」再加一次入香水瓶中。

・增加後：木香、綠意的氣味生動活潑，薄荷給予氣味足夠的明亮感，可以強調維吉尼亞雪松獨有的鉛筆木頭香氣。

・放置、等待一至三天，再決定是否繼續調整。

★增加滴數（2）

・放置三天後，薄荷的沁涼仍存在，氣味稍微跳出木質香調香水的框架，可以增大維吉尼亞雪松的氣味。

・進行調整：維吉尼亞雪松加 3 滴。

・調整後：薄荷以輕快的腳步出現，快速地來到木頭帶葉片味，很滑順的香氣。

・放置、等待一至三天，再決定是否繼續調整。

★完成

・放置三天後，最後決定此香水，不需再做任何調整。將瓶子加滿酒精，放置七天後再正式使用。

木質調的大師香水

推薦香水 25：

Diptyque

Tam Dao EDP（檀道）

年分：2013

調香大師：Daniel Moliere

推薦香水 26：

Miller Harris

Le Cedre（雪松）

年分：2017

調香大師：Mathieu Nardin

NO.14 酷帥輕奢

氣味一開始，一抹薄荷的涼感，帶出帥氣的香味；香氣急速地轉至煙燻、厚重的木頭味，更顯大膽。尾韻充分展現木頭、煙燻的焦味，是熟男們才撐得起的氣味。這是一款散發男性魅力的香水，酷帥感是它的特色，陽剛味代表著現代男性自信的特質；輕度奢華的原料選用，讓眾男士們輕鬆入手。

香水氣味主題

木質調

香水設定香氣走向

癒創木帶微涼薄荷味

香水濃度種類

淡香水（Eau De Toilette）

選香原理

• 前調 NO.8（胡椒薄荷香調）

微涼感的「胡椒薄荷香調」，期望在香水氣味中輕輕地透出薄荷的涼意，微菸草味來呈現男香的率性。

• 中調 NO.9（桂花原精香調）

氣味豐富的「桂花原精香調」，可以與木香同工，加深木頭的氣味，Man 感十足。

• 後調 NO.7（癒創木香調）

別有風味的「癒創木香調」，可以大方耍酷；涼味薄荷、柑橘果皮、「三味一體」的桂花，和「自戀」的水仙，相互鳴合，香氣的奢華感將不可輕忽。

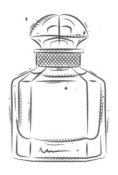

香水配方表

香調瓶編號	精油名稱	精油濃度	起始滴數	增加滴數（1）	增加滴數（2）	總滴數	香調小計
前調 NO.8	胡椒薄荷	100%	2	-	-	2	
	甜橙	100%	3	-	-	3	
	粉紅葡萄柚	100%	3	-	-	3	
	金盞菊	100%	2	-	-	2	
	小計						10
中調 NO.9	桂花原精	80%	4	-	-	4	
	水仙原精	80%	2	-	-	2	
	橙花	100%	3	-	-	3	
	銀合歡原精	66%	1	-	-	1	
	小計						10
後調 NO.7	癒創木	75%	4	+4	-	8	
	維吉尼亞雪松	100%	2	+2	-	4	
	阿米香樹	100%	3	+3	-	6	
	廣藿香	100%	1	+1	-	2	
	小計						20
香水總滴數						40	
香水濃度為大約值						8%	

香氣記錄

★起始滴數：

- 十二種精油結合後，淡淡的薄荷味，夾雜著煙燻木頭的香氣。桂花的花香帶木味，賦予香氣獨特的辨識度。

★增加滴數（1）

- 香水設定的香氣走向是「癒創木帶微涼薄荷味」，在此階段木頭氣味和煙燻味可以加強，需將「後調 NO.7」的四種精油，依照「起始滴數」再加一次入香水瓶中。
- 增加後：薄荷的涼味在香氣中輕輕點綴，氣味很快來到煙燻、厚重的木頭味，依稀聞到金盞菊的甜味，為氣味增加不少質感，而桂花的木頭氣味也同步凸顯出來。
- 放置、等待一至三天，再決定是否繼續調整。

★完成

- 放置三天後，最後決定此香水，不需再做任何調整。將瓶子加滿酒精，放置七天後再正式使用。

木質調的大師香水

推薦香水 27：

Burberry

Mr. Burberry（博柏利先生）

年分：2016

調香大師：Francis Kurkdjian

推薦香水 28：

Byredo

Open Sky（天際之間）

年分：2021

調香大師：Jerome Epinette

|第九類｜綠意調（Green Accord）香水

綠意調香水被很多調香師認為是淡版的柑苔調香水，也是可以不分性別的氣味主題香水。它的核心氣味以清脆、新鮮的綠葉和青草的氣味，及森林中松杉柏的氣味為主。

本書中有四種香調，是要達到「綠意調香水氣味主題」的「必備香調」，前調、中調各有一種、後調有兩種，資料如下：

前調香調編號	香調名稱	後調香調編號	香調名稱
8	苦橙葉香調	1	膠冷杉香調
中調香調編號	香調名稱	2	歐洲赤松香調
2	紫羅蘭葉原精香調		

18 種創意香水中，有兩種綠意調香水，上述四種「必備香調」，我使用三種。這兩款綠意調香水與其他香水不同的是，中調和後調香調我都使用「必備香調」，當兩種「必備香調」搭配起來，氣味上就相當有綠意的精髓。

在前調香調選擇，我分別搭配相似茶味（NO.10 快樂鼠尾草香調）和柑橘味（NO.5 粉紅葡萄柚香調）的香調，讓香氣多一些變化感，稍微跳出傳統，進而打造出兩種綠意調主題氣味主題的香水。

你也可以多方嘗試，跳脫出我上述的香調組合，前調香調來點薄荷味（NO.8 胡椒薄荷香調）或草本味（NO.9 桉油醇迷迭香香調），而中調香調可以嘗試帶有微花味的「NO.1 真正薰衣草香調」，創造出你喜歡的綠意調香水。我將 18 種創意香水中，綠意調香水使用的香調組合整理如下：

綠意調香水使用到的香調一覽表

香水編號	香水名稱	使用的香調		
		前調	中調	後調
15	自然 「森」活	NO.10 快樂鼠尾草香調	NO.2 紫羅蘭葉原精香調	NO.2 歐洲赤松香調
16	春意盎然	NO.5 粉紅葡萄柚香調	NO.2 紫羅蘭葉原精香調	NO.1 膠冷杉香調

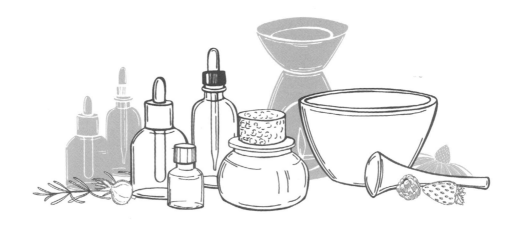

NO.15　自然「森」活

氣味一開始，歐洲赤松大膽無懼地傳遞森林的氣味；微弱的檀香味，意外與紫羅蘭葉結合出溫暖的氣息，似乎重新定義現代中性香水的陽剛味。

氣味穩健、踏實地來到尾韻，松、柏、茶香，氣味微妙地融為一體，香味很持久。這是一款綠意、木香，微帶茶味的香水，在香氣中有如讓人短暫地離開都市，享受在大自然無拘無束的「森」活裡。

香水氣味主題

綠意調

香水設定香氣走向

歐洲赤松帶綠葉味

香水濃度種類

淡香水（Eau De Toilette）

選香原理

・前調 NO.10（快樂鼠尾草香調）

出色的「快樂鼠尾草香調」葉味撲鼻，藉由這特點，期待與另兩種香調結合後，可以締造出森林的香氣。

・中調 NO.2（紫羅蘭葉原精香調）

富變化性的「紫羅蘭原精香調」，是調配綠意調香水中不容忽視的氣味，期待它將香水氣味帶出更多大自然的氣息。

・後調 NO.2（歐洲赤松香調）

清脆針葉香氣的「歐洲赤松香調」，除了可以為綠意調（Green Accord）氣味主題香水加分，也可以延長香水的留香效果。

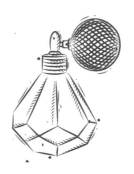

香水配方表

香調瓶編號	精油名稱	精油濃度	起始滴數	增加滴數（1）	增加滴數（2）	總滴數	香調小計
前調 NO.10	快樂鼠尾草	100%	3	-	-	3	
	格陵蘭喇叭茶	100%	2	-	-	2	
	瑪黛茶原精	100%	2	-	-	2	
	佛手柑	100%	3	-	-	3	
	小計						10
中調 NO.2	紫羅蘭葉原精	75%	2	-	-	2	
	大馬士革玫瑰原精	100%	3	-	-	3	
	奧圖玫瑰	100%	2	-	-	2	
	銀合歡原精	66%	3	-	-	3	
	小計						10
後調 NO.2	歐洲赤松	100%	2	+2	+2	6	
	絲柏	100%	1	+1	+1	3	
	東印度檀香	100%	3	+3	-	6	
	阿米香樹	100%	4	+4	-	8	
	小計						23
香水總滴數						43	
香水濃度為大約值						8.6%	

香氣記錄

★起始滴數：

· 十二種精油結合後，歐洲赤松點亮針葉樹的氣息，紫羅蘭葉不會太搶戲，反讓香氣呈現出清新怡人的氣味，收尾氣味依稀聞到柑橘帶葉子味，更加柔化針葉樹的冰冷感。

★增加滴數（1）

· 香水設定的香氣走向是「歐洲赤松帶綠葉味」，在此階段松、柏、木味可以加強，需將「後調 NO.2」的四種精油，依照「起始滴數」再加一次入香水瓶中。

· 增加後：氣味圍繞著松、柏、檀、葉香。

· 放置、等待一至三天，再決定是否繼續調整。

★增加滴數（2）

· 放置三天後，決定再加添歐洲赤松和絲柏的氣味，營造在森林中，站在大樹下，抬頭觀看樹木的雄偉、壯大的氛圍。

· 進行調整：歐洲赤松加 2 滴，絲柏加 1 滴。

· 調整後：樹木氣味中有柔順的葉香和茶味，氣味不會太陽剛。

· 放置、等待一至三天，再決定是否繼續調整。

★完成

· 放置三天後，最後決定此香水，不需再做任何調整。將瓶子加滿酒精，放置七天後再正式使用。

綠意調的大師香水

推薦香水 29：
Creed
Silver Mountain Water（銀色山泉）
年分：1995
調香大師：Olivier Creed& Pierre Bourdon

推薦香水 30：
Bottega Veneta
Parco Palladiano V：Lauro（帕拉迪奧數字花園五號：月桂葉）
年分：2016
調香大師：Daniela（Roche）Andrier

NO.16 春意盎然

氣味一開始，清新的紫羅蘭葉以高
姿態現身，柑橘果味不明顯，但為
香水增添些許的溫度感，也讓果
香、葉片在氣味中找到一個平衡
點。

氣味的尾韻更多的是針葉樹簇擁的
清新氣味，讓香氣在綠意中湧現盎
然的景象。這是一款迎接春天到來
的香水，在香氣中萬物充滿無限的
生機和活力，氣味、景象都盡收眼
底。

香水氣味主題

綠意調

香水設定香氣走向

紫羅蘭葉帶杉味

香水濃度種類

淡香水（Eau De Toilette）

選香原理

・前調 NO.5（粉紅葡萄柚香調）

細緻的「葡萄柚香調」可以使針葉
樹的綠葉味更加柔美，也期待柑橘
多汁的特色，讓香氣有「綠草如茵」
的景象。

・中調 NO.2（紫羅蘭葉原精香調）

具有生命力的「紫羅蘭葉香調」，
不容忽視其小黃瓜味的威力，期待
它可以讓氣味「朝氣蓬勃」。

・後調 NO.1（膠冷杉香調）

以「杉」為主的「膠冷杉香調」，
具有難得的甜味，期待與「粉紅葡
萄柚香調」同心協力，讓綠葉中散
發更多甜美香氣，進而與「紫羅蘭
葉原精香調」激盪出好聞、綠意盎
然的氣味。

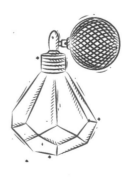

香水配方表

香調瓶編號	精油名稱	精油濃度	起始滴數	增加滴數（1）	增加滴數（2）	總滴數	香調小計
前調 NO.5	粉紅葡萄柚	100%	4	+2	-	6	
	日本柚子	100%	3	-	-	3	
	甜橙	100%	1	-	-	1	
	血橙	100%	2	-	-	2	
	小計						12
中調 NO.2	紫羅蘭葉原精	<u>75%</u>	2	+2	-	4	
	大馬士革玫瑰原精	100%	3	+3	-	6	
	奧圖玫瑰	100%	2	+2	-	4	
	銀合歡原精	<u>66%</u>	3	+3	-	6	
	小計						20
後調 NO.1	膠冷杉	100%	3	-	-	3	
	歐洲冷杉	100%	2	-	-	2	
	西伯利亞冷杉	100%	3	-	-	3	
	歐白芷根	100%	2	-	-	2	
	小計						10
香水總滴數						42	
香水濃度為大約值						8.4%	

★起始滴數：

- 十二種精油結合後，芳馥清新的紫羅蘭葉，結合充滿甜味的杉類精油，帶出舒適的溫柔感。紫羅蘭葉的氣味略顯不足。

★增加滴數（1）

- 香水設定香氣走向是「紫羅蘭葉帶杉味」，在此階段紫羅蘭葉的氣味可以加大，需將「中調NO.5」的四種精油，依照「起始滴數」再加一次入香水瓶中。
- 同步加粉紅葡萄柚 2 滴入香水瓶中，讓綠葉味不單調，多些柑橘的甜，加深生機。

- 增加後：紫羅蘭葉的葉香清新又耐聞，柑橘果味被包覆在氣味中，低調地幫助氣味融合。杉的氣味讓香氣不偏離綠意、樹林的氣息。
- 放置、等待一至三天，再決定是否繼續調整。

★完成

- 放置三天後，最後決定此香水，不需再做任何調整。將瓶子加滿酒精，放置七天後再正式使用。

綠意調的大師香水

推薦香水：31
Creed
Green Irish Tweed（愛爾蘭之心）
年分：1985
調香大師：Olivier Creed & Pierre Bourdon

推薦香水 32：
Byredo
Sunday Cologne（週日之香）
年分：2011
調香大師：Jerome Epinette

| 第十類 | 皮革調（Leather Accord）香水

皮革調香水通常暗示著奢華與貴氣，成熟與性感。因皮革的氣味無法由精油提煉出來，香水界中的皮革調香氣主題，需要靠人工合成的原料模擬出來。它的核心氣味常搭配菸草、樹脂焚香、泥土味、動物香氣、苔蘚，以及各種木頭的氣味為主。

為了不放棄皮革調，本書仍嘗試做兩種皮革調氣味主題的香水，雖然氣味無法與商業香水相比，但我們願意嘗試的心，你一定要加入我們試做看看。

本書中有四種香調，是要達到「皮革調香水氣味主題」的「必備香調」。中調有一種，後調有三種，資料如下：

中調編號	香調名稱	後調編號	香調名稱
11	杜松漿果香調	9	廣藿香香調
		10	岩蘭草香調
		13	沒藥香調

18 種創意香水中，有兩種皮革調香水，上述四種「必備香調」，我使用三種。

本書中有兩個面向的皮革調氣味主題的香水，第一個面向（香水 NO.17）選用後調「NO.13 沒藥香調」，它是「必備香調」，搭配中調「NO.7 晚香玉原精帶芫荽籽香調」和前調「NO.6 佛手柑香調」，稍微跳出傳統的皮革調香水風格，讓香氣柔順一些，比較適合女士使用。

第二個面向（香水 NO.18）選用後調「NO.10 岩蘭草香調」，搭配中調香調的「NO.11 杜松漿果香調」。它們都是「必備香調」，氣勢上滿有皮革味的雛形。（如單獨使用「岩蘭草香調」香調，氣味上會偏向「木質調香水氣味主題」。）

在前調香調選擇，我挑選微苦澀葉味的「NO.7 苦橙葉香調」，加

強皮革調香水的特色。

你也可以多方嘗試，跳脫出我上述的香調組合，創造出你喜歡的皮革調香水。我將 18 種創意香水中，皮革調香水使用的香調組合整理如下：

皮革調香水使用的香調組合一覽表

香水編號	香水名稱	使用的香調		
		前調	中調	後調
17	品味時尚	NO.6 佛手柑香調	NO.7 晚香玉原精 帶芫荽籽香調	NO.13 沒藥香調
18	獨領風潮	NO.7 苦橙葉香調	NO.11 杜松漿果香調	NO.10 岩蘭草香調

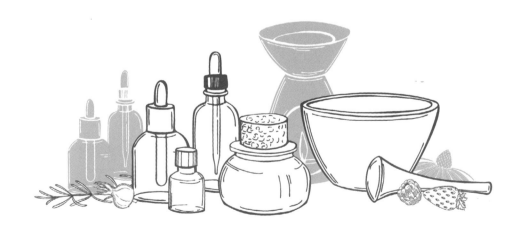

NO.17　品味時尚

氣味一開始，舒服的柑橘味迎面而來，開啟嗅覺饗宴；以平穩的步伐來到氣味中段，樹脂和花香詮釋出性感的皮革味，豐富且誘人，也跳脫出皮革調香水給人的距離感。

後味停在沒藥、紅沒藥獨特的香氣裡。這是一款誘人的皮革調香水，「穿戴」它，不只展現出你的時尚魂，更顯出你的時尚品味。

香水氣味主題

皮革調

香水設定香氣走向

沒藥帶細緻柑橘味

香水濃度種類

淡香水（Eau De Toilette）

選香原理

・前調 NO.6（佛手柑香調）

微帶青澀感的「佛手柑香調」可以幫助花香味不會過於濃豔，再透過佛手柑氣味的特點，使各原料輕鬆地結合。

・中調 NO.7（晚香玉原精帶芫荽籽香調）

動人的「晚香玉原精帶芫荽籽香調」不單單只有花香味，一絲絲的芫荽籽氣味，期待它與各原料們碰撞出氣味的亮點。

・後調 NO.13（沒藥香調）

樹脂風味的「沒藥香調」是營造輕柔皮革風味的關鍵，期待高貴優雅的白花，讓皮革味更顯時尚感。

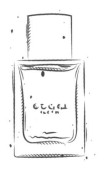

香水配方表

香調瓶編號	精油名稱	精油濃度	起始滴數	增加滴數（1）	增加滴數（2）	總滴數	香調小計
前調 NO.6	佛手柑	100％	4	-	-	4	
	綠苦橙	100％	2	-	-	2	
	日本柚子	100％	2	＋1	-	3	
	鷹爪豆原精	<u>90％</u>	2	-	-	2	
	小計						11
中調 NO.7	晚香玉原精	<u>80％</u>	3	-	-	3	
	鳶尾草原精	<u>75％</u>	4	-	-	4	
	大馬士革玫瑰原精	100％	2	-	-	2	
	芫荽籽	100％	1	-	-	1	
	小計						10
後調 NO.13	沒藥	100％	4	＋4	-	8	
	紅沒藥	100％	2	＋2	-	4	
	古巴香脂	100％	3	＋3	-	6	
	巴西檀木	100％	1	＋1	-	2	
	小計						20
香水總滴數						41	
香水濃度為大約值						8.2％	

香氣記錄

★起始滴數：

· 十二種精油結合後，討喜的柑橘味點亮氣味的明亮度；粉嫩的花香只有微微地展現出來。相似皮革的「沒藥香調」是氣味的重頭戲，細緻緩慢地出現，好似高級皮件味。

★增加滴數（1）

· 香水設定香氣走向是「沒藥帶細緻柑橘味」，在此階段「沒藥香調」需要再明顯一些，需將「後調 NO.13」的四種精油，依照「起始滴數」再加一次入香水瓶中。

· 同步加日本柚子 1 滴入香水瓶中，借助它細緻的氣味來成就精品皮件的氣味。

· 增加後：柑橘氣味輕輕地釋出，相似皮件的沒藥、樹脂精油們的氣味也充分顯現出來，白花則幫氣味加添些許的甜味。

· 放置、等待一至三天，再決定是否繼續調整。

★完成

· 放置三天後，最後決定此香水，不需再做任何調整。將瓶子加滿酒精，放置七天後再正式使用。

皮革調的大師香水

推薦香水 33：

Yves Saint Laurent

Vinyle（前衛漆皮）

年分：2016

調香大師：Juliette Karagueuzoglou

推薦香水 34：

Penhaligon's

Juniper Sling（杜松司令）

年分：2011

調香大師：Olivier Cresp

NO.18 獨領風潮

氣味一開始，青澀、苦感的柑橘果皮香氣高調的現身，接續迎來的是乾燥的漿果和煙燻木頭味，香氣中承載現代雅痞的風格。

後味性感的菸草味有點灑脫，又不失格調。這是一款精油版的皮革調香水，在眾多香水中引領風騷，「穿上」此款香水的紳士、淑女們，必將這潮流的氣味，推向新的高峰。

香水氣味主題
皮革調

香水設定香氣走向
岩蘭草帶煙燻皮革味

香水濃度種類
淡香水（Eau De Toilette）

選香原理

· 前調 NO.7（苦橙葉香調）

苦味中帶柑橘甜感的「苦橙葉香調」可以幫助精油堆疊、營造出讓人無法忽視的香味。

· 中調 NO.11（杜松漿果香調）

滿有琴酒風味的「杜松漿果香調」內含漿果、木頭的香氣，期待可以展現出眾的氣味，贏得都會人的寵愛。

· 後調 NO.10（岩蘭草香調）

煙燻味的「岩蘭草香調」搭配苦感葉片味、森林漿果風，是打造男士香水很棒的組合之一。

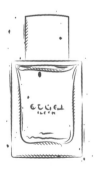

香水配方表

香調瓶編號	精油名稱	精油濃度	起始滴數	增加滴數（1）	增加滴數（2）	總滴數	香調小計
前調 NO.7	苦橙葉	100%	4	-	-	4	
	綠苦橙	100%	2	-	-	2	
	甜橙	100%	2	-	-	2	
	日本柚子	100%	2	-	-	2	
	小計						10
中調 NO.11	杜松漿果	100%	4	-	-	4	
	熏陸香	100%	2	-	-	2	
	粉紅胡椒	100%	3	-	-	3	
	橙花	100%	1	-	-	1	
	小計						10
後調 NO.10	岩蘭草	100%	4	-	-	4	
	莎草	100%	2	-	-	2	
	癒創木	<u>75%</u>	2	-	-	2	
	刺檜木	100%	2	-	-	2	
	小計						10
香水總滴數						30	
香水濃度為大約值						6%	

★起始滴數：

- 十二種精油結合後，「岩蘭草香調」釋放香氣的狂野，菸草味表現出色，性感氣味漫溢出來。
- 香水設定香氣走向是「岩蘭草帶煙燻皮革味」，在此階段氣味表現很出色，暫不變動。
- 放置、等待一至三天，再決定是否繼續調整。

★完成

- 放置三天後，最後決定此香水，不需再做任何調整。將瓶子加滿酒精，放置七天後再正式使用。

皮革調的大師香水

推薦香水 35：

Penhaligon's

Endymion（牧羊少年）

年分：2003

調香大師：Fragrance Resources Company

推薦香水 36：

Frédéric Malle

Vetiver Extraordinaire（非凡香根草）

年分：2002

調香大師：Dominique Ropion

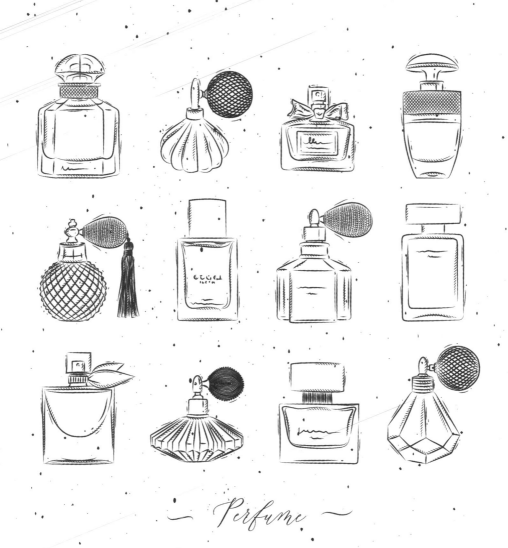

~ Perfume ~

實作氣味豐富的 18 種創意香水

謝

Thanks

辭

凡事起頭難，如我對精油沒有強烈的渴望，真的很難可以走下去，或是說走到現在。

在有機店工作的那段經歷中，我從不知道如何銷售產品，到為顧客說明和推薦商品；也從銷售轉到教授，再從教學的角色來到管理一家店面。回想起來，那兩年如海綿般的大量學習和經驗，或許是奠定我累積精油知識的基礎。

當然，在這當中要感謝「花襯老闆」的信任，那時遠在國外⋯⋯願意放手，讓我自己獨當一⋯⋯是所有老闆都能做到的。⋯⋯的是，他因生病已離開⋯⋯這本書向他致敬。

⋯⋯年，我就有翻譯⋯⋯頭，與兩三家出⋯⋯疾而終。其中⋯⋯。

⋯⋯起寫書的

熱情，大綱和架構都寫出來了。本來傾向自行出版電子書，最後因教課太忙碌，而將此事擱置一邊。

沒想到 2021 年收到大樹林出版社主編的邀請，相隔 14 年，我們的合作不是翻譯芳香療法書籍，而是寫出一本人人都看得懂的精油調香書籍。我們雙方想法達成共識，決定要以調配精油香水為主，書中有很多配方實作和步驟拆解，讓看到此書的人，在家就可以輕鬆完成一款自己喜歡的香水。

於是，我的寫書之路正式開始！

在寫作這半年，像是沒有盡頭的馬拉松，感謝上帝一路的帶領，也如同聖經中說的：「疲乏的，祂賜能力；軟弱的，祂加力量。」

36 種香調、18 種創意香水終於順利的誕生，每一款我都視它們如珍珠般珍貴，而且每一款都是原

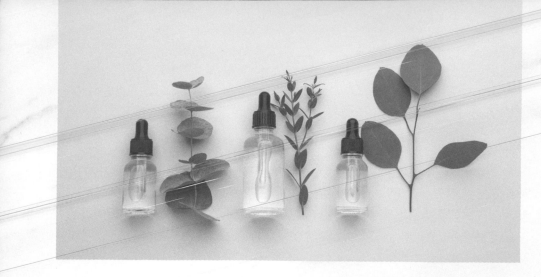

創,生而不易。

　　寫書過程像是一條漫長又堅苦的道路,也是一段細細回顧自己教學的旅程。在書中把自己曾講過、介紹過的內容或經典故事轉變成文字,也像是重新輸出過往課程的精華;也透過研究大師級精油、拜讀香水老師們的大作,激發出許多創意。這是一個腦力激盪的過程,如何將香水氣味以文字方式敘述出來。

　　原本以為差不多可以完稿了,沒想到在主編提出一連串的問題下,對於習慣邊教學邊解說的我來說,領悟到寫書和教課的「不同性」。於是,我開始重新閱讀此書,反覆不斷來回修改各個單元的文字。那幾週的燒腦程度不小於前面半年的寫作時間,也不時交換角色,一下站在讀者的角度思考,下一刻又回到作者的角色。

　　這本書的完成,要感謝很多人,我很感謝有機會能分享自己所創所學。關於原料,不論是精油、單體、或是香精,各有優缺點,都屬於香水原料家族;雖然我們調香技法有些不同,但我們不變的,是將「調香這件事」分享出去的心意。

　　謝謝家人的包容,謝謝大樹林出版社的邀請,謝謝總編 Johnny 和主編 Poppy 的辛勞;謝謝教會小組中,弟兄姐妹不停的禱告;更謝謝所有學生們的支持,沒有你們,我們不會有這十年,我更不會有這機會將精油調香寫成一本書分享給大家。最後,要將最大的榮耀歸於我們在天上的阿爸父!

　　芬芳的香氣存在每種植物中,精油是它們呈現的方式之一,願每位閱讀此書的人,都能得到你所要的資訊,找到你所喜歡的氣味,調配出令人難忘的香氣。

回函抽獎

掃描 Qrcode，填妥線上回函完整資料，即有機會抽中大獎——「Florame 法恩 璀璨陽光鳶尾香水 50ml」乙瓶（市價 3,200 元）。

★ 中獎名額：共 2 名。

★ 活動日期：即日起～2023 年 02 月 28 日。

★ 公布日期：2023 年 03 月 02 日會以 EMAIL 通知中獎者。中獎者需於 7 日內用 EMAIL 回覆您的購書憑證照片（訂單截圖或發票）方能獲得獎品。若超過時間，視同放棄。

★ 一人可抽獎一次。本活動限台灣本島及澎湖、金門、馬祖。

★ 追蹤大樹林臉書，搜尋：＠bigtreebook，獲得優惠訊息及新書書訊。

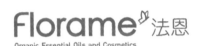

法國有機精油專家
https://www.florametw.com/

COSMOS ORGANIC

COSMOS ORGANIC

─── 贈品介紹 ───

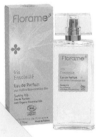

璀璨陽光鳶尾香水

如陽光般溫暖耀眼的果香前調，牽引出四種高貴花香，茉莉的高雅、玫瑰的嫵媚、鳶尾的浪漫以及橙花的溫柔，完美的揉和展現出女人最風情萬種的樣貌，搭配基調香甜沈穩的土木氣息，帶來滿滿的溫暖與幸福。

品牌：Florame 法恩

容量：50ML

紅漿果、欖香脂

花、橙花

香草

– 100％來自天然的芳香

– 最高比例的天然和有機成分含量

– 無參雜矽靈或是基因改造成分。

– 沒有化學合成著色劑，也沒有合成香料

– 瓶身與包裝 100％可回收

– 沒有「對羥基苯甲酸酯」（對羥基苯甲酸鹽）或「苯氧基乙醇」。